2017 年度教育部人文社会科学研究规划基金项目
《传播学视阈下中医典籍翻译研究》成果批准号 17YJAZH012

U0736738

传播学视阈下
中医典籍翻译研究

程颜　张洋　著

全国百佳图书出版单位
中国中医药出版社
·北 京·

图书在版编目（CIP）数据

传播学视阈下中医典籍翻译研究 / 程颜，张洋著 . —北京：中国中医药出版社，2021.8

ISBN 978-7-5132-7141-7

Ⅰ.①传… Ⅱ.①程… ②张… Ⅲ.①中国医药学－古籍－翻译－研究 Ⅳ.① R2

中国版本图书馆 CIP 数据核字（2021）第 168429 号

中国中医药出版社出版

北京经济技术开发区科创十三街 31 号院二区 8 号楼

邮政编码　100176

传真　010-64405721

廊坊市晶艺印务有限公司印刷

各地新华书店经销

开本 710×1000　1/16　印张 20　字数 367 千字

2021 年 8 月第 1 版　2021 年 8 月第 1 次印刷

书号　ISBN 978－7－5132－7141－7

定价　79.00 元

网址　www.cptcm.com

服 务 热 线　010-64405720

购 书 热 线　010-89535836

维 权 打 假　010-64405753

微信服务号　**zgzyycbs**

微商城网址　**https://kdt.im/LIdUGr**

官 方 微 博　**http://e.weibo.com/cptcm**

天猫旗舰店网址　**https://zgzyycbs.tmall.com**

如有印装质量问题请与本社出版部联系（010-64405510）

前　言

中医药学是中华民族的珍贵遗产和瑰宝，作为中国文化"走出去"的重要组成部分，"中医热"的潮流再一次兴起，中医药以其独有的贡献在全球日益受到关注。毋庸置疑，虽然中医在西方受到较之以前更多的认可和欢迎，但中医理论、临床实践和中医文化的传播一直很缓慢，裹足不前。归根结底，一方面是鉴于西医的主导地位，另一方面是由于西方对中医学术话语及理论内涵的理解不到位、不准确、不匹配。目前，语言是链接中西医学的关键这一认识成为共识，如果语言不能成为架设中西医之间的桥梁，则无法化解西方对中医的错误认知，更无法激起他们对中医的兴趣。对于这个问题，作为知识载体的语言媒介能起到很好的催化作用，如果中医翻译和译介工作成功，则能在很大程度上推进中医对外的有效传播。中医学的跨语际转换是中西医交流活动的重要组成部分，必然牵涉中西医专业语言接触、语言转换、话语生成及意义建构等复杂的实践过程。数年来，国内外中医翻译界成功走出了一条别具特色的发展道路，取得了显著成就，但与新时代的变化和发展相比，与中国不断上升的国际地位和丰富的中医理论资源相比，中医翻译理论和实践体系还相对滞后，略显单薄。当前，迫切需要学界从理论形态和实践层面总结、反映、概括，深刻解读中医语言蕴藏的内在逻辑，通过目标语讲清楚中医学体系背后的理论、文化、历史和社会语境，着力体现具有中国特色、中国风格、中国气派的中医话语体系。总之，中医概念、理论范畴和临床实践能否获得国际社会的普遍认可，很大程度上取决于翻译是否具有强有力的表达形态和影响力。

让世界了解和接受中医的最佳途径之一是对中医典籍的翻译。中医典籍是中国古代传统医学的临床经典和理论专著的总称，凝聚了古人智慧及临床经验，在中医发展史上起到重要作用，对古代乃至现代中医都有着巨大的理论指导作用与研究价值，如具有里程碑意义的经典巨著《黄帝内经》《难经》《伤寒杂病论》《神农本草经》《温病条辨》等。可以说，对传统文化的重新认识和继承，一定要依赖于对经典的重新审读与诠释，这使得翻译在中医典籍对外译介中起到了至关重要的作用。当前，中医典籍翻译与传播得到国家与学界的日益重视，但也有很多问题有待学界深入探讨，包括翻译历史的考证、理论与策略的创新、翻译障碍的解决及语言现象分析、传播效果和前景等。对这些问题的深入思考无疑有助于更加有效地促进中医理论与实践走向世界，推动国内外医药交流，加快中医药现代化与国际化的进程，扩大中医学与传统文化的影响力，使之成为中华文明海外传播的重要载体。我们今天要对外传播中医，就要进一步发挥和阐扬中医典籍保有的传统医学思想与优秀传统文化，就一定要充分运用目标语言对其中的思维认知、理论内涵和文化意识进行翔实的诠释。

可以说，概念理解指导临床实践，而理解来源于语言。在特定语言环境的制约下，中医对外传播遇到的困难不仅在于特色化的中医语言形式、概念范畴和思想认知，更在于其植根于中国哲学思想的文化依赖性。一方面，中医典籍行文风格凝练简洁、词语艰深难懂、兼具多样化和特殊化的词义引申成为对外翻译与译介的最大障碍；中医语词高度的语义概括性、模糊性、虚化性、表层与深层结构之间的歧义冲突等都对翻译产生了极大的影响。另一方面，中医典籍翻译有一个重要环节不可逾越，即不能简单地使用目标语进行中西两种语言的转换。以成书于先秦两汉时期的《黄帝内经》为例，其医学理论得以构建的基础是中国古代博大精深的哲学思想内涵，而这些无一例外都包含在其复杂奥雅、风格警秀的语言形式中，特别是其对修辞手法的运用更是不同凡响。正所谓"金无足赤，译无定译"，译者首先要剥开中医概念外壳，对中医语言、中医典籍文本进行文化哲学的历史解析，然后将其置于目标语中，来建构源语和目标语的最佳匹配形式与意义延展。基于此，中医典籍翻译工作不仅要求译者具有丰富的实践经验、深厚的外语功底、对外语有良好的驾驭能力，还要求译者精通中医学理论并具有良好的中国传统文化修养，熟悉中医学的特色化语言表达，进而能够实现两种语言的准确分析、转换、重构和融会贯通，精准传递中医思想、理论和中医文化精髓。正如陈可冀院士在给罗磊《现代中医药学汉英翻译技巧》所作的序言中说："中医药英译，既有中医药学术内涵和价值的正确反映问题，也有'入国问禁'适应英语国家的语言习惯和认同问题，国门内外让人理解而又不陷入形而上学的窠臼，实非易事。"

从理论和实践来看，近10年中医术语的标准化工程和英译工作的持续开展，极大地推动了中医典籍翻译与对外传播研究，并取得了丰硕的学术成果。这为使用目标语重新审视、重新诠释我们的中医经典，创造了良好的条件，奠定了可靠的基础。目前中医典籍翻译工作主要面临三个瓶颈：一是在中医语词和文本翻译上无明确统一的指导思想，译者常面临着音译、直译、意译或西医借译等方法或路径的选择，或者面临着以"源语语境"还是"目的语语境"为中心的挑战。由此导致学界出现两种倾向：要么单纯强调信息忠实准确，循规蹈矩而忽视译文的可读性，有时由于译语的模糊和玄奥而令西方读者"云里雾里"，甚至对中医的科学性产生怀疑；要么一味强调可读性，在翻译中把中医药原有信息和文化耗散过多，这样必然会使中医独特的哲学文化性在译语中大打折扣，造成信息内涵和意义的流失。二是基于中医典籍的翻译示例和翻译文本不丰富，少数示例只是出现在论文中，缺少系统的素材归类，不成体系。三是历史上完整的中医典籍翻译文本由于时代的变迁、译者的主体性等原因，已然不能完全成为现代语境下的临摹版本。

笔者自 2011 年起，开始从事中医翻译教学和研究工作，阅读与钻研了学界前辈们阐释的理论与实践心得，并小试牛刀，动笔习作，兴趣更加浓厚，之后，信手翻阅《黄帝内经》《难经》等中医典籍及其几部英译本，有感而发，陆续发表了数篇相关文章，积累了一定的理论与实践经验。针对当前中医典籍翻译工作的问题和挑战，笔者基于对学科特质的理性认识，着手详细总结前人工作，用已有的理论成果观照中医典籍翻译研究，着力进行总结和创新。在本书中，笔者从《黄帝内经》中撷取大量例词、例句、语段，力争运用缜密的思维、逻辑的论证及周全的分析，横向上按照"语词—语句（修辞）—语篇（文体）—中医哲学思想和中医文化"的逻辑层递，由点及面、由局部到整体，试图从传播交流的角度来讨论中医典籍翻译理论和翻译实践中的一些共性问题和解决路径。具体而言，笔者基于中医典籍中所蕴含的中医思想理论、中国传统哲学和文化如何通过翻译桥梁在西方译介与传播的轨迹，从"中医典籍语词""中医典籍语句和篇章""中医典籍修辞""中医典籍文化"等几大板块揭示其各种语言现象的条理规则，探析中医典籍翻译"形式"与"意义"的动态建构潜能，意在研究中医典籍翻译中如何依据题旨情境，运用各种翻译策略来恰当地构建源语和目标语的动态对等，为中医典籍翻译基本理论框架添砖加瓦。

笔者在著写过程中，主要基于以下两个理论视角：第一，奈达（Eugene A. Nida）的"对等"即"形式对等"和"动态对等"思想。"形式对等"旨在形式与内容上保持源语文本和目标语文本的基本契合，而"动态对等"旨在保持意义功能的"等效"。奈达指出，为适应目标语语言和文化，"动态对等"可以更清楚地传达源语意义，提供目标语读者熟悉的概念范畴，更接近目标语读者的理解习惯。中医翻译家李照国教授也曾指出：当我们选用一种语言作为译语时，必须考虑该语言的使用状态，牢记翻译的目的是为了让读者去阅读，进而完成转换目的。在此基础上，笔者力争通过所遴选出的大量的典籍示例来探讨如何实现语际间形式与意义的"动态对等"，从而使目标语受众如同源语读者一样清晰地感知和理解符号形式及其传达出的语义内涵。第二，保持源语和目标语的"动态对等"并不是完全摒弃源语语境，相反，虽然奈达提出译文对目标语读者产生的效果应等同于源语对源语读者产生的效果，但针对中医典籍中大量的饱含传统文化色彩的语词及修辞形式的存在，我们通过大量的翻译示例来探究如何基于目标语或译入语的语言和文化来处理源语篇的基本内涵，同时又充分保留源语语言符号特质和文化内涵，从而有效进行"形"与"意"、"理"与"情"的语际转换，既"义无所越"，又"形神皆备"，充分表达和尊重中华民族意象符号。

笔者认为，中医的世界性推广满足了人们对更传统、更自然、更精神性的事物的需求，因此，中医翻译也要遵循这个宗旨，运用基于源语语词形式、文化内涵和认知框架的"对等"翻译策略。这看似与基于目标语语言和文化形式的翻译出发点有矛盾，实则不然，所谓"对等"应该是相互的，而不是之前我们理解的仅是以目标语言为最终对等点的含义，从而建构既能符合译入语的行文规律，又能渗透出言简意赅的中医源术语的特点及传统文化内涵的文本媒介，这乃是中医典籍翻译的最终目的。基于此，笔者强调以奈达的"动态对等"理论作为本书理论研究和实践的指导性原则，强调中医典籍翻译需考虑中医文本的语言传统并结合现代文本的特点，构建形与意的"动态时空"，以充分再现中医原文信息，同时又使得目标语读者能够顺利理解和接受，特别是强调要注意以下角度与范畴的搭建：①中医理论、概念范畴、语词的翻译要严谨科学，争取第一时间实现科学信息的传递及受众的理解；②重视篇章结构的正确布置，符合西方读者的阅读习惯；③避免"只见树木，不见森林"，突出中医学人文内涵与中国文化哲学土壤的信息关联，知识与信息传递要使篇章呈现出的形式建构、表述内容、意义形态和风格在一定程度上能够衬托和反映出中医学的民族性表达和传统文化内涵。

就中医典籍翻译而言，无论译者如何审视、辨析、判断，最终提供的译本都既要涵盖中医语言的显性形态，又要传递其实体和内涵，这种内涵突出的特征就是中医思想、理论认知和中医文化精髓。作为中医文本的隐性形态，这种思想认知和文化的"意义"建构与"形式"建构同等重要，译者作为传播主体，唯有将二者一并置入译本的构建流程，才能较好地实现中医典籍翻译的最终目标，生成的译语文本才能被称为"既是一种客观现象，又是一种文化或精神的足迹"。基于此，如何把保有丰富的中国思维认知和文化内涵的中医典籍翻译得既准确又形象且为西方读者所接受，在"形"与"意"的准确性和文本的可读性之间找到最佳平衡点，让海外读者感受一种具有东方魅力的医学，进而了解中国人民的价值观念、审美情趣、哲学认知和文化传统，这样的整合成果才能被青睐、受欢迎，才能有效地转换为"软实力"。换言之，如何通过中医典籍翻译让不熟悉中医历史演变进程和中医文化语境的西方人了解原生态的中医思想和理论内涵，是摆在我们面前的一大难题，需要我们在理论和实践中不断地进行探索。

因此，笔者拟以大量的典籍示例为分析语料，研究中医语言在实际翻译语境中的使用情况，为读者充分展示中西不同"场域"或"语境"的独特的语言视角，探讨基于中西语言"动态对等"视域下的"形"与"意"的解析与建构，进而完成文本翻译的"形式建构—意义建构—意义共享"的完整模式，同时探讨中医语言汉英转译手法和规律，且重点关照源语文化内涵，力求让源语思维贯穿译本，以平等的对话处理源语与目标语所传递的意义内涵，重视目标语读者对中医语义的理解和接受，进而实现"意义"的有效重构，实现文化原始性与理解顺畅性的融合，力争实现中医话语体系外宣需求与传播效果的有机平衡。

数年来，国内外中医翻译界取得了显著成绩，当前迫切需要学界从理论形态和实践层面总结、反映、概括新变化，深刻解读中医经典蕴藏的内在逻辑，通过目标语讲清楚中医学体系蕴藏的理论、文化、历史和社会语境。因此，在撰写和翻译过程中，笔者秉承以下基本思想，即中医核心概念的翻译应当以"我"为主，在兼顾目标语国家语言文化规范的前提下，充分体现中医学科特色；非核心概念和相关陈述应充分考量"历时"与"语境"的制约和影响作用，以符合源语与目标语国家语言文化规范和理念为依据。如此，一方面做到以理性和严谨的态度向国外学者或民众介绍中医学，力求让其全面而客观地了解和接受中医语言表达及文本内涵；另一方面，适当考量以国外普通民众能够理解、乐于接受的语言向国外民众系统介绍中医思想理论和临床实践。

　　本书的意义与创新在于：第一，笔者对以《黄帝内经》为代表的典籍语词做了深度解构、归类，并通过大量的分类例证给出翔实的英译形式，这为中医翻译学界提供了宝贵的理论和翻译素材，在一定程度上为中医翻译学界的理论建构打下良好的基础。第二，在方法论上做了积极探索，通过语言学、修辞学、翻译学、中医学、跨文化传播等多学科知识对中医典籍翻译问题进行了多角度、多层次、多元化剖析，充分探讨中医典籍翻译中"形"与"意"的辩证关系及"依形出意""动态对等"原则的应用与实施，继而完成"形式建构—意义建构—意义共享"过程，这为中医典籍翻译的规范化研究提供了发展方向和研究路径。第三，译本犹如一份文化传真媒介，本书通过对中医典籍中文化现象的翻译研究，有助于其在"中医西传""东学西渐"的过程中，由单纯的语言符号转换上升到文化符号转换，力争将"文本诠释"与"文化诠释"较为完美地结合在一起，为学界提供充满传统文化意象、同时又便于理解的译语形式，借助于语言这个知识载体为中医文化"走出去"、中医对外传播作出贡献。

　　需要说明，鉴于编者的认识水平、时间和篇幅的有限性，不可能涉及中医典籍翻译研究的方方面面。因此，仅仅讨论了那些对中医典籍翻译有特定指导意义的层面，这些层面也是笔者近年来一直向前辈学习的重点，期望对中医典籍翻译中的一些问题提供一个更为合理的解释，以更好地指导翻译实践。而且，笔者希望在未来的几年中能够进一步深入研究，将本书未涉及的一些知识点加以补充完善。本书针对中医语词所采用的英译形式主要以人民卫生出版社《中医基本名词术语中英对照国际标准》（世中联，2008）、《简明汉英〈黄帝内经〉词典》（李照国，2011）及李照国、吴氏父子、Veith 等人翻译的《黄帝内经》文本为依据和引用标准，并基于本书研究视角，针对具体情况做出可行性调整。

　　在此，特别感谢给予本书编写以指导和大力支持的各位专家和学者。在本书编写过程中，参考借鉴了很多论文和著作，谨向这些作者和前辈表示由衷的敬意和感谢。受限于作者的经验和知识背景，本书部分内容属于个人翻译经验之体会，对一些问题的理解难免存在不足之处，恳请广大读者批评指正。

程颜

2021 年 5 月于哈尔滨

目　录
contents

第一章　关于中医典籍翻译的认识

在当前我国致力于文化复兴、大力推介传统文化"走出去"的浪潮下，蕴涵着"人与天地相参""阴阳辨证"等整体思维形态的中医药理论、文化和临床实践越来越受到国际关注，在中西医学和文明的冲突和融合中承载着继承、振兴、创新和传播的历史重担。为了积极推动中医药知识和文化的国际传播，使之成为中华文明对外传播的重要载体，我们迫切地需要把中医药信息正确、完整地译介给西方国家，对来自国外的质疑和误解做出回答，有效促进世界医学体系的发展与重构。

2011年，我国首次将"支持中医药发展"纳入国家发展规划；同年，联合国教科文组织批准中医古籍文献《黄帝内经》《本草纲目》列入《世界记忆名录》，成为中国传统医药典籍文献进入世界文献遗产保护工程的重要成果，这对中医药走向世界具有重大意义。可以说，作为中医学科体系内涵代表的中医典籍不仅集汇了古代先人长期与疾病做斗争的医学理论知识和临床经验，更由于浸润于浓郁的中国文化和哲学思想之中而散发出迷人的魅力，承载着中医药学最核心的理念和思想，是中医药知识与文化对外传播的代表性媒介。特别是具有里程碑意义的四大经典古籍，组构了中医学术语核心体系，奠定了中医阴阳五行、脉象、藏象、经络、五运六气等诸多学说基础，两千年来一直被奉为圭臬，具有很高的文物、文学与文化价值，对中医药医学事业有着巨大的指导作用与研究价值，在中医药对外推介的进程中备受关注，也是世界各国研究我国古代文明史、医学史的重要著作。对这些中医典籍的翻译与研究，对于加强中医对外传播及新时代中西医学与文化交流具有重要意义。

翻译家萧乾曾说过："经典名著的翻译情况标志着一个国家的国民素质和文化水平。"中医典籍翻译是中医理论、临床实践、思维体系及中医药文化在世界传播、增强我国文化软实力和国际影响力的重要路径。但是，在"中医西渐"和中医翻译进程中，中西方语言和文化的巨大差异使得中医翻译虽然经过多年的努力开辟出一条独具特色的蹊径，但长期以来仍然面临着种种挑战和障碍。如何让带有深厚的传统文化烙印的中医典籍走向国际，将博大精深的中医医理、医法、思想和文化呈现给全人类，中医翻译学界应"三思而行"。深入探究中医典籍翻译的规律性和独特性，明确和把握其发展的基本方向，从不同视角审视与挖掘其翻译与传播的历史轨迹、理论基础、翻译内涵、翻译策略和研究路径，将具有重要的学理价值和现实意义。故此，本章将简要回顾中医典籍翻译的历史进程，感悟其作用和意义，梳理前人足迹，总结翻译经验，明晰当前中医典籍翻译的重点和难点。

一、历史与现状

中医对外传播的历史很早，大约从秦汉时期（公元前 221 年—公元 220 年）已经开展起来，主要传入东南亚各国，到了隋唐时期（581 年—907 年）开始兴盛起来，相继传入日本、朝鲜、印度、越南等国家，如《素问》《神农本草经》《伤寒论》《诸病源候论》《备急千金要方》等一些中医典籍文本源源不断地传到朝鲜、日本等以儒家思想为本的"汉文化圈"内的民族，他们直接传承、发扬了中医思想、中医文化、中医治则治法等，却鲜有翻译活动的详细记载，且年代业已久远，如今已很难考证。直到公元 8 世纪开始中医药伴随着"丝绸之路"传入阿拉伯诸国时，翻译才成了交流的必要手段，从某种意义上讲，中医药对外翻译史可能始于其向阿拉伯世界传入的这个时期。公元 13 世纪波斯国系统介绍中国科学与医学成就的百科全书《唐苏克拉玛》是迄今发现最早的中医译本，用波斯文写成，包括四部中医医著译本，第一部就是我国宋元时期流行的《脉诀》注译本，后面三部分别涉及经络、针灸、治法、本草、养生等内容。

15 世纪开始的地理大发现开启了东西方经济文化交流的新篇章，西方的传教士、外交人员、商人、药剂师、医生和学者来到中国。进入中国传教的意大利天主教传教士利玛窦（Matteo Ricci）等人通过大量翻译儒家经典来增强传教士对中国文化的了解，这就是所谓的"耶稣加孔子"式的传教策略。利玛窦在其《中国札记》一书中比较准确地向西方介绍了中国医学，在书中他将"五行"译成 five elements，这种译法直接来源于古希腊名医伽林（Claudis Galen）对血、黏液、黑胆汁和黄胆汁四种体液所对应的空气、水、土和火等"四元素"的概念阐释，但利玛窦并没有对五行概念的哲学和文化意义做深刻的探讨，这种译介理念的持续使得数代西方人忽视了中医概念所产生的哲学、历史和文化背景。无论如何，中医对西方的翻译传播真正地开展起来，西方人也开始将中医文献译成英语、法语、意大利语等各语种传播到西方，东西方医者开始了对话与交流。可以说，从 16 世纪末到 19 世纪末，"西学东渐"背景下联翩来华的基督传教士似乎超越了传教目标，也不单纯是一个译者，更多的是一个中国文化的研究者与传播者，在"中学西传"的历史进程中，即促进中国文化包括中医向西方传播的过程中扮演着特殊而又不可或缺的角色，功不可没。

　　17 世纪中叶，我国与欧洲诸国进行的医药交流为我们今天研究中医翻译提供了比较详尽的资料。17 世纪到 18 世纪末欧洲仅出版了 19 部有关中医药学的译著，翻译语言有拉丁语、法语、德语、英语、荷兰语等，均由曾来华的西方医生、植物学家、药物学家和传教士所作。其基本上是基于正常途径的文化和医学交流的角度来解读中医核心概念和术语，大都采取音译、仿造或借用西医术语等翻译方法。当时翻译的一些中医术语在嗣后的翻译进程中得到了普遍接受，如我们今天使用的 acupuncture（针刺）和 moxibustion（艾灸）两个译语即是丹麦人庞特（Dane Jacob Bondt）、荷兰人布绍夫（H. Bushof）及瑞尼（W. TenRhijne）当时在译介时首译成西文的，一直沿用到现在，为国内外普遍接受。加上荷兰人甘弗（E. Kaempfer）在内的这些西方医生，是当时除了传教士之外的中医翻译的先行者，他们在学习和译介中医的过程中，无意打开了中医翻译的先河，深刻影响了中医西译的进程发展。如丹麦人庞特在 1658 年出版的一本关于印度自然史的书中介绍了中国针刺术，荷兰人瑞尼在 1683 年也编写了名为《针刺术》的专著，这些都是西方最早的、较确切的有关针刺的素材，较为具体地、详细地介绍了针刺知识。布绍夫曾用荷兰语专门介绍灸术，并于 1676 年被译成英文被译成英文《痛风论文集》（*Treatise of the Gout*）在伦敦出版，为中国针灸术的西传迈出了可贵的一步。

　　1642 年来华传教的波兰籍耶稣会传教士卜弥格（Michel Boym）是中医翻译，是中医典籍翻译历史上的一位重要人物，他编写翻译了多部中医著作，如 1652—1656 年间他用拉丁文编写了《中华帝国简录》《中华植物志》，涉及了大量的中医药信息，《中华植物志》被很多国内外学者认为是《本草纲目》的选译本，是第一本将中国本草介绍到欧洲的书籍；他在《中华帝国简录》中曾介绍人参的功能是"使病人恢复元气"；其著作《中国医药概说》收录中药若干种；他编写的《中国诊脉秘法》介绍了王叔和的《脉经》，不仅介绍了 15 种脉象，还介绍了中医望诊切脉的方法，包括中医看舌苔的望诊方式，后被译为欧洲多种文字刊行，具有很高的科学价值；他还绘制了不少诊脉、舌诊和针灸穴位的图解。除此之外，卜弥格还是第一位向西方介绍《黄帝内经》的学者，他在著作中阐述了《黄帝内经》的主要思想和纲要，特别是详细译介了阴阳五行理论的哲学基础。卜弥格深入研究了中医学并对中西医进行了比较，这对中医西传具有里程碑的意义，他的中医著作也奠定了他在中学西传过程中的重要地位。

在 18 世纪末到 19 世纪末的一百年间，中医在欧洲的传播有了长足的发展，荷兰人 George Rumpt 曾把《本草纲目》带到德国，成为柏林国立图书馆珍藏本。其间，欧洲先后出版了 137 部有关中医主题的综述性书籍，针灸学占 63 部，54 部为英译，其他为拉丁语、法语、德语、荷兰语、意大利语、俄语等，但尚未发现将整部中医典籍译成西文的记载，译者大部分是曾来华的传教士。法国资产阶级革命成功后，针灸等疗法在法国得到较快的传播，一些中医书籍被直接或由英语间接翻译成法语，之后其他欧洲国家再采取将法文书籍译成本国语的做法，但这种中转式翻译难免会出现误译、漏译或"添油加醋"等现象，例子屡见不鲜。

20 世纪初，随着帝国列强的侵入、新文化运动和五四运动，中西方在医学领域的交流日渐频繁，中国学者（包括华人）也逐渐直接参与到翻译实践工作中来，英语逐渐在翻译中占据了主导地位，在已翻译的 291 部中医药书籍中，181 部为英语，基本终止了拉丁语的使用。以《黄帝内经》为例，其真正的译介研究肇始于 1925 年德国人珀西道森（Percy Dawson）发表的首篇《素问》论文，开启了中医学理论传播的先河。随后，广州孙逸仙医学院黄雯历时十余载，秉承了伍连德和王吉民的译介理念，于 1950 年选译了《素问》的重要章节并加以评注，发表在《中华医学杂志》英文版（*Chinese Medical Journal*）。值得一提的是，伍连德、王吉民用英文编撰的第一部中国医学史专著《中国医学史》（*History of Chinese Medicine*）一书于 1921 年出版，客观地向世界介绍中国传统医学的源流和观念，在国际医学史界颇具影响，书中尝试采用意译、音译或借用西医用语对一些基本的中医名词术语进行翻译，譬如中医的"气"就采用"chi"辅助汉字和解释进行翻译，将"天真""虚实"译为 simple life、weak and strong，五脏六腑等生理和病理术语也大都借用西医用语，书籍、方剂的名称则大多采用音译和意译，这种翻译手法和路径为当代中医翻译工作提供了很好的方法指南，在一定程度上奠定了中医翻译学理论和实践基础。

在此期间，德国学者许宝德（Franze Hubbote）曾翻译过《针灸甲乙经》《仓公华佗传》，并节译《黄帝内经》《难经》《脉诀》《濒湖脉学》合成《中华医学》一书于 1927 年出版。美国人爱尔萨·威斯（Ilza Veith）于 1949 年翻译了《素问》的第 1 ～ 34 章（*The Yellow Emperor's Classic of Internal Medicine*）并附有详细考证和评论（约占全书的 1/3）。这是《素问》第一个比较完整的西文版本，在中医典籍的翻译历史上具有开拓性的意义。威斯在简介中分析了《黄帝内经》中的哲学基础如道家思想、阴阳理论、天干思想等，并写道："这部典籍的翻译，仅代表自己作为医史学家的方法，并非汉文字学家的方法。希望自己的初步研究能成为对该书进行进一步研究的起点，尤其特别关注众多语言学问题。"虽然囿于时代和个人背景的"只翻译内容大意，而不去深究字义"的翻译风格被 Felix Mann（菲利克斯·曼）等西方学者认为晦涩难懂，但威斯的行文方式适应了西方读者的阅读方式，也为后期国内罗希文等人的研究提供了方法借鉴，成为很多学者推崇的方式。

20 世纪 70 年代，针刺麻醉术在美国等西方国家引起了极大的反响，掀起了外国人学习中国针灸的热潮。这个时期，西方对中医学的关注与两个因素不无关系，一方面是自 20 世纪 50 年代开始，西方科学界出现对西方实验科学是唯一方法论的质疑，开始关注哲学、社会学、认知神经学等在科学体系中的作用；另一方面是人们更加渴望精神需求，有道教、佛教等亚洲的宗教信仰开始传入美国等西方国家，教义思想开始从边缘逐渐切入西方主流社会。为了满足西方从西医角度来研究针灸和中医临床等需求，国内有关方面开始组织专家学者翻译出版了一些中医教科书，如上海中医学院（现上海中医药大学）的《中医针灸》（*Acupuncture and Moxibustion of Traditional Chinese Medicine*）等著作，至今仍被使用。由于时代和形势需要，当时很多教材和著作大都呈现出知识推广、阅读方便、力争与西医体系接轨等形态。这一时期也出现对《黄帝内经》等中医典籍更加全面完整的翻译，如华裔中医师吕聪明（Henry C. Lu）组织人员历时近 10 年，基于保持原文连贯性且与中国医学现代理论保持一致的出发点，于 1978 年完成了《黄帝内经》《难经》合订本。这个时期的翻译实践为中医对外传播、中医国际化作出的贡献可圈可点，对之后的中医典籍翻译研究也有着现实的指导意义。

20 世纪 80 年代后，随着我国对外开放政策的实施，许多国家派遣留学生来华学习中医，并且在本国也开办了中医学院或研究机构，国内外从事中医药翻译和研究的学者越来越多，中医翻译工作表现出了明显的广泛性、系统性和理论性。其间出版了几部颇有影响的汉英中医词典、著作和大型丛书。如 1980 年北京中医学院（现北京中医药大学）出版了由谢竹藩等人主编的《汉英常用中医药词汇》（*Common Terms of Traditional Chinese Medicine in English*），1982 年广州中医学院（现广州中医药大学）编著出版《汉英常用中医词汇》（*Chinese-English Glossary of Common Terms in Traditional Chinese Medicine*），1983 年帅学忠编译了《英汉双解常用中医名词术语》，1986 年欧明主编《汉英中医辞典》（*Chinese-English Dictionary of Traditional Chinese Medicine*），1987 年人民卫生出版社组织编写了《汉英医学大词典》（*Chinese-English Medical Dictionary*），1989 年英国学者马万里（Giovanni Maciocia）编写了英文版的《中医基础学》（*The Foundations of Chinese Medicine*）等。当时为了使西方读者能快速掌握中医基本概念和术语，阅读便利，所编纂的词典和著作对中医核心术语一般都采取了释义性的翻译，也称词典解释性翻译，如将"杂病"译成 disease of internal medicine aside from those caused by exogenous pathogenic agents，将"化燥"译成 dryness-syndrome resulting from the consumption of fluids by evil heat，这种方法在特定时代下对传播中医知识和信息起到很好的推动和指导作用。

20 世纪 90 年代初，为了便于西方人士学习针灸学，世界卫生组织（World Health Organization，简称 WHO）于 1991 年出台了《标准化针灸经穴名称》（*Standard Acupuncture Nomenclature*）一书，极大地推动了中医药名词英译标准化进程。国内中医系列丛书和翻译辞书也相继问世，影响较大的有 1990 年张恩勤主编的《英汉对照实用中医文库》系列丛书（原上海中医学院出版社）、1990 年徐象才编写和翻译的 21 册《英汉实用中医药大全》（高等教育出版社）等，特别是 1993 年西北大学出版社发行的李照国教授《中医翻译导论》一书对中医翻译理论进行了深入的研究探讨，标志着本土中医药翻译研究由实践上升到理论归纳阶段，揭开了理论与实践相结合的新篇章。之后，李照国、张登峰主编的《中医英语教程》用于中医专业英语教学，1997 年李照国编写了《中医英语翻译技巧》和《中医药大词典》、1998 年黄钟主编的《汉英中医辞典》等著作相继问世。在这一阶段，中医翻译理论研究初具学科雏形，国内翻译工作者成了中医药翻译的主力军。

这个时期的中医典籍翻译研究呈现出两种风格，一种以在美从事临床工作的华人中医师倪毛信及吴连胜、吴奇父子为代表，他们分别于 1995、1997 年完成《黄帝内经》翻译工作，主要是为了迎合西方对针刺、中医临床知识的需求，大都把自己对原著的阐释融入译文，以一种较为轻松的笔调对其进行释译，可读性较高，对原文本改写较大，基本不做医理或文化内涵的阐释，也不特意观照语词或语句对应。另一类是美籍华人吴景暖、汉学家魏迺杰（Nigel Wiseman）、文树德（Paul Unschuld）、满晰博（Manfred B. Porkert）等人的跨文化视角，他们的译本哲学和医学内涵并重。这些典籍译本在促进中医对外传播方面的作用不可小觑，至今仍然是国内外学者从事中医译本比较的主要依据。

进入 21 世纪，中医基本名词术语英译标准化研究对推动中医尤其是中医文化对外交流与传播，有着重要的指导意义和实用价值。2007 年，WHO 通过了《传统医学名词术语国际标准》（*WHO International Standard Terminologies on Traditional Medicine in the Western Pacific Region*，简称 ISTTCM）的方案，包括总类、基础理论、诊断学、临床各科、治疗学、针灸（学）、药物治疗、传统医学典籍 8 大类，3543 个词条，这个方案使得全球向中医术语标准化迈出关键性一步。2008 年，世界中医药学会联合会（简称世中联）翻译专业委员会组织编写了《中医基本名词术语中英对照国际标准》（*International Standard Chinese-English Basic Nomenclature of Chinese Medicine*，简称 ISNTCM），覆盖中医理论、诊断、治疗、中药、方剂、针灸、临床各科等 21 类，共 6256 个词条。

自此，国内外学者就翻译原则、标准和方法等问题进行了深入细致的分析、研讨和磋商，对诸如气、三焦、五行、命门、辨证、寒湿等术语的英译形式逐步达成统一，改变了之前术语英译形式的混乱局面，特别是为学界呈现了"简洁化"的术语翻译形式和翻译策略，如将"风胜则动"译成 wind domination causing vibration、"肺失肃降"译成 lung qi failing in purification、"风火攻目"译成 wind-fire attacking eye 等，与之前那种冗长的解释性翻译形成鲜明的对比；李照国 2005 ～ 2008 年完成的《黄帝内经》译本也呈现出当时学界的这种风格，他的译本非常注意保持语句的精练、句型的对仗，较重视中医语言形态及内涵的体现。诚然，因为切入点和观察视野的差异，中西方学者或译者会有其各自研究疆域和研究壁垒，存在不同的理论思路和方法，并且这种差异也体现在他们各自的文本翻译中，但这确实也是中医翻译发展的学术基础和学术路径，可以从下文的主要学者简介中窥见一斑。

2013 年，国务院委托教育部启动"中华思想文化术语传播工程"，世中联翻译委员会于 2018 年汇集出版了由李照国主编的《中医文化关键词》英汉对照文本。中医翻译事业经过三百多年的努力终于走上以实践与理论相结合、理论研究服务于教学和翻译实践需要、以传播中医文化真谛为目的的发展道路。到目前为止，已有上千部中医药著作被翻译成英文。"中医西渐"的历史经验告诉我们，鉴于语词特异性、西方认知难以同中医学说的表达对接等障碍，中医翻译呈现出"思想和文化上不可逾越的沟壑"（陈可冀，2015）。事实上，从 21 世纪初开始，中医翻译呈现出不仅囿于医学融通的目的性，而更多依靠哲学、历史、文化背景来译介的研究趋向。李照国提出，要重视传统中医概念和语言的保存与传承，译者需秉持强烈的民族符号意识，深入解读中医语汇；兰凤利、朱建平、施蕴中等众多学者也从翻译历史和策略上考量了如何解读和译介中医核心术语的文化意义，这种以文化溯源为重心的研究趋势为当代中医翻译研究提供了良好的路径指向。

就当前中医国际传播而言，我们应着力打造融通中外的新概念、新范畴、新表述，用海外读者能够理解的语言，讲述好中医药，传播好中国声音。在这个过程中，必然需要语言上的翻译转换，这种转换表现出复杂的、多层次的维度，涵盖了语言、信仰、思维、情感、生命观、疾病观等诸多角度，其中有很多值得我们深思和选择的问题，如中医翻译原则、中医术语标准化、中医翻译理论、中医翻译策略、中医文化翻译、中医翻译人才培养、中医翻译学科体系建设等。只有通过大量的中医典籍文本的翻译实践，系统全面地梳理总结国内外前辈们的研究足迹，才能明确理法，更客观地理解其表述形式和深刻内涵，感悟中医翻译的意义和作用。

二、代表性学者

自 20 世纪 70 年代起，随着针刺与中医技术在西方再次引起关注，中国学界开始重视中医对外翻译与传播的复兴道路，中医翻译研究也不断向纵深、规范化方向发展，从事中医翻译的人员队伍越来越壮大，国内外一些前辈和先驱对中医翻译理论和实践进行了深入的探究，翻译了大量的中医典籍和文本，他们进行了坚持不懈的努力，搭建了中医翻译研究的多元化道路，建构了兼容并蓄的理论研究范式与切实可行的实践路径，有力地引领和推动了中医翻译事业的发展。这里仅介绍几位在中医英译理论与实践领域作出了突出贡献的中外代表人物。

（一）国内

1. 欧明

欧明是我国现代中西医结合医学的奠基人之一，也是中医英译方面的权威之一，为了让中医走向世界，用外语表达中医名词术语，运用现代科学原理阐明中医的理论体系，从 20 世纪 70 年代末开始，历经 20 余载，主编了具有开创意义的《汉英中医辞典》《汉英常用中医词汇》《汉英常用中药手册》《汉英医学大辞典》《汉英中医处方手册》《汉英医学大辞典》等。他探英译之蹊径，开创了中医英译工作的先河，并于 1994 年荣获卫生部翻译优秀奖。欧明不支持在译文中连篇累牍地使用汉语拼音形式，主张要链接中西医学的共同规律，充分发挥和利用现代语言，减少西方读者的阅读障碍，一方面形成学术性表达，另一方面构成一个具有良好传播语境的中医译介过程，着力打造融通中外的新概念、新范畴、新表述。

2. 谢竹藩

谢竹藩是中国中西医结合研究会发起人之一，是国内中西医结合事业的开拓者，是我国现代中医翻译事业的先锋，曾多次担任 WHO 传统医学顾问，参与了《WHO 西太区传统医学名词术语国际标准》制定过程。他认为要使中医走向世界，首先须解决中医名词术语英译问题。从 1978 年起他开始着手钻研中医名词术语的英译，与黄孝楷教授共同主编的《汉英常用中医药词典》于 1980 年出版（并由《中西医结合杂志》连载），1984 年由香港商务印书馆改名为 *Dictionary of Traditional Chinese Medicine* 向国外发行。其主要编著包括《汉英常用中医药词汇》《中医药词典》《汉英中医药分类辞典》《中医药常用名词术语英译》《新编汉英中医药分类词典》（英）、《实用中医学》（英）、《英文中医名词术语的标准化》（英）等；其英文著作《中医学讲义》（*Lectures on Traditional Medicine*，1983）被英国杂志评论为"具有权威性，内容精确"，被誉为沟通中西医学的权威性的著作之一。此外，他还负责主持国家中医药管理局批准的"中医药名词术语英译标准化研究"，主张通过中医药名词术语英语标准化来改变目前中医英译的混乱局面，并取得丰硕成果。从 1987 年起，他在《中国中西医结合杂志》（英文版）*TCM Terminology*

专栏上连续发表 *Selected Term in Traditional Chinese Medicine and Their Interpretation*, *on Standard Nomenclature of Basic Chinese Medical Terms* 等数篇文章，明确指出中医术语英译不仅需要充分了解其含义，明确其逻辑层次，还需要广泛收集国内外各家的译法以分析比较。

3. 李照国

李照国教授曾获得英语语言文学学士、专门用途英语硕士、中医药博士等学位，是我国培养的第一名中医英语方向的研究生，致力于中医翻译理论和中医翻译实践，从古文到现代文都有所涉及，特别是他在中医名词术语英译国际标准和国家标准的研制工作方面的成绩，为学界提供了一个更为开阔的学术视野。主要论著包括《中医英语翻译技巧》《中医翻译导论》《中医英语教程》《医古文英语翻译技巧》《医学论文英语翻译技巧》《简明汉英中医词典》《汉英－英汉医学英语构词法辞典》等。《中医翻译导论》《中医英语翻译技巧》等著作，厘定了中医翻译原则和方法，为国内中医英译工作铺设了一个很有建设性的理论框架，标志着我国中医药翻译工作由翻译实践上升到了理论研究层面，初步构建了中医药翻译的理论体系，是当代中医翻译研究事业的标志性突破。2005 年，作为《大中华文库》之一，由李照国英译的《黄帝内经》(*Yellow Emperor's Canon of Medicine-Plain Conversation*) 由世界图书出版公司正式出版发行。2018 年，由李照国主持完成了《黄帝内经》《难经》《神农本草经》《伤寒杂病论》中医四大经典的翻译工作，有力推动了当代中医经典著作英译事业的发展。

4. 罗希文

罗希文是国内从事中医典籍研究与英译的知名学者。从 20 世纪 70 年代开始，一直锲而不舍地从事中医典籍的研究与翻译并致力于向海外传播，取得令人瞩目的成就，为推动中医文化"走出去"作出重要贡献。2005 年，他担任国家社科基金"国家社科基金中医典籍研究与英译工程"重大项目的首席科学家，完成了我国中医古籍多部代表作如《伤寒论》《备急千金要方》《本草纲目》《金匮要略》《黄帝内经第一卷》《东医宝鉴》《医方类聚》《医心方》等英译工作，总字数超过2000 万字，颇受国内外欢迎，被海内外学者誉为"中医典籍全英译本第一人"。特别是 1985 年罗希文翻译的《伤寒论》英文译著正式出版并由英国著名学者李约瑟作序，这是全世界第一部中医经典译著全英版；2003 年，共 6 卷的《本草纲目》（全英译本）出版，成为国内英译中医典籍的一个里程碑式作品。罗希文指出，中医经典的传播，不能仅仅局限于翻译，更需要理论和文化上的支撑，只有在深刻阐明和总体把握中医的哲学性质和思维方式的前提下，才能深化对中医经典的理解。正如李约瑟在《伤寒论》序中所写："在此之前，还没有一部以任何欧洲语言译出的在中国医学史上占有重要地位的经典著作的译本。这部著作将对那些对中国文化史中的中国医学部分有兴趣的全世界的学者提供极大的帮助。在这部著作中，罗希文做出了具有异乎寻常价值的工作，这将对全世界的学者更好地理解中国医学史作出贡献。"

5. 陈可冀

曾担任 WHO 传统医学顾问的陈可冀院士，在国内外医学期刊上发表过近百篇关于中医的英文著述，在中医翻译传播领域也做出了可圈可点的成绩。他主张中医翻译应与世界接轨，既要正确反映中医药学术内涵和价值，又要秉承"入国问禁"的原则，适应目标语国家的语言习惯和思维认知，即文化差异问题。他在中医英译方面的著作主要有 *Traditional Chinese Medicine: Clinical Case Studies*，*Imperial Medicaments*，*Chinese Patent Medicine* 等。同时，他大力支持国内学者的相关工作，曾为一些中医英译著作作序，如黄嘉陵《最新汉英中医词典》、李照国《中医英语翻译技巧》、罗磊《现代中医药学汉英翻译技巧》及魏迺杰（Nigel Wiseman）《英汉汉英中医词典》等，为对外弘扬中医药作出了重要贡献。

（二）国外

1. 卜弥格（Michel Boym）

波兰籍耶稣会传教士卜弥格是早期传教士汉学家的杰出代表、中医翻译历史上的一位重要人物，编写翻译了多部中医著作。他身兼波兰传教士与汉学家双重身份，是第一个将中国古代科学和文化成果系统地介绍给西方的欧洲人，他的科学著述涉及中国动植物学、医药学、地图学等多方面。卜弥格与立足于"西学东渐"的利玛窦等西方传教士不同，他是"东学西传"的代表，被称为"中医文化西传的拓荒者"，不但向西方全面介绍了中医阴阳五行学说、脉诊、方剂、中医望诊、针灸穴位图解、中草药等，也全面系统地研究中医理论并发表了中医学术著作。他是第一个向西方译介《黄帝内经》《脉经》等中医典籍的欧洲人，对中医对外传播起了很大的作用。卜弥格在百科全书式的中医研究专著《医学的钥匙》一书里根据对《黄帝内经·素问》《难经本义》《脉经》《易经》《伤寒论》《金匮要略》《针灸甲乙经》和《神农本草经》等中医学典籍的理解，将中医学的主要内容做了一个梳理和研究，从宏观到微观，逐步展开，层层深入，并且做了创造性的发挥，绘制了不少诊脉、舌诊和针灸穴位的图解，开启了西方的中医研究，推动中草药的西传。卜弥格在《一篇论脉的文章》中，不仅介绍了15种脉相，还介绍了中医望诊切脉的方法，并指出"中国人并不是按顺序看脉，而是同时诊三次脉：首先用手指轻轻按诊面上的脉，在诊断中间脉时要稍微按重一点，最下面是基础，要使劲地按到神经和骨头上"。1652—1656年间他用拉丁文编写了《中华帝国简录》《中华植物志》，涉及了大量的中医药信息，比如他在《中华帝国简录》中介绍人参的功能是"使病人恢复元气"。1656年卜弥格出版的《中华植物志》介绍了31种动植物，是欧洲发表的第一部关于远东和东南亚动植物的研究和记载的书籍，被很多国内外学者认为是《本草纲目》的选译本。他编写的《中国诊脉秘法》介绍了魏晋时期著名医学家王叔和的《脉经》及中医看舌苔的察病方式，后被译为欧洲多种文字刊行，具有很高的科学价值。卜弥格的中医著作奠定了他在中学西传的重要地位，很多西方学者对汉学和中医的研究也都受到过卜弥格的影响。

国内学者王银泉在评价卜弥格对中医西传的贡献时指出，他向欧洲介绍的中医知识是儒家文化向欧洲传播的一个重要方面，卜弥格的中医西传有着深刻的内涵和现代启示意义（王银泉，2019）。

2. 满晰博（Manfred B. Porkert）

德国中医汉学家满晰博一生为在国外传播及普及中医而努力，坚称"中医是成熟的科学，是真正的生命科学"。他撰著了多部中医著作，发表了400余篇关于中医、中国科学和汉语文献的论文和译文，并出版了诊断、药理、处方、针灸疗法、手法治疗的综合性教科书、译著及通俗读物。他通过对中医玄奥理论和古奥文字的研究，通过对17世纪出现的以拉丁语为方式来翻译中医的分析，致力于用拉丁语为中医创造一套规范实用的术语系统来表达中医药原文信息。1978年，他在慕尼黑创办中医学会，1980年创刊《中医杂志》，同时还发起成立"国际中医学会"。满晰博自视为中医界的一员，1988年开始在《中医杂志》发表《中医名词术语英译规范化问题》等相关文章。他以在西方传播中医学为己任，致力于推广用拉丁语翻译中医名词术语，用拉丁语为中医建立一套术语系统，譬如他将"内关"译为 clusa、将"足三里"译为 vicusterliuspedis、将"苋脉"译为 cepacoulicus、将"实"译为 repletio、将"虚"译为 inanitas 等，但拉丁语难念、难认，也难以推广，目前不完全被西方学界所接受。

3. 文树德（Paul U. Unschuld）

德国汉学家文树德是 20 世纪中期以来最负盛名的中医典籍翻译家。1986 年，他翻译出版了英译本《难经》，并在本书前言中提出了一些具体可行的中医翻译方法，是西方第一个《难经》译本，曾多次再版。1998 年与他人合译《银海精微》，另外还有两部专著：*Medicine in China: A History of Pharmaceutics*（1986）和 *Medicine in China: A History of Ideas*（1988）。他主持的《黄帝内经·素问》英译课题，通过国际合作，历时 20 年才得以完成，并于 2003 年出版了第一册成果，并于 2007 年出版《黄帝内经·素问英译词典》，2011 年由美国加利福尼亚大学出版社出版了《黄帝内经·素问译注》，是迄今为止西方规模最大的中医典籍翻译工程，既严谨全面地反映了《素问》的原貌，又展示了西方学者解读《素问》的许多独特视角，为西方读者阅读理解中医典籍提供重要参考，为在西方世界传播中医理论的精髓发挥巨大作用。

文树德认为中医对外传播的主要障碍在于其语言文字，一再强调要从历史源流和文化发展来解读、研究和翻译中医概念、中医文献，要重视对中西方文化、语言和医理的比较研究，坚持从原著出发，用中医的思维来理解和翻译中医，保持中医的原汁原味。因此，他首次把孙思邈《备急千金要方》中"大医精诚"篇介绍给西方，使西方接触到中国古代的医学道德和医学伦理；他提出要以中国文化的源与流为基础，讲究语源与语境，而不是简单地按照现代理念与时俱进地进行释义。2003 年，他在《中国中医药报》发表文章指出："事实证明，现代科技并不是整理传统医学唯一的道路，还必须尊重中医的文化特质，不要走最终把传统医学改造成西洋医学的道路。"基于这种学术理念，文树德会避免使用像 energy（能量）或 pathogen（病原体）这类熟悉的西医术语，避免用西医术语去解释或意译中医概念，以免失去中医的"真"和"神"。他在翻译"风火眼"时，主张完全用 wind fire eye 三个字叠加表述，而不是像之前译为 conjunctivitis（结膜炎），正如他所说："从翻译角度来讲，一定要反映当时人们的生活状态和对生命现象的认识程度，这样有助于现代人通过历史上人们对风和火的理解，来了解当时的中国人是如何认识这种疾病的。"再如，他认为"营"来自古代军事用语，应译成"军营"camp，而不表示"营养"nutrient；"脏"和"腑"应依据其文化源流翻译成 deposit 和 palace，而不能仅仅视为两个脏器；将"太仓"译为 the great granary；

将"幽门"译为 the dark gate 等。可以说，文树德的译文有时候不容易读懂，但却是忠实于原文历史源流和文化元素的典范。

4. 魏迺杰（Nigel Wiseman）

英国著名中医翻译理论与实践家魏迺杰撰写了《中医及针灸穴位名词词汇》（*Glossary of Chinese Medical Terms and Acupuncture Points*）、《英汉汉英中医词典》（*English-Chinese Chinese-English Dictionary of Chinese Medicine*）、《实用英文中医辞典》（*A Practical Dictionary of Chinese Medicine*）等多部中医论著、教科书、中医词典和译著，其翻译思想和翻译模式在国内外受到了广泛关注。他提出的中医英译词汇不但为许多翻译者所采用，更被美国三大中医文献出版社中的两家，即 Paradigm Publications 和 Blue Poppy Press 指定为其出版品之英文词汇标准，特别是 1995 年《英汉汉英中医词典》在中国出版发行后，虽然引起一些争鸣，但也确实潜移默化地影响了国内学界的翻译理念与翻译方法，得到了诸如李照国等国内知名学者的充分肯定。值得重视的是，魏迺杰的一个主张即"非专业名词以译入语相对应的非专业词为匹配原则，与目标读者熟悉的意义体系相对应"，这已着重于意义语境的传播内涵，如将口、鼻、心、胃、肝等直接对应 mouth、nose、heart、stomach、liver，这种翻译理念倾向于意义的交流属性、向目标语直接输入中医特有概念表达，回译性很强。在此基础上，他强调英语母语者要加强对汉语的学习及对中医医理的研究，翻译要保留中医概念的原始风貌，保留中医语境，让更多西方的读者了解真正意义上的中医符号，体会中医的文化信息，指出"翻译经典古书，则西医化翻译不能派上用场，因为容易将现代医学概念投射到古代去，掩盖古代作者原来的思想"，如他将"风火眼"译为 wind fire eye、将"命门"译为 life gate、将"弦脉"译为 stringlike pulse、将"头风"译为 head wind、"志"译为 mind、"神水"译为 spirit water、"鹅掌风"译为 goose foot wind、"肺疝"译为 lung mounting 等。

魏迺杰的这种"以源语为导向"（source-oriented）的翻译思想和翻译理论一方面集中体现了他独创的基于原作所要表达的观点而不是译者本人理解的信息，另一方面和当时国内比较普遍的解释性翻译法形成了对比态势，更突出英汉、汉英两种语言的双向流动性。虽然当时在国内学界引起了激烈的反响和争鸣，但有些译法也逐渐得到了国内学界的认可和采纳。譬如，魏迺杰认为由于中医术语里没有"结膜"这一对应的解剖学概念，所以，"风火眼"的译名不适合采用 acute conjunctivitis，这一译法完全摒弃了其中蕴含的"因风邪和上火而致病"的中医语境和内涵，由此应译为 wind fire eye，如今这种形式被 WHO 和世中联的术语标准所采纳，得到了国内外普遍的使用。魏迺杰的翻译思想和主张为国内外中医翻译研究和实践提供了更广阔的视野和研究路径，具有良好的学术指导作用。

三、高阶性与挑战性

在全球化时代，向世界介绍中医经典，并对世界医学体系的整合和发展作出贡献，已成为一项历史使命。中医药是中华民族宝贵的财富，是一种特殊产物，为中华民族的繁衍昌盛作出了巨大贡献。经过几千年的发展，中医学已发展成为一个完整的医学体系，而中医要走向世界，服务于全人类必须准确恰当地翻译成目标语。如果说翻译是一种跨文化、跨语言的传播行为，那么鉴于中医是一门植根于中国传统文化的医学体系，中医翻译需要实现古汉语—现代汉语—译入语的形式转换，再实现中国传统文化到西方文化的意义传递，可以说是一种纷繁芜杂的跨文化、跨语言传播行为。作为一种特殊的文化产物，中医理论和概念深受中国古代哲学思想的影响，这种语言和文化上的独特性和复杂性给翻译过程造成了极大的困难与困惑，使许多国外读者无法真正理解中医学语言、理论和体系而产生认知错误或误解，可以说，中医对外传播和推广必须先过语言这一关。

就当前翻译而言，中医术语、典籍翻译现状不甚理想，存在着翻译标准不统一、翻译理论不完善、翻译方法不规范及诸如不顾及西方读者感受而音译或直译过多，或者过分顾及西方读者而摒弃中医文化色彩等多种表现。中医翻译研究也存在诸多瓶颈，如理论与实践脱节、理论研究缺乏针对性和创新力、研究模式单一、跨学科研究匮乏，特别是翻译效果调查与分析有待验证及缺少明确的未来发展规划等。从传播角度看，中医文化国际传播的传播主体、内容、手段、目标受众及传播效果等具体环节尚不清晰，缺乏可以反映中华民族多元一体文化格局总体风貌的译著。相比以前，国内外中医翻译学界虽取得了令人瞩目的成就，仍然存在不少问题与瓶颈，在当前大力推进中医或传统文化走出去、复兴"中学西传"的浪潮中，有些问题确实阻碍了中医学科和中医文化的国际传播与发展。要使中医走向世界，为世界人民服务，就必须提高翻译水平。

首先，中医典籍翻译的理论方面仍然是薄弱环节，缺少完善的中医翻译理论体系，重技巧、轻理论，缺少成果的系统化，更缺乏宏观理论的体系建构。虽然许多专家和学者在中医翻译理论研究上也做出不懈的努力，取得了一些成绩，但多数研究是借鉴西方语言学和翻译学的研究方法，在结合中医语言、建立具有学科特色的翻译理论方面，还没有形成自成一体的理论体系，并且现在很多典籍译论问题的关注点还停留在标准化、归化、异化这些话题上，没有理论视角上的有效突破和超越。其次，仍缺失统一的科学规范，尚未形成完整有效的中医术语翻译标准，就认识论而言，典籍翻译的标准不能一概而论，要因典而异、因典制宜，可是也应该注意到一些根本性的问题（王宏印，2019），标准化仍是中医翻译研究中的一个核心问题。2007 年，WHO 西太区（Western Pacific Region Office）主持制定了《WHO 西太平洋地区传统医学名词术语国际标准》，世中联制定了《中医基本名词术语中英对照国际标准》，虽然两个标准趋同，但在对中医概念内涵和术语的理解、标准设定上仍然存在分歧，如 WHO 将"脏腑"译为 viscera and bowels，而世中联译为 zang-fu organs；WHO 将"水道"译为 waterways，而世中联译为 water passage；WHO 将"通经"译为 unblock the meridian，而世中联译为 dredging the channel；WHO 将"通络"译为 free the collateral vessels，而世中联译为 dredging collaterals 等。

除此之外，学者们对于中医翻译的认识、观点及翻译理念也大相径庭，比如满晰博的"拉丁化"、文树德的"考据性"、魏迺杰的"以源语为导向"的翻译理念和手法决定着他们各自在语言管理、语言转换和主体观点传播视角的不同。特别是国内学者采用不同的翻译路径如"简洁派""解释派""注释派"等，以及翻译标准和形式不尽相同的中医翻译字典，如魏迺杰编写的《实用英文中医词典》和《英汉汉英中医词典》、方廷钰的《新汉英中医学词典》、谢竹藩的《中医药常用名词术语英译》、李永安的《英汉西医 – 汉英中医常用词典》、李照国的《汉英中医药大词典》等，从形式到意义都有所差别，反映出译者不同的理念和认知，这种差异也会给西方读者带来困惑，必然会对中医对外传播、流通产生直接影响。正如钱学森就中医发展问题所做的精确定向，"发展中医药只有一条道路，要用强大的现代科学体系，使中医从古代的自然哲学式的、思辨式的论述中解脱出来；要换装，变成用现代科学语言表达的唯象理论"。由于中西医理的差异，一些专业术语难以在西方话语体系中找到对应词语，比如我们业已接受了的译语形式 heart、liver、kidney、phlegm、meridian 等，其概念事实上也与西方医学体系中的词语内涵迥异，与西方人所能理解和接受的范畴有极大区别，如果在此译语形式下来讲解其概念，必然会令他们懵懵懂懂、不明所以。

除了专业知识层面的语言转换，还有语言表达水平的问题，更有译者文化素养方面的问题，这些也是影响中医翻译过程是否成功的要素。例如之前某个阶段很多词典将"杂病"译成 diseases of internal medicine aside from those caused by exogenous pathogenic agents，将"化燥"译成 dryness-syndrome resulting from the consumption of fluids by evil heat，这种意义虽明确但结构冗长的翻译是否符合中西文本表述习惯值得商榷。不可否认的是，在国际传播和跨文化交流中，无论是中医翻译的术语层面，还是语篇层面都需要跨越文化障碍和文化鸿沟，如果对文化语境把握不准，必然会产生一词多译、误译、漏译等结果。其中误译就是中医翻译中一个很严重的问题，鉴于中医术语概念含义极其丰富，加上特殊的传统文化和医学内涵，如果译者不能准确判断和理解词义，对词语的褒贬色彩、惯用语内涵了解不足、对句子和篇章分析不到位都会导致误译。比如"带下医"就曾被误译为 doctor underneath the skirt（裙子下面的医生），其实"带下"指腰带以下或带脉以下的部位，妇女多"带下"病，故古代称专门治疗妇产科疾病的医生为带下医。严格地说，"带下医"应对等于西医的 gynecologist and obstetrician，魏迺杰从中医含义出发笼统译为 women's doctor 倒也可圈可点，明白易懂。

在中医翻译中存在两种倾向：一种是单纯强调直译原文，坚持信息忠实、准确而忽视译文的可读性，认为只要照搬原文字眼，原文的精神也就在，翻译循规蹈矩造成译语表述模糊、玄奥，令西方读者云里雾里、不明所以，甚至对中医的科学性产生误解和怀疑。比如有词典或著作将外感风寒或风热以致肺气不宣而失音的"金实不鸣"译成 solid bell can't ring 或 muffled metal failing to sound，虽说译语完全保留了形象"能指"，但如果这种"能指"过多地出现在译文中而缺少必要的"所指"，确实给西方读者造成不必要的认知困惑和阅读障碍。第二种是一味强调可读性，在翻译中把中医药原有信息和文化内涵耗散过多，不注意符号形式的保留、体现而大量创造性改写，或者一味使用西医术语、概念来置换中医语言符号与概念，这种译语必然会造成语言内涵和信息意义的流失，使中医语言承载的深刻独特的哲学与文化意义大打折扣，阻碍了让世界充分理解和接受原生态的传统中医体系的通道。

毋庸置疑，中医翻译是一个很复杂的语言转换过程，随着中医国际化进程的日益加快和对外交流的日益频繁，除了要准确传达中医药学术中诸如整体思维、辨证论治、天人合一、气一元论、治未病等核心思想的真正信息外，东西方语言和文化的巨大差异及西方语言中缺乏中医对应语，都将使得翻译过程充满诸多不确定性，面临种种挑战。中国特定的文化、思维和习俗都深深影响着将中国医理、语言和文化译介给西方的过程，也决定着医理和文化意义的存在方式，而这正是中医翻译研究主旨所在。李照国曾明确指出："中医药走出国门，翻译是一道绕不过的坎。多数学者在翻译过程中有一种感受：既需要考虑西方的语言体系，又要保留中华传统文化的精神。"因此，伴随中医对外交流成为传播中国文化和中医文化重要组成部分的发展态势，对中医翻译人员的要求越来越高，培养一支精良的中医翻译人才队伍势在必行。

四、对译者的要求

作为中医理论、思想和文化的主要载体，中医典籍越来越被国内外的专家学者所重视；中医典籍翻译作为一种翻译活动，显然具有传播的特性，如何让其走出国门由"对外宣传"向"国际传播"转型尤为重要，在当前全球化背景下，二者理论与实践的结合具有良好的建构意义。在典籍翻译与传播中，译者处于传播过程中的第一个环节，既是语言转换的发起者，也是中医专业知识的输出者；译者不但确定输出的信息种类和数量，还决定着语言转换的组织方式。由于中医知识体系复杂、文化精深、民族特色强烈，译者的重要性不言而喻。译者构建译语的方式及持有的译介观念对目标语读者具有一定的导向性，可以说，从事中医典籍翻译的学者会在一定程度上影响中医对外交流与传播成功与否。

总体来看，目前从事中医翻译或典籍翻译的人员主要包括以下四类：第一类是来自国内高校特别是医学院校的外语教师；第二类是来自国内高校和科研院所特别是中医药院校的医学各专业教师和学者；第三类是西方汉学家，这一类人数最少；第四类是国内外中医临床人员，国外以华裔或旅居国外的针灸师或中医师为主。这些中医翻译人员要么具有相对扎实的外语语言文学理论或翻译实践经验，要么具有比较扎实的医学专业知识背景，特别是中医药学知识，或者如西方汉学家魏迺杰、文树德等不但精通汉语，也具有以母语作为译入语的优势。当前国内一直缺乏针对中医典籍翻译人才的科学合理的培养体系，特别缺乏既懂中医又精通外语，同时兼具良好的文本翻译能力的专业型中医翻译人才。从学科角度来看，总体上学界对中医翻译学科定位并未达成共识，除了 2014 年国务院学位办批准的上海中医药大学和河南中医药大学翻译硕士专业学位点（MTI），以及中国中医科学院、辽宁中医药大学、南京中医药大学的少量中医翻译方向的博士毕业生外，中医翻译方向无论在中医药学科还是在语言翻译学科都处于边缘化地带，更缺少多学科之间的实践合作、交叉共融，这似乎使中医翻译成为一个被中医学、外语界和翻译界边缘化了的研究方向。

除了中医语言、知识信息的转换之外，摆在广大中医翻译工作者面前的一大难题就是如何把保有丰富中医思想、认知和文化内涵的中医典籍文本翻译得既准确又形象、兼具可读性和可接受性，在信息准确和文本可读二者之间找到最佳平衡点，需要译者在理论和实践中不断地进行探索。正如学者黄友义（2011）所说："翻译不仅是语言的转化，而且是两种文化之间的深层次思想转换，是高层次的智力再创作。"研究中医典籍翻译是为了更好地构建其意义，而意义的有效传达却要仰仗译者对翻译与传播规律、策略等因素的正确了解和把握。从这个意义上讲，中医翻译者需具备两个意识。

一要有文化意识。中医学是一门特色鲜明的学术，中医药知识所阐发的脏腑、经络、阴阳五行、形神论、气本论等古老文化概念及辨证论治的诊疗思想渗透了古人对宇宙自然、世间万物的客观认知和哲学思考，可以说是中国传统文化模塑的产物。中医译者要特别拥有中医文化自觉意识，特别是从事中医典籍翻译的学者，要把费孝通先生提倡的"文化化人，艺术养心，重在引领，贵在自觉"的文化意识融通在中医翻译过程中，用语言打通中西医学壁垒，保持中医概念典型的文化特征，既能体现中国文化的内涵，又能与西方文明沟通，给当代中医翻译实践和学术研究带来建树与发展。二要有读者意识。中医对外传播的对象主要是与我们在认知思维、文化传统、表述习惯等截然不同的外国人，要让他们理解、接受中医医学体系绝非易事。因而，在中医典籍翻译过程中一定要研究怎样用他们能认可的方式，注重沟通，注重由汉语向目标语应用习惯的转变，提供给他们最需要、同时也是我们认为最值得提供给他们的东西，形成互动。反过来讲，这种读者意识也会直接关系到译者在生成译本时的思维取向和译语构建方式。

可以说，中医译者要面对两种性质的差异，一个是历时性差异即古今语言差异与文化的变迁，需要译者处理好中医概念的多义性、歧义性、模糊性等基本层面；另一个是共时性差异即中西语言和中西文化差异，需要译者处理好源语和译语的结构形式、意义内涵、文化表征等维度的对等问题。同时，译者的主观因素也会使译文形式、意义和风格迥异，独具特色。

在此基础上，中医译者需具备四种素养：一要通晓中医专业知识，熟知中医学术语概念、学科特色、中医基础理论等；二要有较深厚的外语语言功底和跨文化知识，能够实现两种语言的结合与互动；三要具有良好的翻译技能和经验，了解国内外相关翻译理论；四是最好具备深厚的中医文化与传统文化底蕴。

中西医是在两种不同的文化土壤中孕育而成的医学体系，其医学理念、思维认知、治疗方法及承载这些方式方法的历史文化渊源都大相径庭，译者不能仅仅局限于字词句的比对，更应观照两种语言的文化内涵、观念认知、政治宗教、习俗等异同。但就如同西方歌剧和中国京剧，二者虽各自表达了完全不同的文化艺术形式，却也都代表着人类共通的人情人性和精神成果。从某种意义上讲，作为一名中医典籍翻译者，首先要充分认知并尊重中医文本的语言特色和文化渊源，不能仅囿于西医概念的范畴与规约，简单地用西医标准来评判和界定中医概念的内涵与译语建构方式，尽可能地观照和映射中医语言和文化特色，兼容"形式"与"意义"，即要在语言形式上强调信息的真实和准确，又能侧重于通过具有文化美感的形式进行意义的传播与交流，让海外读者通过感受和体会这种医学形式，进而了解中医所代表的中国文化的价值观念、审美情趣、哲学认知和文化传统，这样整合的成果才能力争突破中西医之间的不可通约性，有效地转换为文化软实力。进一步说，在文化软实力表达形式和实践功能方面，能够承载传统文化独特艺术色彩的中医药知识在新世纪的对外传播与发展中可以不再执拗于毗邻西医而突出文化、思想甚至情感的联通，成为全世界寻找人类新医学生长点即"科学与人文统一"的关系媒介，这就是当代中医药对外传播现代性价值体现的根本所在，而这恰恰就是当代中医翻译者的核心任务之一。

第二章　中医典籍翻译的指导原则

　　当代中医典籍翻译究竟包含哪些基本因素，应当依据何种原则、标准和方法是学界经常思考和讨论的问题。中医翻译的理论体系尚在建设中，对其原则、标准、影响因素、变量与翻译效果等关键问题的研究还需进一步系统化，更需广泛的翻译实践支撑。但毋庸置疑，中医典籍翻译活动也必须在一定的基本原则指导下，才能有的放矢、语言精当、行为规范。如我们所知，翻译原则是指导翻译实践，以及评价译文质量的尺度，对其基本原则的准确把握十分有利于我们建立一种科学的理论方法和恰当的分析工具，进而可以更好地付诸翻译实践。事实上，对于中医典籍翻译而言，不同学者和译者所采取的翻译方法和策略的变化如直译、意译、仿造、释义等，以及中医文本最终呈现出的风格和效果，似乎都植根于他们在翻译活动中所遵循的指导原则。

　　整体上看，中医典籍翻译须运用适合于中医文本特殊性的翻译理论、原则和标准，方能精准传达中医思想、认知和文化要义的同时又能为西方读者所接受。正如英国学者泰特勒（Alexander Fraser Tytler）在《论翻译的原则》（*Essay on the Principles of Translation*）一书中，给"好的翻译"所下的定义——"原作的长处完全移注在另一种语文里，使得译文文字所属的国家的人能明白地领悟、强烈地感受，正像读原作的人们所领悟的、所感受的一样"。在此，我们不妨温故一下泰特勒的"翻译三原则"，这对我们谈中医典籍翻译原则大有裨益。

　　● A translation should give a complete transcript of the ideas of the original work.
　　译文应完全复写出原作的思想。

　　● The style and manner of writing should be of the same character as that of the original.
　　译文的风格和笔调应与原文的性质相同。

● A translation should have all the ease of the original composition.

译文应和原作同样流畅。

我们可以拿出泰特勒的"翻译三原则"来审视一下中医典籍翻译。从中可以看出泰特勒围绕"原文"与"译文"的语言、思想和风格等层面指明了翻译的最终效果。归纳起来，我们可以这样说，对于深刻复杂的中医典籍翻译而言，译者需要基于实际、合理、客观的出发点，关注从外在表现形态即"形式"到内在属性即"意义"的对接，从而实现两种医学和两种文化包围着的两种语言的成功转换。基于此，如何在中医典籍翻译中保证形式与意义的等效转换，始终需要我们认真思考和实践。笔者也将其视为中医翻译基本原则的立足点。

世界著名的语言学家兼翻译家奈达（Eugene A.Nida）也表达了与泰特勒类似的观点："从语义到文体在译语中用最近似的自然对等值再现源语的信息。"纵观古今中外的翻译论述可以看出，实现形式与意义二者高度统一的"形神兼备"是一种理想的境界或目标，但无论哪种翻译总避免不了如德国翻译理论家施莱尔马赫（F. Schleiermacher）所说的要么"接近作者"、要么"接近读者"的尴尬局面，很难实现二者的"完全对等"。形式表达意义，译文形式不同，所表达的意义就会发生变化，给目标语读者传递的信息内涵便会不同。

中医典籍翻译亦如此。中医典籍翻译有着其他翻译范畴不具备的特殊性，相比其他翻译类别，它带有更显著的"意义潜势"（meaning potential）。中医药学和中医文化与中国传统哲学一脉相承，具有鲜明的民族精神标记，拥有自己独特的理论体系和语言特点，很难找到外来文化影响的痕迹，其翻译不但涉及传统的医学范畴、概念术语及诊治方法，而且关联到两种存在明显差异的文化内涵和思想观念。词语和文本只有在其作用的文化背景中才有意义，中医典籍翻译不仅仅是语表指称意义的转换，更是两种文化的互相链接。由此可知，如何实现形式与功能的对等翻译，即某些学者笔下的"完全等效"，在中医语言和目标语之间达成一种合理对应，不仅使受众如同源语读者一样清晰地感知和理解译文，又能充分地保留源语语言和文化内涵，一直就是中医翻译者所面临的困境。

在近百年中医翻译理论和实践的发展过程中，形式与内容孰轻孰重的争论从未中断过。

表面来看，中医学科第一属性是医学，中医翻译的主要任务是传递中医学信息和知识。从这个角度讲，笔者认为奈达的"对等"概念或"等效"理论在一定程度上可以用作中医翻译指导原则，包括中医术语翻译或中医典籍翻译。中医翻译界一直以来就在阐释如何"对等"或"等效"。翻译家奈达的思想对中医典籍翻译有良好的指导意义。他依据译文对译文读者产生的效果与原文对原文读者产生的效果的对比性，分析了翻译中由语言和文化之间的距离所决定的译语和源语关系的三种类型，并总结出翻译的两种基本导向：形式对等和动态对等。注重符号者（word for word）称形式对等（formal equivalence），关注信息本身的形式和内容，强调源语与译入语在形式上尽可能契合；注重信息意义者称功能对等（dynamic equivalence or functional equivalence），即以"等效原则"为基础的动态对等，强调基于译入语的语言和文化来处理源语的基本内涵，与原文对原文读者所起的作用大体对等。奈达认为，功能对等强调的是语言之间、文化之间能通过以恰当的方式重新组织信息的形式和语义结构而寻找翻译对等语，实现翻译的交际功能。例如翻译 white as snow 时，如果一种语言里没有"雪"这个字，却有"霜"（frost），就可以用"白如霜"来替换；如确实无法找到适合的匹配对象，则可以用一个非比喻形式 very very white "白极了"来表达，期望读者看懂作品。再比如，《素问·上古天真论》有"上古圣人之教下也，皆谓之虚邪贼风……"，"贼风"如果译成 thief，译语读者似乎并不能准确理解和欣赏这种哲学或文学色彩，莫不如采用其原有意思即"能引起伤风感冒的致病因素"，从而译成 pathogenic wind。实际上，这和奈达的一个主导思想是吻合的，即"翻译要为读者服务"，使译文读者最大限度地准确理解文本信息。简而言之，"功能对等"理论原则上要求翻译要立足于译语并符合译语的表达规范。

　　鉴于中西两种医学系统立论有别，两者语汇系统（paradigm）吻合极少，一些学者从中医语言和文化符号色彩出发，力主翻译中的"形式对等"，而另有一些学者从意义的传播性与读者角度出发，坚持"功能对等"的作用和价值。目前中医翻译学界的研究核心便是如何实现"形式建构"或"意义生成"，以及在构建传播接受解读过程中得到"完全对等"的终极实现。本章就依据奈达的"对等"理论来分别讨论在中医典籍翻译中如何在充分保留源语语言和文化内涵的基础上实现形式与意义的对等，或者最终实现二者兼备的"完全对等"（identical equivalence），即本书所指的译者理想中的"二维等效"，并通过大量示例来予以验证和阐释。笔者将示例相应地分成两类：形式对等（心→heart）和功能对等（齿痕舌

→ scalloped tongue），并讨论了"二维等效"概念指导下的翻译示例。

一、形式对等与表述结构

"形式对等"关注信息本身的形式和内容两个方面，侧重"原文的形式特征被一成不变地复制到目的语文本"（Nida and Taber，1969），与强调"从语义到文体再现源语"的"功能对等"不同，其系统功能方面，语言学家韩礼德（Halliday）认为：语言的各种功能均由该语言的组织形式实现，语言形式反映并决定着语言的具体功能与意义；形式要素是等效翻译的重要组成部分，对于在译语中有着现成对应语的中医表达来说，翻译原则比较简单清晰，即确保完整地保留形式，并以此反映内容，从而使得源语与译语的指称形式或指称意义几乎相同。比如：关节（joint）、血脉（vessel）、感冒（cold）、麻疹（measles）、便秘（constipation）、黄疸（jaundice）、放血（bloodletting）、寄生虫（parasitics）、药酒（medicated wine）等。形式对等包括两个维度：一是源语和译语的形式对应，如放血（blood-letting）；二是源语和译语的指称意义完全对等，如上述所提的关节（joint）、便秘（constipation）。

在此，笔者从以下分类语词进行列举和说明，以便读者可以对中医典籍中主要基础语词的翻译形式有一个初步了解。笔者也将在之后章节做进一步的探讨。

1. 阴阳（yin and yang）

阴阳学说 yin yang theory　阴阳转化 yin-yang conversion
阴阳平衡 yin yang balance　阴阳调和 yin-yang harmony
阴阳互根 mutual rooting of yin and yang

对于中西医之间无共同物质或理念基础的表达，只得采用某些学者所谓的"东有西无用拼音"的"零翻译"策略。目前国际上对"阴阳"一词基本达成共识，音译成 yin and yang。这种音译法早在西医传入我国的时候就有先例，如将 lymph 译成"淋巴"、penicillin 译成"盘尼西林"、hormone 译成"荷尔蒙"、vita-min 译成"维他命"等。当然，随着时代发展和文化的交流，有些最初的音译词又被"意译"成其他词汇或同时使用，如 hormone 译成了"激素"、vitamin 译成了"维生素"、penicillin 译成了"青霉素"。对于音译法,佛学翻译家玄奘的"五不翻"理论是传统译论的精华,也是中医翻译"音译法"最有力的依据和理论指导。在此我们不妨了解一下玄奘"五不翻"的主要内容:①秘密故不翻,即具有神秘色彩的词不翻。如"陀罗尼""阿弥陀佛""唵嘛呢叭咪吽"等咒语,只有通过念诵的声音来保持佛语的神秘、庄重和典雅,翻了会失去其特殊意义和魅力,故均采用音译。②多义故不翻,即有些梵文具有多种含义,如"薄伽梵"一词有六种意义,"比丘"有三种意义,如果只使用其中一个含义,则会造成信息与意义缺失,不能完整表达原义,故只作音译。③此无故不翻,即此土所无不翻,在译语文化中没有的概念不翻。如佛教中的"阎浮树"或者印度的"庵摩罗果",均是印度特有而中国根本没有的品种,故音译,来保持原文化的形态和色彩。④顺古故不翻,即古代约定俗成的词语应该遵循原有习惯采取音译。如古人已译出的"阿耨菩提""菩提萨埵"等某些佛教用语,最好照用古人翻译,不再改变语言习惯,以免造成混乱。⑤生善故不翻,即有些词汇用音译能令人生尊重之念,不易等闲视之。如梵文"般若"意为"智慧"、"迦罗自帝"意为"超越世间者"、"释迦牟尼"意为"觉悟者",但如果直接用"智慧"或"觉悟者"一词就显得轻浅;同样,"三昧"不可直译为"正定"、"南无"不可直译为"赞美"、"涅磐"不可直译为"圆寂"或"解脱"等,均应采用音译以保持其至高无上的地位,从而使人生尊敬之意。

2. 五行（five elements）

木 wood　木生火 wood generating fire　火 fire

悲胜怒 sorrow overcoming anger　土 earth　五味 five flavors

金 metal　生化 generation and transformation

水 water　天人相应 correspondence between nature and human

相生 mutual generation　水为土之所胜 water being restricted by earth

在此,五行中金、木、水、火、土与 metal、wood、water、fire、earth 形式上几乎完全对应,体现了翻译的"单一性"原则,并且也成为目前国际共用的译语形式。学界正在争议的问题是,从形式上西方读者似乎只能感受到表称,却无法将木与 liver、金与 lung、水与 kidney、火与 kidney yang qi、土与 spleen 建构链接,于是，实体和内涵被形式掩盖起来，意义呈现隐形形态，比如，"木喜条达"依据"形式对等"原则可译为 wood preferring to free activity、wood desiring for growing freely 等。与之相反，基于"功能等效"原则的译法可以为 liver bearing no depression，"意义"指称在译语中的建设和转换一并置入文本。

3. 藏象（visceral manifestation）

心孔 heart orifice　脾藏肉 spleen storing flesh　胃津 stomach fluid
肝恶风 liver aversion to wind　通调水道 regulating water passage
胆主决断 gallbladder dominating decision　命门 life gate

以"藏象"为例，目前 WHO 和世中联给出的英译形式皆是 visceral manifestation，但对于"脏腑"却都采用拼音 zang fu，特别是 WHO 在将"脏腑"译为 viscera and bowels 的同时，给出定义：a collective term for internal organs, also called zang organs and fu organs。如此，很容易造成读者和学习者将单个术语孤立地进行审视。有学者据此指出，可将 zang 和 fu 用于指代单个器官，而 viscera 或形容词 visceral 可以用来指代一个整合了的概念范畴；但这似乎并不符合翻译的基本规则，即要保持相应概念的同一性。学者朱建中在《中医药学名词术语规范化研究》（2016）中指出："名词术语英文规范不应就单个术语孤立地进行，而应从中医药术语译名体系着眼，兼顾各成分之间的相互关系，把源语言上下义词之间的属种关系、同一层级术语的同义、近义、反义关系及语义关联关系、结构关联关系等传达到译入语当中。"所以，基于同一语义体系的语词应该坚持"同一性"的原则，以此保持译语形式的系统性、对应性和稳定性。

4. 气血津液神（qi，blood，fluid and spirit）

元气 original qi　营血 nutrient blood　表实 exterior repletion
升降出入 ascending, descending, exiting and entering
先天之精 innate essence　津血同源 fluid and blood from same source

可以看出，虽然国内外学者对某些术语的英译形式的见解有所不同，但目前学界仍然对相当一部分关键术语采用这种基于"形式对应"的翻译原则，依循符号化和模式化的翻译路径。如上文的命门 life gate、水道 water passage、营血 nutrient blood 等。

整体上，遵循"形式对应"的翻译原则虽然使得某些中医概念的意义转换不彻底、不完整，但却有利于保持译语的简洁化。而且，随着中医国际化进程的不断发展，这种术语的"简洁化"翻译也得到了国内外共识，譬如在 WHO 英译标准中，"杂病"译成"miscellaneous disease"、"化燥"译成"transform into dryness"等。这种基于"形式对应"的简洁化处理可以有效避免两种后果：一是由于译语过于冗长阻碍了富有美感性的源语符号的直接转换，虽然意义可以完整译介，但却产生"形式损耗"；二是如果过于强调意义的输出和译语转换，中医典籍的译语文本将变得"又厚又重"才能涵盖所有语言符号的外在特质和内涵意义，这在一定程度上也不利于译语读者阅读。

尽管如此，我们也不能否认随着时代变化和中国"文化走出去"的发展历程，在中医典籍的对外译介过程中，能够良好地反映和诠释中医典籍，进而传递信息、交流意义是至关重要的。关键是，作为译者，如何能够确切把握其中的形式构建和意义生成与输出两大范畴，能否把形式与意义二者有机统一在译本中，将直接关系到中医对外传播的效果。

5. 病因（disease cause）

微邪 mild pathogen　五劳 five kinds of strain　外风 external wind
七情 seven emotions　湿浊 dampness turbidity　瘀血 static blood
内伤 internal damage　喜伤心 joy damaging heart　伏邪 latent pathogen
恶气 malign qi　寒毒 cold toxin　凉燥 cool dryness

6. 病机（disease mechanism）

病位 disease location　正邪分争 struggle between healthy qi and pathogenic qi
血逆 blood counterflow　虚实 deficiency and excess　里热 interior heat
气滞血瘀 qi stagnation and blood stasis　寒包火 cold enveloping fire
上盛下虚 upper excess and lower deficiency　热结 heat accumulation
热胜则肿 predominant heat causing swelling　阴阳失调 yin-yang disharmony

从以上示例可以看出，其译语基本就是源语词的形式等价物，译语成显性形态，如微 mild、外 external、情 emotion、湿 dampness、伤 damage、逆 counterflow、滞 stagnation、肿 swelling、失调 disharmony 等。这些显性形态仅重视源语与译语的形式与结构匹配和照应，并没有把译者的观念和所要阐释的意义融入进来；只要读者了解中医体系和基本概念的显著特征，则能接受并理解这些译语形式。无论中医语言多么古老、模糊或多义，我们在翻译中必须首先为其遴选相适应的符号，实现意义的符号化，有利于读者读解。

7. 诊法（diagnostic method）

望色 inspection of complexion　重痛 heavy pain　枕秃 pillow bald
十问 ten questions　便血 bloody stool　弱脉 weak pulse
舌象 tongue manifestation　目昏 blurred vision　红舌 red tongue
不得偃卧 inability to lie flat　芒刺舌 prickly tongue
小便失禁 urinary incontinence　滑苔 slippery coating　逆满 counterflow fullness
善色 benign complexion　失音 loss of voice

8. 辨证（syndrome differentiation）

真实假虚证 syndrome of true excess with false deficiency
风寒犯头证 syndrome of wind-cold invading head
血虚风燥证 syndrome of blood deficiency and wind dryness
表虚证 exterior deficiency syndrome
暑伤肺络证 syndrome of summerheat damaging lung collateral
暑证 summerheat syndrome
水轮实热证 syndrome of excess heat of water orbiculus
虫积证 worm accumulation syndrome

9. 治则治法（therapeutic principles and methods）

疏风 dispersing wind　开泄 opening and discharging　解肌 releasing flesh

清法 clearing method　凉血 cooling blood　解毒 removing toxin

清肾火 clearing kidney fire　开窍 opening orifice　安神 tranquilizing mind

润燥 moistening dryness　推罐 pushing cupping　捏法 pinching manipulation

得气 obtaining qi　半刺 half needling　交通心肾 coordinating heart and kidney

　　需要说明的是，翻译中如何更好地传达源语和译者意图，体现译语文本设计的功能性，避免混乱的表达方式，使读者一目了然，是译者必然要解决的问题。事实上，任何事物都隐藏着有序规律，中医翻译亦然，译语形式也存在秩序性和结构性。经过设计和科学合理安排的翻译形式具有"易读性""有序性"，版式设计不仅是一种编排的技能，它还含有一定的科学性和艺术性。如何在中医典籍翻译中把握好从语词到篇章的秩序性和结构性两个概念，使各个组成部分的结构平衡协调，令读者领悟到形式与内容的平衡与美感，是需要我们认真揣度的。以"不得偃卧"一词为例，语义上的否定转换为译语中的否定前缀构建的名词化结构 inability to lie flat，同时"正序"的翻译路径也使得译语与源语的形式保持完全对应，这种"有序性"客观再现了源语的视觉顺序，使其与内容上的逻辑统一起来，形成一个具有形式组织严密的"织体"，为译语的意义建构和生成奠定基础。当然，中医语词翻译的结构处理在不同语境下是可以有"创造性"的，无论是目昏 blurred vision 所使用的"反序"路径，还是望色 inspection of complexion 所使用的名词化结构，都表现出译者力争实现译语在结构上的"归化"。对此，笔者也将在之后章节做详细讨论。

二、功能对等与意义模式

　　中医药学是中国传统文化的一个组成部分，中国传统文化对中医药学体系的模塑作用是巨大的，其许多概念范畴都直接移植于中国古代文化哲学，其理论体系建构的逻辑学特征是以经验为依托的意象概念、直觉判断和类比推理（车离，1998）。基于此，中医语言具有模糊性、笼统性、歧义性和高信息密度性等特征，特别是其内涵所体现的哲学性、文化性使得在翻译中简单地保持形式对等不足以完成交流与传播目的。况且，曾有学者说，中医学不仅是科学，也是艺术，在中医学体系建构中，不仅有知识因素、文化因素、道德因素，同时也保有伦理因素和审美因素的作用痕迹。

毋庸置疑，中医典籍中很多概念、语词在西方语言中缺少显性的对等语，很多情况下一味地强求形式等效，要么会使目标语读者一头雾水，不知所以然，要么会给读者增添大量的查阅工作，费时费力，只能使得读者兴趣寡然。这种情况下，注重信息意义的"等效"转换，强调基于译入语的语言和文化来重新组织信息的形式和语义结构而实现翻译的交际功能，就显得尤其重要。这里所说的"对等"或"等效"并不仅仅强调词语形式或指称意义上的对等，而是侧重于译语文本的作用显性地起到源语文本的作用，达到奈达所谓的"功能对等"，从而使读者能够简单易行地从译本中获得最大语境效果。简而言之，"功能对等"着眼于原文的意义和精神，重在强调文本接受者的反应，而不拘泥于原文的语言结构和形式。可以说，遵循功能对等的翻译原则将使认知思维和心理中缺少中国传统文化符号图式的西方读者在阅读中"以最小的努力获得最大的语境效果"，最大限度地减少理解困难。需要切记的是，翻译的最终目的就是让读者去阅读、理解和掌握文本所要表达和交际的内容，

在此，我们不妨基于"功能对等"原则来审视和分析以下示例的翻译形式，以此可以看出"形式对等"和"功能对等"原则指导下的翻译策略和翻译路径的不同。首先以人体器官、官窍等词为例。

心 heart 　大肠 large intestine 　口 mouth 　肝 liver 　小肠 small intestine
鼻 nose 　脾 spleen 　胆囊 gallbladder 　目 eye 　肺 lung 　膀胱 bladder
耳 ear 　肾 kidney 　子宫 uterus 　齿 tooth 　胃 stomach
脏腑 viscera and bowels 　喉 throat 　脑 brain 　脑髓 brain marrow
发际 hairline 　骸 skeleton 　皮毛 skin and hair 　睫毛 eyelash 　膜 membrane
腰骨 lumbar bone 　鼻准 tip of nose

表面看来，中医许多关于人体器官的术语形式与西医人体器官是现成的对应语，但究其深层，内涵却大不相同，尤其在生理、病理、病机等方面，中医学

认为人体是一个有机的整体，以五脏（心、肝、脾、肺、肾）为核心，五脏与六腑相表里，通过经脉与皮毛筋骨、四肢百髓相联系，所以中医的五脏是一个抽象的概念，中医的各脏器不仅是一个解剖概念，更多的是功能概念。比如"脾"能"主运化"，为"后天之本"，而西医的"脾"只是一个淋巴器官，没有消化功能；中医的"心"是"君主之官"，既"主神志"又"主血脉"，中医学中将人的精神、意识、思维活动主要归属于心的生理功能，而西医的"心"只是推动血液流动的动力器官，就是一个解剖学的实质性的心和心包器官。中医的"肾"抽象复杂、范围大，是指一个系统和证候群，能"藏精""主生殖""主骨生髓""主水""主纳气"，而西医的"肾"概念很简单局限，就是"肾脏"这个人体器官。同样，中医的"肝"能"主疏泄""主藏血"，既概括了实质器官的消化方面的功能，又包括了精神情志和循环系统、运动系统的功能。总体上，西医所谓的心、肝、脾、肺、肾是指解剖学概念中的固定脏器，而中医概念相对模糊些，所指的功能作用远远超过了西医中各脏器的功能。

尽管如此，基于中西医解剖学意义的一致性，目前学界对翻译这些人体器官部位的基本观点是一致的，即可以直接对应西医脏器或部位，称为"直译"或"比照西医"的翻译方法。一方面是在翻译学上符合"功能对等"原则；另一方面更多的是通过这些概念的融合，链接中西医和人类文化所具有的共性，而不是完全对立、割裂，力争使得中医获得同西方医学相共通的路径。李照国在《中医英语翻译技巧》中指出：人们总担心，借用西医术语翻译中医会使中医丧失特色。因为中医术语一般是多义的，而西医术语通常是单义的。其实这种担心大可不必。当初人们借用中医用语翻译西医时，也没有使其有单一概念的西医用语变得多义起来。只要国际医药界了解中医的理论要旨，想来也绝不会将中医概念与同名的西医概念等同起来的……在实际中，这种做法也并未引起中西医的表述混杂不清。

同样，对于中医学科名称的翻译也大多采用了西医表达形式。

中医诊断学 diagnostics of Chinese medicine　中医内科学 Chinese internal medicine
中医儿科学 Chinese pediatrics　中医骨伤学 Chinese orthopedics and traumatology
中药药剂学 Chinese pharmaceutics　中医皮肤病学 Chinese dermatology
经络学 meridian and collateral　中药学 Chinese materia medica (Chinese pharmacy)
中医基础理论 basic theory of Chinese medicine

中医康复学 rehabilitation of Chinese medicine

中医和西医是两种不同的医学体系，各有其内在的学科内容。可以看出，翻译这些学科名称时，基本弱化了源语言的内涵，与西医表述接轨，这在一定程度上有利于中医学的国际化传播。

比如，上文提到的"带下医"一词最早见于《史记·扁鹊仓公列传》中的"过邯郸，闻贵妇人，即为带下医"。"带下"广义泛指妇科疾病，"带下医"相当于现在所说的妇科医生。之前曾有西方译者将其译为 doctor underneath the skirt，这种译法也确实符合形式匹配的原则，但令西方读者"昏昏然，不知所以然"。既然含义已经明确为"妇科医生"，不妨就译为 gynecologist，这种译法目前也被称为"比对西医"法。仔细推敲一下，我们仍然会有进一步发现，gynecologist 在西医中指代"妇科医生"，而中国古代还没有对"产科医生"的科学称呼，那么"带下医"这个指称在当下不妨泛指"妇产科医生"，如果严格遵守意义的"功能对等"，译为 obstetrician and gynecologist 就更为全面和宽泛。基于本章之前所述，这种"比对西医"的译法确实是把西医表达方式和认知观念优先于源语和源语文化基础上，基于意义传递功能而保持以目标语读者为中心的"动态对等"，适时调整单方向的翻译转换，保持基于双方语言的二维动态对等，从而保证译语的"理据性"与"可读性"，这应该是最佳选择。可以说，魏迺杰把"带下医"翻译成 women's doctor 倒也在笼统保留几分源语语境的基础上，力争实现意义的匹配，倒也不失为一种选择，只是这种译语形式略显口语化，读起来缺少学术建构性。

再如，中医的"休息痢"一词指"时止时发，久久不愈，以长期或反复发作的腹部隐痛，里急后重为特点的痢疾"。之前有译本将其翻译为 rest dysentery，直译"休息"的同时采用西医术语 dysentery，以保持形式对应。但译语词不逮理，语义不明，英语中也没有 rest dysentery 的表达形式。也有人主张由于"休息痢"实际上与西医中的"慢性痢疾"对应，可以译成 chronic dysentery，但笔者认为由于其语义重点在"屡止屡发"即有"间歇性"或"再发性"，莫不如体现出"间歇性"语义，译为 recurrent dysentery 或 intermittent dysentery，从而完成"意义"或"功能"上的对等。如果我们进一步分析会发现，"休息痢"又有外感休息痢和内伤休息痢之别，而这恰恰就是"休息痢"一词的中医信息和中医语义内涵，为兼具"形式对等"和"功能对等"，笔者认为不妨翻译为 recurrent dysentery due to external or internal pathogens 或者 intermittent dysentery due to external or internal pathogens。

试看"下痢"一词，有译者主张所有篇章中的"下痢"都统一为表示"泻"的 diarrhea，先不论"diarrhea"是否适合此意，就动机来看，笔者并不完全赞同，事实上，在实践中也实现不了统一。中医中的"痢疾"从病因分，有风痢、痧痢、暑痢、湿热痢、寒痢、热痢、疫痢、毒痢、气痢；从大便性状分，有赤痢、白痢、血痢、赤白痢、脓血痢、五色痢等；从病情轻重和病程分，有噤口痢、休息痢、奇恒痢、久痢、虚痢等；临床上，依病因、症状的不同，又分有多种类型如湿热痢、寒湿痢、疫毒痢、噤口痢、休息痢等。如果译者在翻译时完全抹去意义内涵，以此保证形式上的统一和对等，似乎也不妥当。笔者主张要针对此类语词的复合性表意功能，实现意义的部分或完全转换，换言之，我们可以根据篇章中"下痢"的病因和证型来给予翻译阐释。如"奇恒痢"指"因虫毒内侵蕴积大肠，肠络受阻"造成的疫病类疾病，有译者直接将其与西医的"阿米巴痢疾"等同，进而译成 amebic dysentery，译语部分体现了奈达笔下的"功能对等"，但如果译为 extraordinary dysentery 或更为明确的 extraordinary dysentery due to worm toxin，似乎更能体现出形式与意义的结合性，而且保留了"奇恒"一词的符号色彩。"奇恒"本意为不同于平常，是中医语言表达中的一个具有典型文化色彩的词汇；《素问·疏五过论》曰："善为脉者，必以比类奇恒，从容知之。"在翻译中一方面充分保留源语符号形式和语义特征，一方面兼顾到目标语读者的感受和理解能力是尤为重要的。中国古代《周易》一书便提出"立象以尽意"的观念，我们也不妨将它用于指导典籍翻译，因为中医体系本身也是以"取象比类"为认知基础的。保留 extraordinary 的译语把"奇恒"的形式固定下来，以便目标语读者对其他也含有"奇恒"语词理解的连贯性，比如"奇恒之腑"就可译为 extraordinary fu-organs (WFCMS) 或者 extraordinary bowels。可以说，这种坚持形式与功能对等的翻译路径最终完成并实现了"象"的外壳裹挟着"意义"内核从建构生成到传播沟通的过程，也是中医典籍翻译的理想目标。

再以"肺朝百脉"一词为例，其指肺助心行血于周身血脉，出自《素问·经脉别论》："脉气流经，经气归于肺，肺朝百脉，输精于皮毛。"要准确理解"肺朝百脉"的含义，我们必须感悟和理解在中医用语中"肺"的隐喻及文化蕴意：肺在十二官中属相傅之官，主气、主治节；肺的"丞相"职位决定了它是"君主之官"即"心"的贯彻者和执行者，因此，它不光管辖肺气，还可以在心的授权下代管心所主的血脉。至于"朝"字，则源于"中国古代是在皇帝的早朝会上通报朝廷指令"这一文化符号，一个"朝"字不但表达出"肺与经脉密切联系"，而且强调了"肺"的主导性和重要地位，用词生动形象，内涵丰富。有一些学者对"肺朝百脉"的理解是不同的，认为朝是"朝向"，"肺朝百脉"是指"肺朝向所有的血管"。"脉"字，在中医表述中确实有点语焉不详，有人说是"血管"，有人说是"经络"。综上所述，笔者总结出主要译文形式如下。

① The lung is connected with all meridians and vessels.

② The lung is oriented to all channels.

③ The lung caters to all meridians and vessels.

④ The lung is connected with all meridians .

有两点不妨一提。第一，有学者认为"脉"即"经脉"，既包括血脉又包括经络，"经"不是"脉"，"脉"也不是"经"，基于内涵的双重性，译语采用与西医术语匹配的"meridians（经）and vessels（血脉）"；也有学者根据中医学理论，认为肺主要"朝"的是经络，而不是血管，跟血液没有关系，故不应使用 vessels；还有学者倾向于在译语中注入"脉"的符号色彩，突出"十二经脉合十二经水，十一脏腑应天之六律五音"等蕴意，坚持摒弃西医表述，而使用表达"渠道""途径"语义的 channel 一词来勾勒"脉"的形象和功能。

笔者认为，中医典籍有着幽深精妙的意义建构和阐述空间，其翻译如何在充分保留源语文化内涵的基础上体现出"意义对等"，而不是仅仅囿于"形式对等"，或力争二者兼备实现"完全对等"（identical equivalence）是当前实现以中医文化传播为"中学西渐"主要部分的构建路径。美国人类学家克利福德·格尔茨（Clifford Geertz）认为："文化是一种通过符号在历史上代代相传的意义模式。"中医文化内涵也正是通过符号的"意义模式"才得以传递；"意义模式"应该是双向的，即能够整合源语和译语的"意义对应"概念而形成的形式搭建。如此，从两个纬度上延展出的"意义模式"才能将中医语言的精华以符号化形式呈现出来，并且在翻译过程中与其他语言和文化碰撞、融合，从而完成语言形式和意识形态的生产与传播。

第二，数字在汉语语言中具有模糊指代的特性，很多情况下仅表达一种泛指概念而非客观事实，我们在中国诗词中经常会发现这样的例子：王维《送梓州李使君》中"万壑树参天，千山响杜鹃"、杜甫《登高》中"万里悲秋常作客，百年多病独登台"、屈原《离骚》的"虽九死犹未悔"，"万壑""千山""万里""百年""九死"等数字并不表示确切数量，如果直接对应阿拉伯数字，不但语义改变，色彩也尽失。浸润在传统文化思想中的中医典籍文本亦如此，如"肺朝百脉"的"百"并不表示一百条经脉，而是一个"言其多"的泛指概念，诸如百病、百草、百沸汤、百岁、百邪、百变、百宝、百姓、百代、百态、百花、百家饭等，翻译时绝不能简单地对应中英数字关系，而应基于"功能对等"原则下的"意义模式"构建，"按分量而不是数量"来匹配，从而将数字增大或改小，甚至省略，比如上文就译成了 all。

　　基于这种理念，我们再看"大腹""小腹""少腹"等语词的翻译转换。有些译者见名知意，依循"形式对应"分别译为 big abdomen，small abdomen，lesser abdomen，但这些译语使得语义游离，其"形"与"意"、"名"与"实"并不完全吻合，往往会令西方读者在阅读中不能抓住重点、一目了然而感觉费解。对此，笔者仍主张遵循"功能对等"原则，使源语与译语在意义与功能模式上相得益彰，力争使得读者产生符号的意义反射，见名知意。鉴于"大腹"实际指"整个腹部"，据此可译为 the whole abdomen；"小腹"实际指"下腹部"，可译为 the lower abdomen；"少腹"指"小腹两侧"，可对应 the lateral lower abdomen。如此，中医语言所描绘的"直观"形象就通过"意义生成"转换为可感知的、可阅读的、可理解的概念。这种"意义模式"在一定程度上完成了语言功能转换的同时，促进了源语与译语的文化整合和文化增值。

　　在上文中，我们穿插展示了一些形式与意义几乎完全对等的英译示例，即保持形式对应的同时，又兼顾了"意义生成"或"意义建构"。中医语言是一种比较特殊的符号信息，关于信息论的研究曾指出"符号信息（message）就是由发送者借用一种渠道，向接受者传递的一种信号序列，这种序列通常按照一定的编码规则组织在一起"。译者在翻译过程中首先需要进行结构研究和形式分析，研究这些显性信息（message）的符号形式和支配它们的语义，进而原原本本地进行形式与意义的转换。在中医典籍翻译中，译者的主要任务就是借用"翻译"这种媒介（channel），通过目标语将其符号编码组织起来，在意义传递中，做到"能指"与"所指"层面的对应与匹配，即表示具体事物或抽象概念的语言符号与语言符号所表示的具体事物或抽象概念之间的对应。简单地说，就是语言文字的形象与语言的意义本身之间的观照和协调。中医有两千多年的历史且不断发展，但其认知思想、操作原则、理法方药、治则治法都源于其形成时期并延续到今天，我们应该找到最恰当、最符合原创者思想的翻译路径，进而再将西方医学系统的概念和意义框架来观照它们，形成一个比较完整的语词功能对应体系。如果仅凭借所谓的"形式"对应而忘记中医语境或者只取"意义对等"而损失源语符号标识，无疑都将会造成模糊笼统的概念意义。

比如"风火眼"的译语形式 acute conjunctivitis（急性结膜炎）可以说从功能上基本实现了意义生成模式下的"意义对等"，自其诞生起就受到一些翻译者的认同和支持，认为这种比对西医的翻译方式简单明了，可读性强。笔者认为如此翻译的前提是读者具有西医常识或完全认可西医对疾病的定义，即完全明白 acute conjunctivitis 的医学意义，才可以实现"风火眼"与 acute conjunctivitis 的对应。否则，它和 wind-fire eye 这一译语实现的认知功能是一样的。简而言之，如果阅读中并不要求西方读者完全明白"急性结膜炎"的具体意思，那为什么非得要求他们必须完全理解 wind-fire eye 所表述的内涵呢？这和将"风气内动"译为 endoane-mobatia 或者将"肝脾不和"译为 hepatosplenoatacia 的拉丁词素派生译法如出一辙。从某种角度看，一些译者主张的 wind-fire eye 译语形式可以让西方读者感知中医学的语言方式和符号色彩及这种特有的文化主体，并且通过"直观"译语把这种文化主体性投射到语言形式上，融合到认识结果中；而且还可以通过文本阅读一再巩固 wind，fire，damp，cold，summerheat 等中医术语的意象性和艺术性。对此，我们将在之后"文化翻译"和"修辞翻译"等篇章里有更翔实的阐述和示例。不过，这种基于"中医化"语境的翻译笔者还是将大部分都归类到"形式对应"范畴中，虽然从语义功能看，确实完成了源语符号意义的转换，但并没有完全满足译语认识主体对文本意义的需求。所以说，译者也要根据不同语境做适当调整，既不能以一概全，也不能因噎废食，而应因变制宜，权宜变通，以基于原作和读者的双向思维的方式方法来斟酌情势，权衡达变，使中医典籍译本如《诗经·小雅·鼓钟》所说的"鼓瑟鼓琴，笙磬同音"。

我们再以一个非常典型的中医术语"穴"字为例，有国内学者力主使用汉语拼音 xué 来体现词汇的原生性。穴为"腧穴"的简称，泛指人体脏腑经络气血输注出入的部位，《素问·气穴论》曰："三百六十五穴，针之所由行也。"文献上有"气穴""孔穴""穴位""穴道"等不同名称。如果译者钻研一下英语对应词，就会发现英语中有诸如 cavity，hole 等译语，语义清晰、易懂，中西方对"穴"的形象认知是一致的。事实上，xué 的拼音形式并没有得到西方读者或者西方译者的认同，有不少西方译者认为如此翻译不仅无形中增添了译语的对应数量，还人为地造成混沌和模糊。基于此，为了更好地阐释出"穴"字在中医语言中的意象和观念，并且能够在译语中也被表达出来且为读者所理解和认知，形成对"穴"的感官认识，目前 acupuncture point 或者 acupoint 被广为应用，也被 WHO 和世中联术语标准所采纳。虽然少了些许中医色彩，但鉴于针灸 acupuncture and moxibustion 一词已经在世界得以普及，这种译法保障了术语翻译的标准化和规范化。我们也可以在 *WHO international standard terminologies on traditional medicine in the Western Pacific Region* 前言中看到国内外学界对中医术语标准化工作的重视。

Though traditional medicine (TRM) is now spread worldwide and an increasing number of people outside Asia have a profound understanding of TRM, there still exists a considerable variation in the levels of knowledge and clinical proficiency. The purpose of this document is to provide a standardized nomenclature that will be suitable forresearchers, educators, practioners, regulators and students in the field of TRM. It will thus assist in raising standards within TRM andalso, be of use to those who are not familiar with TRM, such as Western medical practitioners. In 2004, recognizing that the main role of standards is for upgrading levels of quality, safety, reliability, efficiency and interchangeability, which are the most needed features in TRM, WHO Regional Office for the Western Pacific initiated projects promoting the proper use of traditional medicine under the theme of "Standardization with evidence-based approaches."Among the various standards in TCM, such as acupuncture point locations, information and clinical practice, the development of an international standard terminology (IST) is the very first step towards overall standardization of TRM.In this context, standardization of such areas of traditional medicine as terminology, acupuncture point locations, herbal medicine, research, clinical practice and information is ongoing.

由此就有了五输穴 five transport points、井穴 well point、郄穴 cleft point、下合穴 lower sea point、原穴 source point、特定穴 specific point、募穴 alarm point、

八会穴 eight meeting point、奇穴 extra point、交会穴 crossing point 等译法。

再比如"症"和"证"字。经过长时间的筛选和验证，"症"的对应英文形式已经定义为 sign、symptom、syndrome。虽然之前有译者认为这些词并不能保证完全对等，并详究汉英语义内涵的不同，但多年实践证明，"症"和 sign, symptom, syndrome 具有几乎一致的语义"理据性"，可以被译语读者充分接受和理解，并且也按照西医语义范畴分别予以对应：一是将疾病状态下病人的主观感受如头痛、乏力、畏寒、吞咽困难等症状译为 symptom；二是将能被觉察到的客观表现或医生在诊察患者时发现的迹象、现象如脉象变化、心脏杂音、血压升高、肝脾肿大等称为体征 sign；三是将病人的一系列相互关联的表现，如发热、恶寒、头痛、脉浮等外感表证的综合构成译为 syndrome。由于中医尤其侧重对证候的诊断和治疗，故目前几乎都采用 syndrome 来翻译各种"症"或"证"。比如表现为壮热、烦渴、舌红苔黄、便秘等的"里实热"的证候 syndrome of interior excess heat，表现为中风时出现牙关紧闭、面赤、气粗、脉弦滑等的"闭证"的证候 block syndrome，等等。而"证"字由于中医"辨证论治"等语词的使用，其翻译形式就更受到关注；有学者主张仍然使用 syndrome 一词，有学者从"证"字所代表的中医学科特点出发，主张使用一个不绝对"西医化"的且含义更为宽广的对应词 pattern。目前 pattern 已被国内外广为接受，和 syndrome 一词并用；《WHO 名词术语国际化标准》就在语义阐释中屡次同时给出两个词，如对"从化"constitutionally influenced transformation 就定义为 the process of developing a pattern/syndrome in conformity with the patient s constitution, e.g.heat pattern/syndrome in a patient of yang constitution, and cold pattern/syndrome in a patient of yin constitution。在此基础上，笔者认为可以继续辨别"名实"，以区分 pattern 和 syndrome，使译者和读者更有章可循、有法可依。比如，我们可以把典型的或具体的中医病名下的"证"对应 pattern，如"气滞血瘀证"pattern of qi stagnation and blood stasis、"太阳蓄水证"greater yang water retention pattern、"肝阳上亢证"pattern of ascendant hyperactivity of liver yang、"肺阳虚证"lung yang deficiency pattern；而其他更为综合的病证可以优先使用 syndrome 一词，如"热证"heat syndrome、"水停证"water retention pattern、"里寒证"interior cold pattern、"风证"wind syndrome，等等。

不可否认，在近百年的历史过程中，中医典籍翻译积累了比较丰富的实践经验，这份丰富的实践经验具有巨大的实用价值，也包含了不可低估的科学内涵。

但是，就理论研究和语言表达而言，却仍没有达到清晰准确，没有形成可为世界共同理解的翻译理论和语言表达。中医学概念范畴是整合经验指导下的意象概念，作为译者，如何在翻译过程中面对中西方文化分歧导致的不同语言环境中的差异性解读，确切把握形式构建和意义生成与输出两大范畴，把形式与意义二者有机统一在译本中，从而在译语中构建合理的表述结构与意义模式，将直接关系到中医知识和信息对外传播的效果。需要说明的是，基于源语语言的知识结构，其所能对应的译语形式和意义的数量不是巨大的，而是极其有限的，译者在形式与意义的翻译构建过程中，会受到质和量的制约，这时译者的主体性和能动性就会表现出自己的作用，对此，本书将在之后章节加以讨论。

第三章　不同视域内的中医典籍翻译标准

在极具传统文化符号色彩的中医药对外传播中，语言形式（最基本的传播媒介）是此链条上的重要环节之一。西方的语言分析法所倡导的"理性依靠语言而存在"与中华文化的"以象表意"在现代传播中存在一定的相悖性与差异性，这为我们进行中西概念的范畴互释与话语互译增添了挑战性。古语道："没有规矩，不成方圆。"翻译中所遵循的"规矩"即翻译标准（criteria of translation）。有了翻译标准，我们在翻译实践时才能目标明确，取舍有据；有了翻译标准，我们评判译文优劣才有所凭依。在翻译界，围绕翻译标准的讨论可说是百家争鸣，中国古代有鸠摩罗什的"以实出华"、玄奘的"五不翻"，近代有严复的"信达雅"、瞿秋白的"等同概念"、傅雷的"神似"、钱钟书的"化境"及许渊冲的"扬长避短"；国外有泰特勒的"翻译三原则"、卡特福德的"等值"、奈达的"等效"，等等。翻译标准是翻译理论的核心问题，是人们在翻译实践活动中总结制定的规则或规范，是译者进行翻译实践的准绳和衡量译文好坏的标尺，是译者在选择翻译策略和方法时所遵循的参考性原则，也是译者对翻译经验的个性化总结。翻译标准是否切实可行将直接影响译文的客观性、准确性和全面性，关系到翻译的质量和效果。

自 20 世纪 90 年代起，学界对中医翻译包括中医典籍翻译标准的讨论似乎从未停止过，国内外学者围绕"中医翻译标准和规范"的相关概念展开，所涉及的问题远远超出了翻译论题规定的范围；虽然学界对"翻译标准""规范""对等"和"深度"等诸多概念的认识并未形成一个统一的结论，但丰富多彩的分歧与争辩却能加深广大中医翻译研究者对其中重要概念的理解。笔者认为这些讨论与争议归根到底是对中医翻译的认识问题，而围绕这些标准的争论实际上是对其性质、标准、策略等方面进行的分析探讨。谈到中医典籍翻译标准，除了第二章所讨论的奈达的"功能对等"理论，我们也不妨了解一下严复 1898 年在《天演论·译例言》中概括的译事三难"信、达、雅"三字，以及英国历史学教授泰特勒（A.F.

Tytler）在 18 世纪提出的"翻译三原则"。

严复提出，文字的准确、流畅、优美，乃是做文章所必须遵循的原则，也是翻译工作的标准。"信"是指忠实地再现原文内容，具有"传意性"和"可接受性"，让读者通过译文准确地了解原文所要表达的意思；"达"是指要符合译语的行文习惯，使得语义通顺而不拘泥于原文形式，充分发挥译语特长以求语义明显；"雅"则是指典雅优美，使得译文能充分发挥译语的语言风格和特色，完成基于语言审美性的语际转换。总而言之，翻译对原文要忠实，译文要通顺，文体要文雅。可以说，严复把 Evolution and Ethics 即"进化与伦理"的中文对应词译为"天演论"就是一次非常成功的翻译实践，用文言来"求其尔雅"。当然，用文言文体现的"雅"在当时更像是一种翻译手段，我们今天显然不能一切照办，而应"照猫画虎"，力求找到新的实施路径。严复提出的"信、达、雅"翻译标准侧重作品、读者和译者的三者关系，凸显了译者的能动性，不仅成了当时翻译界的准绳，时至今日，仍然具有宝贵的指导意义，影响巨大，也为中医翻译学界奉为圭臬。

从理论上讲，无论翻译的内容是什么，翻译的标准宗义是相似的，在翻译实践中，根据原作的不同体裁，在具体要求上要各有侧重、各有特点。18 世纪英国历史学教授泰特勒（A.F.Tytler)为优秀的翻译下了一个定义"好的翻译是把原作的优点完全移植在译作语言中"，并将内容特征、语言风格特征和文体特征结合起来确立了"翻译三原则"，也为很多从事中医典籍翻译的学者所推崇。

一、中医典籍翻译的本质

哲学认为，本质是事物的根本性质，由事物的特殊矛盾构成，存在于内在结构之中，其与价值的统一，便是事物的内在结构与外在作用、功能的统一。对中医翻译标准的探讨，也就起始于对中医翻译本质的把握。随着全球化形势下，中医药成为代表我国文化软实力、参与世界文明交流与对话的一项至关重要的工程，中医药对外传播已然不能仅仅局限于单一临床医学知识与实践的门类视野内，而需进入到跨界分析的路径上，从而使我们在中医药不断变异的多元化发展和传播中建构一种兼容并蓄、极具现实意义与理论价值的研究与实践范式。因此，中医典籍翻译的目的不仅仅是把中医"翻译"成第二语言，更重要的是如何用译语传播中医药知识，弘扬中医药文化。毋庸置疑，中医不同于西医，它具有鲜明的民族特色，有自己内在独特的理论体系和语言特点，在其背后有支配性的系统观念和更深层的民族心理。发展到今天的现代医学也认为人不仅是自然成果还包括了精神、思维和意识，而中医学恰恰就是科学与文化相结合的统一体，这给当下中医药对外传播融入了意识、观念、精神甚至审美理念，建构了传播形式、意义生成和传播策略的"心理场域"与"话语场域"。总而言之，中医典籍翻译就是要把中华传统医学独特的术语、医术、博大精深的中医药学信息及中医药文化通过目标语正确、全面、科学、规范地介绍和传播到西方，使各国人民很好地了解中医药学理论、医学和文化渊源、思维方式、治则治法与临床实践，使能够阐发传统文化独特色彩的中医药知识逐渐被西方世界认知和接受，在新世纪的对外传播中突出文化、思想甚至情感的联通，成为全世界寻找人类新医学的生长点即"科学与人文统一"的关系媒介，从而使中医药学不仅进入到世界医疗大体系中，为世界人民的医疗保健服务，更是将其深刻而久远的文化意蕴传播到全世界。这就是当代中医典籍翻译与对外传播的根本价值所在。

中医典籍翻译旨在将中医语言的形式外壳与意义内涵有机结合，通过翻译转换流程，依据翻译标准和原则来构建与传播意义，使得目标语读者在获得信息领悟和情感体验的同时，达到启迪和认知，完成基于意义传递的文本语言转换。其中，最困难的当属中医语言的翻译转换问题，这也是本书讨论重点。中医语言同中医理论一样，既古老又复杂，语言表层结构与深层结构之间的矛盾复杂多变，给理解和翻译带来了很大困难；另一方面，中医典籍翻译既是学术问题，所涉及的内容严肃而具体，不容译者随性表达，又关乎民族文化和精神内涵，绝不可以忽视其间所蕴含的丰富而深刻的中国文化和哲学思想。同时，还要兼顾译者和读者两个层面，以达成两种异域文化之间的交流目的。因而，中医典籍翻译工作不仅要求译者具有丰富的翻译实践经验及对目标语言较强的驾驭能力，还要求译者能够将中医药文化融会贯通，能够准确地传递中医知识精髓，同时又能保持中医术语概念的民族性和文化性。

从纯粹的语言交际功能看，中医用语高度的语言概括性及简洁的结构特征使其具有较高的信息密度和运载力，同时拥有显著的理据性。中医语言突出的特征之一是特定词汇的概念意义不确定、多义而模糊，这使得用来具体描述人体生理病理的专门词汇，有着明显的抽象性而不再具有实体性，由此在翻译中会造成与译语的不对应甚至冲突，包括歧义冲突、反义冲突、异质冲突、古今冲突等。事实上，在翻译转换中造成这种冲突矛盾的主要原因就在于中医语言葆有的概念或实体虚化、名不及形、名不及实、哲学抽象等特征，这种特征是产生语言冲突的根本原因；另外，中医语词中有很多用来命名，描述物体、功能和关系的隐喻手法，这些都会对翻译产生影响和制约。相对而言，一词多性与一字多义既是中医语词的显性特点，也是汉语的显性特征。古代汉字不多，词性活用、字义多样，如东汉许慎所编《说文解字》仅收 9353 字，例如："白"字可有 3 种词性：形容词（白苔）、名词（淡白）、动词（须发早白）。由此，如"补"字作动词可有 5 种字义：广义之"补"、偏阳之"补"、滋养之"补"、强壮之"补"以及壮阳之"补"，翻译时就可以分别对应于 supplement，invigorate，nourish，strengthen，tonify。

随着中医药国际化与对外交流的不断深入，蕴含丰富医学内涵和浓重民族文化形式的中医典籍翻译与传播成为对外传播传统医学与文化精髓的重要载体。中医翻译与其他科学知识的翻译工作的重要区别之一，就在于中医典籍的文化研究是其翻译研究的重要组成部分，译文不仅要传播医学知识，更要反映文化哲学观念，塑造中医文化形象，揭示其文化本体。这种兼容多维特征的"跨文本性"翻译要求译者需认真研究中医语言，揭示中医语言的语义特征的同时，对其进行多层次的透析，要做到选词准确，表达确切，物与名所指正确；并且在正确理解中医医理的前提下，合理建构译语形式和意义，避免犯以点带面、以形取义的错误；特别是要从中医语言和中医思维认知两个维度出发，准确把握其历史源流、明确其内涵的专业性、标准性和规范性。

基于此，就中医典籍翻译的特点和用途而言，笔者认为，基于前一章所谈到的"对等"原则及国内外学者提出的相关理念，中医典籍翻译首先要遵循以下基本标准：一是形式建构的忠实准确；二是译语表述的专业规范；三是共喻的情感传播性。

二、忠实准确的形式建构

中医语言同中医理论一样，既古老又复杂，中医学与中医古典哲学水乳交融的结合造成了中医概念的歧义性，语言本身的模糊性和虚化性造成了译语的不统一，这些都将给译者和读者带来混乱，也直接影响中医的对外传播。但是，中医毕竟是一门科学，中医翻译首先要向西方读者传达的就是中国传统医学理论和实践知识，这就要求尽可能忠实原文，准确再现信息。基于严复的翻译标准，中医典籍翻译应以"信"字为重点，所谓"信"，是指忠实地、不折不扣地传达原文的全部内容，译文在内容要点与形式上与原文基本一致。

事实上，中医术语是以单字为基础的词系统，故难以与"文句优雅"和"文理通顺"完全挂钩，所以"信"，乃是任何中医语词和语句翻译之最基本要求。如此，在其翻译转换过程中，只要形式或意义的表现重心，有所偏移或偏颇，都将导致译本语词意义和文本风格的变异。比如，王叔和在《脉经》（*Pulse Canon*）中将"促脉"描述为一种快速的、有不规则间歇的脉象。本着这样的理解和语境，将其译为 skipping pulse 或 irregular-rapid pulse，要比仅仅保持字面的对等语 urgent 或 rapid 更为准确和形象。同样，moderate 一词更适合"缓脉"的语境意义，即涵盖了 slow 的意思，又表达出 even 或 gentle 的内涵。再看中医的"动脉"，这种具有复合因素的脉象，是数、滑、有力与动摇不定几种脉象综合而成的，由于主要是动摇不定所以叫做"动脉"，movable pulse，moving pulse 等译语不足以表达出其完整的概念内涵，因而，世中联术语翻译标准中给出了 stirred pulse 这种形式。

无论何种情况，译者都须努力把握忠实再现源语信息的原则。只有译文准确，读者的理解才会准确。译语要忠实、准确地反映原文形式或意义，努力在译文中再现原文信息内涵，不能任意改变或歪曲原文，尽可能避免误译、翻译不足或翻译过度。当然，由于中医语言本身具有模糊性、歧义性，有些表达存在所谓的"只可意会，不可言传"的意象性，实现百分百的译语对等是有些难度的，但力争忠实准确，实现"对等"或"同一"长久以来就是中医英译的基本要求。中医典籍翻译的忠实准确性首先就体现在译语的形式建构上，即准确选择译语，这是以透彻理解原文为基础的，只有正确解读文字，才能理解和翻译。它体现了译者对中医知识的理解和诠释度，以及对目标语汇的把握深度。在将原文转换成译文的过程中要做到选词准确，概念确切，物与名所指正确。译语选词绝不仅仅是从词典上找到相对应的词而已，例如：

半针是古代针刺手法之一，其特点为浅刺，出针快。

Half needling is one of the ancient needling manipulation, characterized by shallow needling with quick withdrawal.

本句英译的形式结构与原文几乎如出一辙，前后顺序一致，语词也与原本本意相互对应，如"半针"half needling、"浅刺"shallow needling，译文忠实，用词准确，语义清晰。再如：

肾藏精：肾的主要功能之一。包括藏有先天之精和藏有五脏六腑之精。

The kidney stores essence: one of the chief functions of the kidney. It includes the storage of the innate essence and the essence from the five viscera (zang) and six bowels (fu).

"精"即精气，其生成、储藏和排泄均由肾主管；"肾藏精"是指肾主宰人体脏腑组织生长发育或再生修复的精微物质。译文选用了essence，概括性地诠释了"人之始生，本乎精血之原"的内涵，准确表现出其根本或始发的特性。我们试看"精"字在以下示例中的翻译构建：

精气 essential qi　　精浊 turbid essence (chronic prostatitis)
后天之精 acquired essence　　先天之精 innate essence
精血同源 essence and blood from the same source
精者身之本 essence being basis of body
水谷精微 refined essence of water and food

当然，所谓"忠实"也并不是仅仅强调囿于词语形式上的完全对等，而是力争使读者对中医语词和文本的理解达到或接近达到文本在源语语境中的效果和作用，即实现奈达笔下的"功能对等"。比如"精室"一词，意指男性生殖系统中储藏精液的性器官，如果照搬"精气"的essence则不合时宜，译成semen chamber更为妥当，这种译法也纳入到了世中联制定的术语英译标准中。再以《素问·至真要大论》中的一句话为例：

帝曰：论言治寒以热，治热以寒，而方士不能废绳墨而更其道也。（《素问·至真要大论》）

如果基于语词的形式对等，我们极有可能将"寒""热"对应于 cold 和 heat，但此句的"寒""热"是采取了"以抽象代具体"的写作手法，分别是指病症和药物属性，即寒证－热药，以及热证－寒药。翻译时宜呈现其具体指代，以便充分揭示原文的意义和内涵。可译为：

Huangdi says that it was stated in the treatise that cold diseases can be treated with hot medicinals, and vice versa. No physicians can infringe or change the principle.

在翻译过程中，译者需首先准确判定语义和结构的"理据性"。所谓"理据"是指符号和意义之间的非任意性联系，鉴于中医语词的"一词多义"及概念范畴的模糊性，判断和决定其特定语境下的理据意义，缩小在目标语中对等词的选择范围，这可以为译者在翻译工作中实现形式与意义的基本对等，以保证译语的忠实准确打下基础。比如，在中医表达中经常将某个事物所起到的主导作用称之为"长"，如"风为百病之长""五脏之长"等，但究其意义却有所不同。"五脏之长"意指肺脏，肺位最高并主气而统领脏腑之气，真气的充养和水谷津液的敷布，都必须依赖肺气呼吸宣化（The reason why the lung is regarded as the top of the five viscera is that its location is the highest among all the viscera and it governs qi that flows all the viscera），故肺为五脏之长，译成 the top of the five viscera (zang) 最为恰当，top 一词既指明位置又突出统领作用。而当我们审视"风为百病之长"一词时不难发现，"长"在此指"风为百病之始"，进而强调"主要、首要"一意，正如王冰所注："长，先也，先百病而有也。"从而译成 Wind is the leading cause in various diseases 或者诸如 the first cause, the primary cause 等较为恰当准确。

我们再看"正"字在"正气"和"正头痛"中的具体含义，其理据性意义也有所不同。"正气"指构成人体和维持人体生命活动的最基本物质，在一般情况下，只要人体的正气旺盛，气血充沛，卫气固密，就不易受到外来的刺激或外邪的侵袭而发病，基于此，目前广为接受的翻译形式为 healthy qi 或 regular qi。而对于"正头痛"的解释有二：①即冲头痛。《东医宝鉴·外形篇》："其病冲头痛，目似脱，项似拔，即正头痛也。"②满头皆痛之症。《（鱼孚）溪医述·病症辨异》："正头痛者，满头皆痛……偏头风者，但在半边。"由此可见，如果译者将"正头痛"诠释为与"偏头痛"相对位置的意义，则 medial headache 或 straight headache

符合其理据性，如果译者将其定义为"满头皆痛"，则 general headache 或 over-all headache 的翻译形式更为清晰。

因此，忠实准确地定义和诠释是保证译语准确的前提，对于译者来说，这也是考量其对专业知识是否深刻理解的过程，正如同《晏子春秋》所说："橘生淮南则为橘，生于淮北则为枳，然者何，水土异也。"语言中所包含的历史、文化、思维模式、价值观念等因素，实则构成了翻译过程中的意识环境，潜移默化地制约着翻译意义的生产与传播。譬如，针对目前有 160 多个国家应用诸如针灸和推拿等中医技术的现状，如何向西方受众准确译介富含隐喻内涵和文化色彩，涉及天象、地貌、动物、方向等意象的针灸穴位及针刺手法就是一个极具挑战性的问题。比如，用于补泻的"龙虎升降"手法源于我国古代建筑模式的"左青龙右白虎"，译者也不妨把完全放弃了方位隐喻意象的直译形式 dragon-tiger-ascending descending method 转换为强调运针方向的 left-right-ascending-descending method，使得译文与喻体内涵对应，不但语义准确明了，文化意象的转换也简洁清晰。

事实上，当前学界正在尝试改变之前完全以"形式对等"或"意义对等"为宗旨的翻译路径，而开始重视中医语言中本喻体之间的文化联想和意义塑造，从而与文化隐喻映射的现代性语境相匹配，也与中医现代化发展趋势相适应。比如，如果采用音译的方法将肺经之穴"少商"译成 Shaoshang 或直译为 Lesser Shang，翻译形式上虽然完成了符号转换，但无法激发出喻体的意象，隐喻内涵没有显化出来。因而，李照国教授主张使用 Lesser Metal，既呈现出 lesser 的客观符号性，又在一定程度上展示了少商穴归属于人体肺经，而"肺属金"的特质。中医典籍语言大都葆有以"象"为表征，以"实"为显著特征的认知思想，这决定了译语一方面要具有表象性、形式感和秩序性的外在结构，另一方面通过有机融合文本意义与形式建构完成意义的"叙事性"，凸显意义构建的合理、忠实、准确。

三、科学规范的表述潜势

不同国家、不同话语体系之间的交流，重要的是通过语言形式的相互借用，镶入自己话语体系特有术语，才能收到良好的对外传播效果。如同建构"具有中国特色的话语体系"如"政治话语""经济话语""外交话语"一样，包罗别具一格的词汇、短句、文体、语域等显性因素与葆有文化符号、民族特质、精神脉络的隐性因素的"中医药话语体系"的及早建立，虽筚路蓝缕却势在必行。中医典籍翻译是"中医药话语体系"建构中的一个重要环节。如前所述，中医典籍多用文言文和古汉语写成，译者要充分理解原文内容的确切含义，包括对语词、语法、医理和文化的理解，译文要忠实准确。同时，译语更要科学、专业、规范，才最能折射出文本所蕴含的民族特性如思想、风俗、生活等及所融会的民族情调如趣味、风尚、语言的技巧等。所谓科学规范，就是指在观照了西方读者的语言观和价值观的前提下，译语表述要反映中医的科学性和专业性。

中医和西医是在两种不同的文化土壤里孕育而生的两种医学体系，表达了不同的医学理念。西医是以科学形态表达反映医学对象、概念、范畴和理论，人们注重语言的标准化和透明性，所以西医语言多从解剖概念出发，借助构词能力强的词根（root）、前缀（prefix）、后缀（suffix）及结合形式（combining form）等词素（morpheme）形态，对疾病、病因、病理与治疗方法进行具体明确的描写。由于西方读者基本不通汉语，特别是西方语言中缺少能够互相阐释的中医对应语，使得中医翻译，特别是典籍翻译尤显困难。但是，中西医的研究方向和服务对象是完全一致的，即都是研究人体的生理功能和病理现象，都是为防病治病、保障人体健康服务的，所以两种医学体系的语言表述都属于科学范畴，中西医也都在各自语言体系中使用科学规范的专业词汇或专词专用来做表达。言简意赅、具有高度浓缩性的中医语汇虽然含蓄模糊，但正如中医学家常存库所说："中医学是以特殊的人文文化形态反映普遍的科学文化内容的医学体系。"因而其本质上属于科学技术范畴，如此，中医翻译包括中医典籍翻译也就属于科技翻译范畴，是否科学规范是其重要的衡量标准之一。

中医学以人文形式反映科学内容，语言不但涉及独特的医学理论、知识体系、临床诊断、治则治法，还反映出两种迥异的文化理念和哲学思想，中医翻译于是具有了其他科技翻译类别所不具备的特殊性和特色性。比如，中医将"痰"分为广义之"痰"和狭义之"痰"，"有形"之痰和"无形"之痰。广义的痰饮泛指由水液代谢失常所形成的病理产物、病理变化和临床症状，又称之为内痰；而狭义的痰饮是指肺部渗出物和呼吸道的分泌物，或咳吐或呕恶而出，又称之为外痰。有形的痰饮是指视之可见、触之可及、闻之有声的实质性的痰浊和水饮而言，如咳咯而出的痰液等；无形的痰饮是指由痰饮引起的特殊症状和体征，看不到实质性的痰饮。对此，译语要在依循"忠实准确"标准的基础上，凸显其科学与专业特点，既"意合"又"形合"。对广义之"痰"可译成 sputum，sputum 在英语中意为 liquid from the passages in your body which go to the lungs，WHO 术语翻译标准中就以 a pathological change of lung that gives rise to cough, dyspnea，expectoration of sputum and fullness in the chest 来解释"肺失清肃"；而狭义之"痰"可译成 phlegm，phlegm 在英语中意为 a thick mucus that is produced by the diseased respiratory tract，以此可用 phlegm-heat，phlegm-dampness 来对应"痰热""痰湿"。

由此，科学解读或解码中医文本语词，将其意义潜势从源语结构中释放出来，经过译者的过滤和形态构建，令之成为葆有特定意义的"外壳"，使目标语读者科学规范地理解中医学知识，减少臆测性和模糊性，降低由于牵强附会或错误的解释造成西方人对中医持有偏见的概率，在这个形式与意义解构过程中，译者不应该仅是描述，更应将严格的逻辑和严谨的表达紧密结合起来，使得对源语的解码和对译语的建构都依循科学而规范的建设路径。比如下文：

脾主为胃行其津液者也，阴气虚则阳气入，阳气入则胃不和，胃不和则精气竭，精气竭则不营其四肢也。(《素问·厥论》)

The spleen is to help the stomach for transporting the essence of water and cereals. As yin qi is deficient, yang qi will be excessive; and with the excessive yang qi, the stomach will be disharmonious.As the stomach is disharmonious, the essential qi will be exhausted; and the extremities are not inclined to be nourished by the exhausted qi.

文中的"行"transport、"虚"deficiency、"入"解为"实"excess、"不和"disharmony、"竭"exhaustion 及"营"nourish 的物与名所指在译文中均需表达规范，范畴准确。其中"行"不是简单地行走概念，而是指"传送"transport；比对"阴气虚"的"阳气入"，"入"译为"实"excess 而并非表层结构的 entrance；此句中的"营"字，可以根据《灵枢·经脉》"骨为干，脉为营，筋为刚，肉为墙"之说，认为经脉如"其气来沉以搏"之营垒般稳固，而在此则显示与"营气""营血""营阴"意义一致的"营养作用"，可译为 nutrient。这之后，再分别将以上译语词根据所做的语法成分转换为英语中相应词性或基于同一词根的表达形式，如 deficient，excessive，disharmonious，exhausted，nourished 等。在翻译过程中，科学解码源语的意义潜势和科学规范的翻译转换是相互并行的。如上句所说"脾主为胃行其津液者也"的含义是"脾能将水谷化为精微",所以可将"津液"译为 the essence of water and cereals,以区别于 fluids。再看以下示例：

上古之人，其知道者，法于阴阳，和于术数。(《素问·上古天真论》)

The sages in ancient times who knew dao followed (the rules of)yin and yang and adjusted the ways to cultivate health.

二八，肾气盛，天癸至，精气溢泄，阴阳和，故有子。(《素问·上古天真论》)

At the age of sixteen, he begins to experience spermatic emission. If he has copulated with a female, they can have a baby as kidney qi is abundant and the sexstimulating essence comes in.

从中可以看出，"法于阴阳"的"阴阳"一词代表自然变化之规律，归属于传统哲学意义上的阴阳概念，正如同"阴阳者，天地之道也，万物之纲纪，变化之父母，生杀之本始"一句所持有的 the two elements in nature 的含义。目前为止，学界皆以 yin and yang 的拼音形式来原汁原味地固着源语的形式建构空间；而"阴阳和，故有子"中的"阴阳"一词指男女交媾，译为 copulate，概念的专业性较强。

夫阴与阳，皆有俞会，阳注于阴，阴满之外，阴阳匀平，以充其形，九候若一，命曰平人。(《素问·调经论》)

Both yin channels and yang channels have acupoints and converging places.Yang channels infuse into Yin channels. After the latter are full they flow to the external so that yin and yang keep balanced to nourish the body and make the Nine Divisions the same. This is the normal condition.

夫邪之生也，或生于阴，或生于阳，其生于阳者，得之风雨寒暑，其生于阴者，得之饮食居处，阴阳喜怒。(《素问·调经论》)

The attack of pathogen may arise from the diseases of yin or yang. Yang pathogen is caused by the effect of wind, rain, cold and summer-heat, while yin pathogen is related to diet, dwelling, sexual activities and emotional changes.

可以看出，在源语形式一致的"阴阳"一词进入译语的生产过程中，译者首先要完成"阴阳"的意义解剖，使其潜在内涵被解码，进而完成意义生成，呈现给读者一个科学规范的译语形式，以此保证文本的"可理解性"。"夫阴与阳，皆有俞会"的"阴与阳"经过与"俞会"的交织，建构成"阴经与阳经"即 yin channels (meridians) and yang channels (meridians)。"阴阳匀平"中的"阴阳"表现的是中医基本概念的 yin and yang；而"或生于阴，或生于阳"的翻译已然应根据语境中"邪之生"所涉及的"邪气"之意，翻译成 yin pathogen and yang pathogen。"阴阳喜怒"的"阴阳"与上文'阴阳和'的意义一致，仍然可译成 sexual activities 或者 copulation。

中医术语和基本概念的来源主要有：一是中国古典文化和传统哲学思想；二是传统医学发展；三是日常生活。正如在《翻译与可理解性》一书中，Karin-Maksymski 提出"可理解性的重要"，强调译者在处理"一种转换的形式"过程中，基于背景和语境的译语生成可以"优化语际翻译的可理解性和规范性"。正如上文"阴阳"一词，其含义的确定是高度依赖于语境的，如"男女""阴经阳经""阴气阳气""阴邪阳邪"，译语解构完全贯穿了传统文化背景及中医语言词汇意义的引申途径，迥异的译语形式也从传统中医学视角传达出"阴阳""形""质"等变化的古代哲学思想。这种基于"意义潜势"的译语生成也保证了译文的可理解性，使文本的潜在意义在译语中得到释放。

因而，基于中医典籍翻译的科学性，保证译语意义转换的专业性和规范性势在必行。中医典籍文本中的一些概念虽然有表层意义上的对应译语，但究其深层含义，却会出现"一词多译"或"多词一译"的情况。比如"泻"与"泄"二字，目前比较普遍的英译形式为 purge 或 purgation，但实际这并不能反映出"泻法"的全部内涵，不同语境下的"泻""泄"二字的含义不完全一样，英语对应词及内涵显然也会迥然不同。purge 或 purgation 侧重治则治法的"通泄大便"，如具有通闭下行作用的"泄剂"，就可译为 purgation formula。purge 或 purgation 也适用于来匹配如《素问·脉要精微论》中"胃脉实则胀，虚则泻"等语句的翻译，可译为 The excess of the stomach pulse is marked by distention and flatulence while the deficiency is of purgation。"泄热存阴""泄热和胃""疏风泄热"的"泄"仅仅表示"疏散、宣泄"或"清除、排除"，可译为 discharge heat to preserve yin, discharge heat and harmonize stomach, disperse wind and discharge heat 等。《素问·五脏别论》有 "五脏者，藏精气而不泻"，可译为 The five viscera are to store the essence without discharging，"泻" 指 "外流，排泻"，有时也可以换成 clear，但为了与 "清" 字的英译形式有所区别，很多译者也就尽量避免使用 clear 来对应 "泄" 或 "泻"。再看 "泻南补北" "清肝泻肺" 中的 "泻" 也并不表示 "排泄" 而呈现 "疏散、净化" 的内涵，所以笔者认为译成 drain 更为理想，如出自《难经·七十五难》的 "泻南补北" 是对 "东方（肝）实，西方（肺）虚，泻南方（心），补北方（肾）" 的五行生克关系的推演，可译为 drain the south and tonify the north（discharge heart and tonify kidney），"清肝泻肺" 可译为 clear liver and drain lung，"泻肺汤" 可译为 lung-draining decoction，"泻白散" 可译为 white-draining powder。如果一定要将二词加以区别，我们可以这样说，相对于主观上采取主动措施的 "泄" 即 purge 或 purgation、drain 或者 discharge，"泻" 则指由于某种病因导致的 "腹泻、痢疾" 或 "液体的流出" 即 diarrhea，在译语中将其定义为 frequent and watery bowel movements, a symptom of infection or food poisoning or colitis or a gastrointestinal tumor，可一目了然。比如下列语词：

泄泻 diarrhea　溏泄 sloppy diarrhea　寒泄 cold diarrhea　濡泄 soggy diarrhea
注泄 watery diarrhea　暴泄 fulminant diarrhea　久泄 chronic diarrhea
飧泄 lienteric diarrhea　食泄 ingestion diarrhea　五更泄 diarrhea before dawn
晨泄 morning diarrhea

这类词汇虽然在典籍中所占比例并不大，但在翻译中的指向作用却极其关键。"送之必有术"，如何将这些语义深奥、内涵丰富的概念和用语翻译得科学、规范，一直就是困惑中外译者的难题。翻译得好，可以大大提高译本质量，促进阅读。毋庸置疑，译者首先要认真钻研植根于中国传统医学理论体系和思维模式的中医话语，进而在目标语中科学规范地表述出来，不能以 "以己之昏昏使人昭昭"。值得高兴的是，经过近百年特别是近 40 年的中医翻译研究，为数不少的国内外学者已经取得卓越的成绩，许多棘手问题正在或已经解决。

需要再次说明的是，对于中医翻译标准化和规范化的研究，宏观上讲，应该仅限于术语类的翻译，至多延伸至对文体的要求，而其他类语词、句式、篇章、修辞等就不能仅仅囿于章程和条例的拘泥而束手束脚。李照国教授在《译海心语》一书中也曾指出："虽然经典翻译学著作关于翻译方法的论述系统而严谨，深入而规范，但实际翻译却那样灵活自如，法中有法，法外见法。"笔者也将在其他章节中分别论述如何在准确解析和把握原文语义的前提下，力求发扬中医科学性与人文性并举的特质，做到动态灵活，译语传神，自有妙境，有选择地将中医典籍文本"冶炼"成精美篇章。

当然，就一般趋势而言，保持中医翻译的科学性、规范性和准确性对于西方读者理解和接受中医知识与文化内涵有极大的影响和意义。以下面一段话的翻译为例：

风为百病之长：百，数也，泛指多种；长，始也，首也。风为百病之长，一是指风邪常兼他邪合而伤人，为外邪致病的先导。因风性开泄，凡寒、暑、湿、燥、热诸邪，常依附于风而侵犯人体，从而形成风寒、暑风、风湿、风燥、风热等证。二是指风邪袭人致病最多。风邪终岁常在，故发病机会多；风邪袭人无孔不入，表里内外均可遍及，侵害不同的脏腑组织，可发生多种病症。古人甚至将风邪作为外感致病因素的总称。故《素问·骨空论》曰："风者，百病之始也。"《素问·风论》曰："风者，百病之长也。"

Wind is the first (leading) cause of more than one hundred (various)diseases: one hundred is extensively termed as the concept of many or various; first refers to the meaning of leading or beginning, so it can be translated as "Wind is the leading cause of various diseases. Wind pathogen, combined with other pathogens to damage a human body, is the precursor of the external pathogens. Due to the property of opening and discharging of wind, the pathogens of cold, summerheat, dampness, dryness and heat are apt to invade the human body together with wind, which results in the patterns of wind-cold, summerheat-wind, wind-dampness, wind-dryness, wind-heat, etc. Furthermore, nothing is no more than wind pathogen to bring about the diseases.Wind pathogen stays throughout the year with more chances of attacks, apart from the variety of patterns as the result of all-pervasively invading the viscera and bowels concerning exterior and interior. Wind pathogen is deemed to be the general cause of external-contraction pathogenic factors. Therefore, Discussion on Osseous Orifices in Plain Conversation says wind is the beginning of various diseases, and Discussion on Wind in Plain Conversation says wind is the leading cause of various diseases.

从本段译文可以看出译者是如何基于准确规范和专业性来确立翻译原则和标准的。首先，鉴于中医将伤人致病因素诸如风、寒、暑、湿、燥、热（火）、食积、痰饮等称为"邪""病邪""邪气"，译者择用了表示 any disease-producing agent (especially a virus or bacterium or other microorganism）的西医术语 pathogen 及与此对应的 disease 等单词，这也是本段仅有的西医术语表达；而将寒、暑、湿、燥、热和风寒、暑风、风湿、风燥、风热等词译为 cold, summerheat, dampness, dryness, heat, wind-cold, summerheat-wind, wind-dampness, wind-dryness, wind-heat 等，葆有了源语的意义潜势，并体现在译语符号建构中，这是一种能够体现中医特色和中医认知思维的翻译形式，在整体篇章的影响下，读者会自然而然地以"五行""六淫"等认知思想来认知和理解中医理论，有的放矢地实现了中医翻译的最终目标，即通过科学、规范、准确的译语形式，同时兼容中医哲学和文化思想来实现跨文化传播的目的。

四、共喻的情感传播性

严复说："至原文事理本深，难于共喻，则当前后引申，以显其意。凡此经营，皆以为达；为达，即所以为信也。"所谓"共喻"是指为了与读者的交际情境相连贯而进行的调整，使得译文具有内部连贯性（intra-textual coherence）并被接受。翻译活动发生在一定的社会文化环境之中，必须要遵守译语所在社会的规范；译者除了要在准确忠实、科学规范两方面来保证源语和译语的链接，还要顺应译语规范，使得译文在形式、意义和情感的三个层面上为目标语读者所理解，以实现双方的共喻性。西方翻译家奈达也说过："译文的精确不应仅仅以对原作忠实来判断，还要以传递的信息不被译文读者误解作为判断基准。"基于此，译者常因翻译目的和功能的不同或因文化差异而调整翻译策略，主要是为了与译文读者的交际情境相连贯。严复的做法是："此在译者将全文神理，融会于心，则下笔抒词，自善互备。"为了实现"共喻"，各家论述虽有不同，但在策略上都要求"把原文信息的思想内容及表现手法，用译语原本重新表达出来，使得译文读者能得到与原文读者大致相同的感受。译文读者和原文读者的感受大致相同或近似，就是好的或比较好的译文；从译文效果，即以译文读者得到的感受如何来衡量翻译的好坏，就是翻译标准。"（范仲英，1994）

中医典籍翻译亦如此。西方学者纽马克认为："原文语言和译文语言的差距越大，就越需要调整；原文文化和译文文化差距越大，也越需要调整。"以《黄帝内经》为代表的大多数中医典籍语词奥雅艰深，翻译时连带地涉及句式、语法、修辞、篇章结构等语文现象，译者对文本意义及其文本结构建构的掌控，以实现"共喻"也是其翻译标准之一和翻译过程推进的主要动力，具体说来有以下几方面的影响因素：

第一，译文要通顺，通顺才能达意，通顺才能共喻。通顺是对翻译的一般要求，对语言生僻绕口的中医典籍更是如此，否则译文生涩困顿，不但没有可读性，还会造成知识理解上的障碍。为此，翻译时不可避免地会采用增词、减词、调整词序或引申等一些变通手法。如：

子虚补母，母实泄子。

If hypofunction is found in the son-organ, the mother-organ should be tonified; if hyperfunction is found in the mother-organ, the son-organ should be treated with purgation.

原文属于高信息度的中医古文，"子虚"和"母实"是病因，"补母"和"泄子"是治法。为表明这种逻辑关系，译文首先要增添引导条件句的关联词 if，主从句的显性表达解构了原文的自然秩序，也符合译语的句式要求；其次，分别用动词 tonify 和名词 purgation 来对应原文中的动词"补"和"泄"，这种词性转换使得译文在句式安排上更加灵活，具有叙事性，形成与源语不同程度、不同形式的交叉、叠合与"重构"，从而一方面切入译语的语境之中，另一方面与源语亦有鲜明的语词和结构上的交叉融合。

第二，译文要融入译语意识形态，符合译语所在社会文化的认知思维。中医语言具有模糊性、多义性和歧义性等独特点，所以许多中医概念和术语在译语中很难找到准确、直接的对应语。而且，不同民族的思维角度和思维方式导致对于同一形象、概念和内容的认知不一致，这种差异完全靠语言本身的规则是解决不了的。一种语言代表一种文化，从某种意义上说，翻译就是翻译文化，对于同一现象在不同的社会、政治和文化语境制约下会有不同的说法，同样一个概念，在不同的语言环境中需要不同的表达，而并不能完全要求表层用词和结构的绝对对应。为使中医语言和文本被西方人阅读、理解和接受，有时候必须采取有效手段对译文进行"创造性"处理或形式改造，以期达到预定目标，实现信息内涵上的对等即奈达所说的"功能对等"。

就中医典籍翻译而言，这种对等尤其体现在译语意义生产所使用的最基本的形式与结构，其决定了译本包括文体、风格和美学意义等多层面的表达倾向。如何有效而富于创造性地驾驭和把握，使之融入译语的意识形态，需要译者一方面能够顺应源语语境的走势，另一方面还要匹配译语的医学和文化语境，从而能在诸多符号元素和文体风格的整体融合中凸显翻译重构的理据性。请看下句：

上古圣人之教下也，皆谓之虚邪贼风，避之有时，恬淡虚无。（《素问·上古天真论》）

During the guidance the sages in ancient times emphasized the importance of avoiding the deficiency or pathogenic wind and keeping the tranquilized mind.

中医语言形象生动，按照古老的取类比象的思维模式来"阐发经旨"，比如"贼风"二字就将病邪侵入人体的实质描述得活灵活现、淋漓尽致，有不少典籍着重讨论了贼风伤人的病理、病证，"贼风"是指从孔隙透入的、不易察觉而可能致病的风，如果硬译成 thief wind，西方人不一定能完全理解其内涵，也不见得能够在脑海中勾勒出"贼"的特质与"风"的关联性。从"贼风"的内涵和特质看，相当于现代医学中引起伤风感冒的致病因素，用现代的医学术语 pathogen 或 pathogenic factor (wind) 来表述，可以更现代、客观且符合西方人的思维方式和理解范畴。正如黑格尔所说："民族的宗教、民族的政治、民族的伦理、民族的法制、民族的风俗及民族的科学、艺术和技能都具有民族精神的标记。"中医药典籍中表明"天人合一""阴阳五行""取类比象""同类相应""近取诸身，远取诸物"等诸多哲学认知，基本取用一种特有的"直观思维"的符号法，笔者认为，在中医翻译领域里，源语符号和认知对象固然很重要，但更为关键的是译语主体对它的理解，其价值观念不同，知识结构不同，必然导致主体认识的差异。因此，对于译者来说，如何将其转换成译语主体的意识形态，是一个艰巨的任务。

实践表明，近几十年很多西方人能够接受中医的主要原因之一就在于其成功地"本土化"了，即西方也从中医临床过程和疾病观中挑选和接受了一些符合社会文化背景和个人心理需求的东西，并融入他们的认知思维中（Shelly Ochs，2014）。这也侧面为中医翻译工作指明了研究路径。比如现代学者将《黄帝内经》中的"气"分为 270 多种，目前国内学者基本摒弃之前采用的 energy，vitality 等形式，而统一为拼音形式的 qi，而国外仍有一些译者还使用诸如此类的译语形式。因为"气"的概念和范畴总是未能清晰而确切地界定，笔者认为针对不同的文本语境和社会文化语境，可以尝试采用上述不同的译语形式来阐释、来说明，以便译语读者能够体悟和把握"气"语义的内涵和外延及与现实的联系，从而产生情感的"共喻"。

第三，为适应不同读者需要，中医典籍翻译可以采用不同的文体。同一原文，读者对象不同，译文可以拥有不同的形式和风格。以下句为例：

八难曰：寸口脉平而死者，何谓也？然：诸十二经脉者，皆系于生气之原。所谓生气之原者，谓十二经之根本也，谓肾间动气也。此五脏六腑之本，十二经脉之根，呼吸之门，三焦之原，一名守邪之神。（《难经》）

李照国 2008 年《难经》版译文：The eight issue: The pulse over Cunkou was normal, (but the patient) died. What is the reason? This is the answer: All the twelve Channels are connected with the origin of Shengqi. The so-called Shengqi refers to the root of the twelve Channels.(The root of the twelve Channels) means the active Qi between the kidneys which is the foundation of the Five Zang-Organs and the Six Fu-Organs, the root of the twelve Channels, the gate of respiration, the source of Sanjiao and the god against the Xie.

Bob Flaws 1999 年《难经》版译文：Difficulty Eight says: The inch mouth pulse may be level, and still may be death. What does this mean? Answer: All 12 channel pulses are tied to the origin of living qi. What is spoken of as the origin of living qi is the root of the 12 channels. It is the moving qi between the kidneys. This is the root of the five viscera and six bowels, the root of the 12 channels, the gate of inhalation and exhalation, and the origin of the three burners. Another name is the spirit guarding against evils.

从中可以看出，在李照国版译文中，译者在译语词汇选择上秉承了保留中医语言和文化符号的倾向性和特色，对于原汁原味的中医语词采取了汉语拼音形式，如 Cunkou（寸口）、Shengqi（生气）、Sanjiao（三焦）、Xie（邪）等，体现出译者的主体地位和倡导"民族性""文化性"原则的翻译意图。这种翻译原则和标准确保了源语语言传达的文化精髓和传播诉求在译语中仍以源语符号的形式忠实再现，且结构紧凑，"长镜头"路径清晰，原文短小精悍的句子形式仍体现在译语中，同时在源语语篇和译语语篇之间尽可能地做到形式和内容的对等。译者的思想通过译文不仅与源语达到了内涵层面上的对等，而且最大限度地再现了原文信息，通过译者的心理选择保证了术语隐喻的显性化及其通过这种翻译互动中的话语权。

再看 Bob Flaws 版译文，内容表述相对浅显，语气平实委婉，风格简洁明快，虽摒弃了拼音形式，但语义指代和意义建构形态完整。如果我们承认，译语意义是作者与读者之间协商的产物，那么 Bob Flaws 在预设意义处理和隐喻意义的传递上均考虑到受众，特别是西方读者在阅读中的内心感受，秉承了如 inch mouth（寸口）、living qi（生气）和 three burners（三焦）等直译的翻译形式；特别是对应"守邪"的 evils，西方文化色彩浓重，直接勾勒出"寸口脉"的隐喻色彩。可以说，西方学者尤其侧重于通过译入语形式被受众解读，成为消解其自身或民族语言符号的个性化与独特化，进而生成完整的译语符号意义或化为译入语的意象形式的翻译路径，从一定程度上确实较好地维持了源语与译语之间的客观与主观、表现与再现的平衡性，实现了双方的"共喻"性。

中医对外传播确实要跨文化，并且这种翻译是复杂的、多层次的，涵盖了语言、信仰、生命观、疾病观等各个方面。作为语言媒介之一，依托于术语概念和文本译介的具有"虚实相生"性质的"意象"符号的中医典籍翻译，在当代对外传播过程中逐步成为示范性创造中医药文化形态的重要载体。翻译不可没有标准，但翻译标准又不是一个一成不变的公式，它是发展的、动态的。对于翻译标准，可说是仁者见仁，智者见智，任何一种流行的翻译标准和理论必有它可取之处，正确积极的态度是博采众长。从以上论述可以看出，忠实准确、科学规范及情感共喻等标准各有侧重，互相交叉，彼此链接，互为因果。如果把这些标准看作是一个"动态"过程，那么可以说，这一过程以忠实准确为先导和出发点，没有忠实准确，文本将改头换面，不能接续。如果不遵循译入语规范，不能以科学态度来"达意",也就谈不上翻译的真正意义;因为科学性和规范性是解释社会活动最根本的概念,是科技翻译的关键,在中医典籍翻译行为上起中心作用,换言之,科学规范是中医专业化术语翻译的前提。忠实准确、专业规范的最终目的是要落到情感共喻上,在迥异的社会文化规范下,由于读者对象层次和背景不同,需采取不同的翻译策略,不同的形式风格才能使译文明白畅晓,易于理解,这样才能称得上共喻传神。

第四章　中医典籍翻译的基本要素

　　具有里程碑意义的经典巨著《黄帝内经》《难经》《伤寒杂病论》《神农本草经》《金匮要略》《温病条辨》等中医典籍凝聚了古人丰富的智慧结晶及临床经验；作为中国古代传统医学的临床经典和理论专著，其在中医发展史上起到重要作用，对古代乃至现代中医都有着巨大的指导作用与研究价值。例如，居中医四大经典之首、成书于秦汉时期的《黄帝内经》就是我国现存较早的一部中医学经典文献，两千年来一直被奉为圭臬，该典籍组构了中医学术语核心体系，奠定了阴阳五行、脉象、藏象、经络、五运六气等诸多学说基础，其文辞典雅，风格警秀，囊括医学、哲学、文学、心理学、语言学等知识，具有很高的文物、文学与文化价值，也是世界各国研究我国古代文明史、医学史的重要著作，其翻译与研究对加强中医对外传播及新时代中西医学与文化交流具有重要意义。随着中医和中医文化在全世界的弘扬，很多学者和专家认为将中医经典翻译成西方语言，是传播中医精华的前提之一。有关中医典籍的翻译工作，很多问题有待国内外学界深入探讨，包括中医药翻译史、翻译理论、翻译策略、影响因素、问题、效果及发展前景等。对这些问题的深入思考无疑有助于进一步发挥和阐扬中医典籍里面的传统医学体系与优秀传统文化，更加有效地促进中医理论与实践走向世界，推动国内外医药交流，加快中医药现代化与国际化的进程，扩大中国传统医学与传统文化在世界的影响力，使之成为中华文明海外传播的重要载体。

　　中医典籍行文风格凝练简洁、语词错简深奥、文化哲理内涵丰富是其难懂与难以翻译的重要原因，这一点已在学界达成共识。"中医西渐"的历史经验表明，鉴于语词特异性、西方认知难以同中医学说的表达对接等障碍，中医翻译呈现出"思想和文化上不可逾越的沟壑"（陈可冀，2015）。中医典籍翻译应基于何种角度、采取何种方法及其中涉及的影响因素一直是学界思考的问题。以成书于先秦两汉时期的《黄帝内经》为例，其医学理论得以构建的基础就是中国古代博大精深的哲学思想内涵，而这些无一例外都包含在其复杂奥雅、风格警秀的语言形式中，其兼具多样化和特殊化的词义引申、语义的概括性、模糊性、虚化性、表层结构与深层内涵之间的歧义冲突，特别是其葆有的大量深奥的修辞手法等因素，都成为对外译介与传播的最大障碍。

翻译是一种信息意义转达的工具，原文和译文是两种独立的具有不同价值、目的和功能的文本，作者提供源语信息，译者进行信息选择、策略运用及根据受众需要将源语的语言和文化信息传递给目标语读者。在此基础上，中医典籍翻译是一种更为复杂的转换过程，包括思维方式、语言、生命观、疾病观等多维度、多层次的解读。对于中医译者来说，首先要剥开中医概念外壳，对中医语言、典籍文本进行文化哲学层面的解构，运用目标语重新诠释其语言内涵和文化哲学思想，以建构源语和目标语的最佳匹配形式与意义延展。在中医典籍翻译过程中，有一些因素对绝大多数中医典籍文本的形式与意义的构建有着影响和制约作用，主要包括形式与意义赖以存在的语境即源语语境和译语语境、译者的构筑与赋予、文本语言构建路径及受众的阅读与接受等。与此相应，笔者拟就术语化（路径）、理据性（语境）、能动性（译者）、传受互动与意义沟通（读者）四个方面进行简要解读和示例。

一、术语化

中医术语是中医药领域的专门用语，也是汉语词汇的重要组成部分。谈到中医典籍语言翻译的术语化，我们不妨先来了解一下术语（terminology）的基本内涵。术语是在特定学科领域用来表示概念称谓的集合即专门用语，可以是词，也可以是词组，用来正确标记各个专门领域中的事物、现象、特性、关系和过程。一般而言，术语具有专业性、单义性、科学性、系统性和本地性等基本特征。术语化（terminalization）是一个词汇单位从普通领域进入专业领域的过程，一方面是指更具体或专门化的称谓或出自隐喻意义的称谓，另一方面可以通过词类转换来创造出新术语，当然，术语化还包括从某一范畴的术语转变为另一范畴的术语的现象即二次术语化。较为重要的是，术语是可以传播的，随着文化交流，各族人民可以通过不同方式（自造或借用）把术语连同它们标记的新事物、新概念移植到本族语中。

术语化形成主要有两种方式：一个是原有词语的直接借用，另一个是作为术语元素或术语成分构成术语。拿《黄帝内经》来说，之所以称其为中医学理论的奠基之作，在一定程度上是因为它包含了中医学最重要、最关键的概念范畴，同时，与这些概念相对应的术语也据此被命名。中医典籍中的术语大都属于中医通用术语，既古老又复杂，很多单字或短语都具有特定含义，如气、阴阳、五行、经络、六淫、木曰曲直、五轮八廓、火为阳、下者举之、九窍、阴虚、金水相生、急则治标、缓则治本等，不胜枚举。这些反映中医学概念和范畴的名词术语最迟在公元 1 世纪的时候，随着中医学科体系框架的完成业已形成，且独具特色，其系统阐述了中医学理论和治则治法，大都沿用至今。不过，随着历史上不同学派之间的相互渗透和影响而历经古今词义的演变，从而使得"表层结构与深层结构之间的矛盾日趋复杂"（李照国，2000）。古代思维方式和传统文化哲学对中医的深刻影响直接反应在中医术语表达上，如阴阳、邪气、六淫、母病及子、元神之府、烧山火、增水行舟、两神相搏、君臣佐使之类。《黄帝内经》中就大量使用了这种在传统哲学和文化中具有典型的形象思维的术语，使文本充满了联想，具有相当高的文学价值和人文价值，这些形式属于中国传统的人文文化内容，我们需要在目标语中找到其对等语，使之被读者接受。有学者认为，目标语中术语的形成被认为是第二术语形成而并非翻译的行为，但笔者认为，这些术语在目标语中几乎完全没有对等语，从而翻译就成为目标语中术语形成的强大支撑和有力依据，只有根据这些术语的不同层次，从不同角度进行研究和翻译，构建不同的研究范畴和翻译策略，从而才能为中医术语通过翻译和传播而二次术语化奠定一个良好的基础。换言之，翻译是否成功决定了其在译语中是否能真正实现"二次术语化"。

无论如何，"二次术语化"的前提是，中医术语首先应该标准化和翻译标准化，进入到目标语后，才能且必须为受众所接受和使用。对于译者而言，首先可以基于术语标准化原则对核心概念做出具有主控性、主导性或基于严格阐释路径的翻译阐释，以避免混乱，比如术语"细脉"，用来指代"在指下感觉细小，脉细如丝"的脉象，在汉语中虽然只有一个脉搏特性，在英文中却可以找到 thin、thready、small、fine 等不同对应词。另如"脏腑"一词，在世中联名词术语英译标准中被译为 zang-fu organs，而在 WHO 的术语翻译标准中译为 viscera and bowels。再看来自中医病名的"雷头风"一词，指的是由湿毒郁结于上所致"头痛而起核块，或头中如雷鸣"的病证，其在世中联名词术语英译标准中被译为 thunder headache，而在 WHO 标准中译为 thunder head wind。可以看出，世中联的翻译标准更凸显语言意义和功能的转换，将所致头痛 headache 链接入译语中，意义建构路径清晰，而 WHO 的翻译形式更为显性化，保持了语言形式的完全对应，即雷 -thunder、头 -head、风 -wind。事实上，对于目标语受众来说，这些表明同一语义范畴的不同的翻译形式，承载了不同的意义内涵，在一定程度上很是令西方读者费解，其而怀疑中医的科学性。

术语化翻译首先要求我们对其认识的范畴化与定位的准确性，一个语义边界清晰的术语范畴有助于我们认识和深化其翻译行为和过程，对于不涉及文本文化语境的中医术语来说，基于严格阐释意义的标准化翻译路径至关重要。例如，对于"学说"一词的翻译，最早有 theory，norm，doctrine 等译法，李照国教授对译语进行了探源并提出：doctrine 在词典中的首要释义为 beliefs and teachings of a church，虽然也有非宗教的"学说、理论、主义"等示例，但 theory 无论是从词典释义 explanation of the general principles of an art or science 还是从实际运用来看，都有更广泛的语用学基础。当前，无论 WHO 还是世中联的术语标准中都采用 theory 一词，如：

essential qi theory（精气学说）　yin-yang theory（阴阳学说）

theory of mechanism of disease（病机学说）

theory of three types of disease cause（三因学说）

five-phase theory（五行学说）　visceral manifestation theory（藏象学说）

meridian and collateral theory（经络学说）　acupuncture theory（针灸学说）

WHO 将"理论"一词也对应于 theory，如：

basic theory of traditional Chinese（中医基础理论）

theory of the four constitutions（四象理论）

theory of five circuits and six qi（五运六气理论）

theory of the six meridians（六经理论）

the theory of defense, qi, nutrient and blood（卫气营血理论）

theory of the triple energizer（三焦理论）

the theory of eight sub-constitutions（八体质理论）

再如"玄府"一词，有些书籍仅从字面形式出发，将其翻译成 mysterious house，这不但表明译者出现理解偏差，而且会使得西方读者蒙蒙然，这种单纯追求形式对应的翻译路径做过头也会产生负面效应，外国人对中国传统思维中基于象的直观形式的语言表述是不能完全领悟和理解的，对其中所提取的意象即通过观物取象、援物比类等方式来援引自然界一些与人体生理相似的规律性道理，进而推论人体生理病理的变化及其施治方法的逻辑方法，也不能感受和体验。对于西方人来说，所谓的"形式"要基于逻辑思维的形式系统建构，这种形式逻辑并非纯粹的语言符号而应将意义透过特定形式构建的方式生产出来，从而使之被受众以特定方式接受和理解。中医典籍有其自身的表达媒介和表述特点，只有遵循其特有的形式和意义生产与建构方式，才能取得良好的传播效果。上面所提"玄府"一词，正如王冰所注："汗液色玄，从空而出，以汗聚于里，故谓之玄府。府，聚也。"汗孔以其细微幽玄不可见，或汗液色玄从孔而出，译为 sweat pore（汗孔）最为清晰明理。

有一点是肯定的，中医学处于中西医学和中西文化的非共核部分，对于大部分语词来说，在翻译中难寻对等贴切的译语，所以追求完全、静态的形式对等并不可行，遵循动态的功能对等（functional equivalence），从而合理构建基于意义对等的语词和文本似乎可以为中医典籍翻译提供理据性和路径。我们在前一章也详细探讨了这种功能上的等效即奈达的"动态对等"，其首先在形式上强调"用译语中最贴切、最自然的对等语再现源语信息"，这种信息包括形式和意义两个维度；其次主张意义要先于形式，译语要通过形式的表层结构将源语的深层内涵表达出来。以中医病名"顿咳"一词为例，世中联《中医基本名词术语中英对照国际标准》译为 whooping cough，也有其他学者将其译为 chin cough、kink cough；"顿咳"临床以阵发性痉挛咳嗽为特征，典型的顿咳与西医学百日咳相符，但上述译语并没有采用西医对照语 pertussis、bronchocephalitis，而是尽可能保留了 cough 一词，伴有用来表示其形、音特点的 whooping，chin，kink，如此，既保留了中医符号特征（阵发性、痉挛性），又将其意义描述和勾勒出来，兼顾了形式与意义的双重性。

不同学者和学派对中医典籍翻译如何实现"术语化"的看法和研究角度有所不同，特别是针对同义词和近义词的翻译。比如"亏"和"不足"是统一为 insufficiency 还是分别对应于 consumption，loss，insufficiency；"脾气不舒"和"脾气壅滞"都用来指肝失疏泄或食伤脾胃导致的消化机能障碍，是统一为 constrained spleen qi 还是同时也对应于 spleen qi stasis，抑或是 spleen qi jamming。对于这种有相同含义的不同表达形式或者不同成分的语词，笔者主张采取相同的译语形式以保证意义的对应性，从而为实现"术语化"和"规范化"提供保障，同时也在没有损耗信息的前提下在一定程度上降低了阅读难度和复杂性。所以诸如血亏、阴亏、气血两亏、津亏、精亏等可以分别译为 blood insufficiency，yin insufficiency，dual insufficiency of qi and blood，fluid insufficiency，kidney-essence insufficiency；而诸如肾精不足、气血不足、肾阳不足、津液不足、中气不足等也可以依次译为 insufficiency of kidney essence，insufficiency of qi and blood，insufficiency of kidney yang、fluid insufficiency，insufficiency of middle qi。再如"亢"与"旺"二字同义，皆可统一为 hyperactivity，如肝阳上亢 ascendant hyperactivity of liver yang、亢害承制 harmful hyperactivity and responding inhibition、阳亢 yang hyperactivity、阴虚阳亢 yin deficiency with yang hyperactivity、体旺 physical hyperactivity、火旺刑金 hyperactive fire tormenting metal。问题在于，同义词有时也不能完全实现术语化和统一化，有学者就将"旺"字与"火"搭配成"火旺"时，译成 effulgence 或 excess，比如阴虚火旺 yin deficiency with fire effulgence、水亏火旺 water insufficiency with fire excess 等。

笔者认为，西方思维的重要特征之一便是重视语言的逻辑性，而翻译的逻辑性离不开译语的规范性，中医术语如何转化为译语中的特定术语，实现二次术语化，这能在一定程度上弥补中医语言与译语之间相悖相离的差异性，使其在译语中呈现科学性的翻译理据。

二、理据性

理据（motivation）是人类语言中的普遍现象，是事物获得名称的依据，用来说明名称、语义和表象的相互关系，语言的理据性可以使人了解语义构成与发展的逻辑依据和深层次关系，语言的结构性决定了理据充分的术语保留和反映了定义所提供的语义范畴和概念特征。词语蕴含了一定的历时性的理据信息，探寻理据就是追寻词义的表征来源，可简单地称之为语义溯源。不同语言在词法、句法、语音、音韵等方面的理据上会表现出不同的特点。许国璋在谈到语言符号的任意性和理据时就曾指出："文明社会创造的词语就不再是任意的而是立意的（motivated），被语言学家赋予了有理有据的形态了。"数千年来，中医典籍中使用的语言，在意义上没有出现大规模的改变或突变，这主要是由于作为中国古代文化哲学模塑的产物，中医语词和表述方式大多来源于其自身的术语系统、文化内涵和哲学思维等母体，是人们对传统医学体系的自然属性和文化属性认知的结果。可以说，中医语言具有良好的理据性，且理据充分。如此，在翻译过程中译者可以通过分析语词的构词方式和语义结构来充分考量源语的理据性，从而选择译语形式，在译语中力争展现其命名理据，甚而通过对理据的切分和组合特征、理据存在方式、理据构成、与构词法的关系、与语义关系、与人类认知思维的关系的分析，以及形成的动因和过程的分析来增强译本的信息生产力与传播力，以此建构最佳翻译意义取向，使之有理有据地进入到目标语中，为形成目标语的术语系统构建一个科学的、客观的参照系统。试看以下示例：

是故三阳之离合也，太阳为开，阳明为阖，少阳为枢。（《素问·阴阳离合论》）

《黄帝内经》语言的深奥晦涩与它善于并大量使用比喻等修辞形式极有关系。以此句为例，句中的"开""阖""枢"在这里就使用了"能指"的比喻义而"所指"为"门"。杨上善曾为此注释：

三阳离合为关阖枢以营于身也。夫为门者具有三义：一者门关，主禁者也。膀胱足太阳脉主禁津液及于毛孔，故为关也。二者门阖，谓是门扉，主关闭也。胃足阳明脉令真气止息，复无留滞，故名为阖也。三者门枢，主转动者也。胆足少阳脉主筋，纲维诸骨，令其转动，故为枢也。

上文形象而具体地勾勒出原文的比喻义，"开""阖""枢"三字的理据充分清晰，译者在建构译语形式时，可以据此考量"开""阖""枢"的本源意义和理据性而给出译语形式。不过，理据相同，译者不同，译文特色具有明显的区别，如下面三位译者塑造的各自信息文本形态、翻译观念形态及文本的美学形态表现都有所差异。

So the activities and mutual functionings of the three yang: TheTaiyang controls the superfices, it spreads the yang energy to guard the exterior, so it is open; Yangming controls the interior, it receives the yang energy to support the viscera, so it is close; the Shaoyang situates at the location of half superfices and half interior to transport between the exterior and the interior, so it is the pivot.（吴氏父子）

This then is the parting and the meeting of the three Yang. The Great Yang acts as opening factor, the 'sunlight' acts as covering factor, and the lesser Yang acts as axis or central point.(Veith)

Now we should differentiate and summarize the three yang channels.Taiyang is on the surface, and its nature is open and expansive; it is the outside. The yangming is internal and its action is storing; thus it is the house. The shaoyang, which is between the internal and external, acts as a bridge and is considered the hinge between interior and exterior.（倪毛信）

从译文来看，吴氏父子采用考据手法，在译文中清楚解释了"开""阖""枢"的基本内涵和行使功能，并通过 superfice、exterior、open 来观照"开"，interior、viscera、close 来观照"阖"，half superfice、half interior、pivot 来观照"枢"。译语在形式上充实与扩展了意义表现手段，增强了自身的信息生产力与传播力，对"三阳之离合"提供了较为清晰显露的信息与意义。从理论上来说，吴氏父子的翻译是基于"语义理据"范畴的形式构建，即"借助于词的基本语义的引申和比喻取得的"，葆有一定的信息包含量，读者可以循到其词义的表征来源，通过"开""阖""枢"相应译语追溯到其理据词即"门"。相对来看，Veith 的译文较精简，只使用了 opening factor、covering factor、axis or central point 3 个短语，没有过多的显性解释。这一方面和 Veith 的社会文化背景及知识层次有一定关系，另一方面也能反映出其独特的翻译手法，这种尽量保持和原文形式对应的翻译方式当前也受到一些学者的赞同和模仿，称之为"简洁性"或具有"回译性"。不过，虽然对于此句，读者能够基本明白喻词所指内涵，但如果放到更为晦涩、更为复杂的句子中，恐怕读者不见得在短时间内明白其意指。译语信息过于模糊，超出读者的理解能力，那么读者难免会产生厌倦，甚至逆反心理而拒绝参与到文本交流过程中，其意义也就无法传达出来。倪毛信的译文与吴氏版的手法有相似之处，都在译文中追溯其理据，进而加以显性阐述。比较来看，倪版译文在用词上更重视信息的重新整合和意义的二次构建，并且对译语句子结构有所设计，较多地使用了关联词和复合句，增加了形式和结构美感，注重用形式传播意义的美学表现力。

再以"魄汗"为例，"魄，肺之神也。肺主皮毛腠理。人之汗者，皆是肺之魄神所营，因名魄汗"（《调阴阳》注）。这类词汇意义与其本源有直接的联系，因为五脏皆有其神，肺藏"魄"，肺对应的神是魄，肺藏魄，主皮毛，宣发卫气，司腠理开合，汗液由皮表透发，和肺气有关，故称为"魄汗"。问题是，清楚其"词源理据"后应该如何选择译语？有学者译为 lung sweating，这确实勾勒出隐形范畴，但译文形态与源语的脱节可能会让目标语读者联想到其他对应的表述如 liver sweating，stomach sweating，这反倒产生着消极、间接的影响。还有诸如 soul sweating，spirit sweating 等译法，但 spirit 一词目前基本对应于"神"字，为了保证术语在二次"术语化"的过程中尽量保持单一性，笔者认为最好将神、魂、"魄"等词的译文形式区别开来。WHO 名词术语标准中将 soul 具体划分为 ethereal soul（魂）和 corporeal soul（魄），那么我们似乎可以将"魄汗"译为 sweating of corporeal soul，但仔细斟酌会发现，这种译语形式虽强硬地将源语的文化符号图式链接到译文中，但往往会适得其反，造成更多的阅读和理解障碍。根据奈达的功能对等原则，其虽然"着眼于原文的意义和精神"，却并没有"使读者能够简单易行地从译本中获得最大语境效果"。对"魄汗"一词，笔者认为在坚持呈现词源理据的原则指导下，不妨更清楚地交代词语内部的意义逻辑关系，这种形式和意义之间的逻辑关系往往由介词来勾连，如 sweating caused by the corporeal soul with the lung。笔者也认可仿照西医法，直接译为 sweating，正如可将"魄门"（玄府）直接译为 sweating pore 一样。这种使用了西医术语即可完成意义传播的方式，虽然没有观照"词源理据"，但葆有"语义理据性"的翻译路径即借助于词的基本语义的引申来完成语义传递。再看下句：

二七而天癸至，任脉通，太冲脉盛。（《素问·上古天真论》）

At the age of fourteen, Tiangui begins to appear, Renmai (Conception vessel) and Chongmai (Thoroughfare vessel) are vigorous in function. （李照国）

When she reaches her fourteenth year she begins to menstruate and is able to become pregnant and the movement in the great thoroughfare pulse is strong. (Veith)

Veith 和李照国所处时代、国家不同，依据的校注语译本也不同。李版传递意义的手段之一是采用汉语拼音来呈现源语中典型的医理和文化符号，在译语中塑造语言符号的形象感和民族感，以此展示观念、思维、文化理念和情感影响力。而 Veith 版有所不同，针对"天癸"这样的具有中医文化色彩的语言符号，Veith 使用了 to menstruate and is able to become pregnant，有效呈现其语义理据即"女子月经"，并且附加阐释了"天癸"之功能"胎孕"。事实上，Veith 较注重符号或图像所提供的信息量的问题，这在她的《黄帝内经》译本中得以体现出来。信息量是否充分决定了读者的参与程度和理解程度，而信息量在很大程度上由符号意义的清晰度来决定。

由此，注重研究并观照源语的理据，包括词源理据和语义理据，并且通过译文合理恰当地表达出其理据性内涵，从而通过语篇形成一定规模的译文理据，对于中医典籍翻译是十分有意义的。中医典籍中有许多语词和句子需要译者考察和确认其源语理据，并通过译语形式来呈现，使目标语读者在阅读中领悟并感知其文本形态和观念形态。

三、能动性

从宏观来看，中医典籍翻译是一种知识信息与文化信息传播的手段，其在新时代传统文化复兴和国际传播进程中的作用不容小觑。按照美国传播学家拉斯韦尔所说：传者、受者、信息、媒介和效果这五个环节构成一个有机的传播系统，其中每个环节都相互关联和影响，并在整个传播过程中发挥各自的能动作用。对于中医典籍翻译与传播来说，传者即译者，受者即读者，信息即专业知识，媒介即文本，效果即传播的深度、广度及应用。从微观来看，各种观念和目标引导下的翻译模式在手段运用上各有偏好和侧重，从而在意义建构方式上各具特色；当译者的传播观念主宰下的意义及其形式建构方式与时代相契合，就会成为一种具有引导性的翻译与传播模式。所以说，中医典籍翻译预设的目标指向很重要，这种目标指向首先与上述因素中的译者、读者等两个因素紧密关联。对于译者来说，所预设的目标指向即其翻译观念，也可称为翻译动机，这里我们可以笼统地使用"译者能动性"一词来表述；对于读者来说，所预设的目标指向之一即生成基于读者利益的"可读式文本"。

从文化传播角度看，任何翻译都有其文化表现界域，传播了基于文化质地和文化数量的信息，从而产生了不同的文化效应。翻译过程是两种文化协商的过程，从这个意义上说，译者是两种文化的中介和翻译活动的第一主体，拥有对文本信息转换的决定权。对于一般译者而言，他总是会按自己所意识到的译入语文化需要决定自己的翻译策略、翻译路径及预期达到的翻译目标，我们称之为译者的能动性，即译者在翻译活动中表现的主体控制性，包括翻译动机、观念等各个方面，贯穿于翻译的始终，这些主体性因素对翻译过程和译文产生了深刻的隐性影响。比如 Veith 在《素问》译本序中曾指出：这部典籍的翻译代表了医史学家的方法，而非汉语言学家的方法，希望这一初步研究能成为对该书原文进行进一步研究的起点，尤其是在众多的语言学问题上给予特别关注。可见，Veith 是从医史学家的角度来介绍一部中医古籍的概貌，那她在翻译过程中所采取的诠释手法就不足为奇了。

学者查明建对译者的身份曾做了界定："作为翻译主体的译者在尊重翻译对象的前提下，为实现翻译目的而在翻译活动中表现出来的主观能动性，其基本特征是翻译主体的文化意识、人文品格、审美创造力等。"确实如此，译者的文化身份、文化取向及译者身处的外部大环境对其自身产生的影响都不可避免地会体现在他（她）的语言选择或翻译方式等方面。比如 Veith 所处的 20 世纪中期，中医学在西方医疗体系中的边缘地位，影响甚至决定着 Veith 的文化取向和翻译策略，所以她很重视译文在读者中的可接受性，多采用归化法来阐释，同时也大量借用西医术语表达中医学概念，请看以下示例：

黄帝问曰：天有八风，经有五风，何谓？岐伯对曰：八风发邪以为经风，触五脏，邪气发病。（《素问·金匮真言论》）

Huang Ti asked: "There are eight winds in Heaven and there are five different kinds of winds in the arteries (veins 经); how can this be explained?"Ch'i Po answered: "When there is evil which arises from the eight winds, the evil becomes the wind of the veins and affects the five viscera; this evil will cause sickness.(Veith)

Veith 将经、经脉译为 arteries (veins)，将"邪"译为 evil，并在其他篇章中将"经络系统"译为 the vascular system（血管系统），将"天癸"译为 menstruation（月经），并且几乎将原文中所出现的"脾"全部译为 stomach（胃），将原文涉及主男子生长、发育和生殖的"肾"均译为 testes（睾丸），如：

丈夫八岁，肾气实，发长齿更。二八，肾气盛，天癸至，精气溢泻，阴阳和，故能有子。(《素问·上古天真论》)

"When a boy is eight years old the emanations of his testes (kidneys) are fully developed; his hair grows longer and he begins to change his teeth. When he is sixteen years of' age the emanations of his testicles become abundant and he begins to secrete semen. He has an abundance of semen which he seeks to dispel; and if at this point the male and the female element unite in harmony, a child can be conceived.(Veith)

需要说明的是，Veith 生活的时代，尚未有《黄帝内经》今译本出现，她基本凭借自己的理解和其他译本来进行翻译，出发点就是她在序言中所说的出于从医学史角度对《黄帝内经》译介，使得西方人了解中医学，从上文就可以看出她大量使用了诸如 emanations，testes，testicles，semen 等语词。这种秉承"只翻译内容大意，而不去深究字义"（Veith，1951）的模式，很大程度上奠定了西方学者的翻译风格，她英译的《素问》（1 ~ 34 章），虽然被 Felix Mann（菲利克斯·曼）等学者认为晦涩难懂，但这种诠释风格为之后很多国内学者如罗希文等人提供了借鉴，也受到部分学者的推崇；威斯的这种"集体性"诠释风格，即对医理或文化范畴的概括性译介，虽然出于错误的理解和阐释导致的误译较多，同时也掩盖了语词的符号色彩和词义特征，但在当时确实对中医在英语世界的传播起到了前所未有的作用。对此，学界也一直在探讨如何才能更好地界定阐释对象和翻译范畴。和当代中医翻译家李照国对比来看，二者在保证意义有效传递的同时，会采用不同的表现方法来处理不同层次的文化信息，侧重和表现手法有所不同。当然，这和二者所处时代、翻译出发点、动机、社会环境等因素密切相连。我们也可以比较一下：

黄帝问曰：余闻天为阳，地为阴，日为阳，月为阴，大小月三百六十日成一岁，人亦应之。今三阴三阳不应阴阳，其故何也？（《素问·阴阳离合论》）

The Yellow Emperor said: "It is said that Heaven was created by Yang (the male principle of light and life), and that the Earth was created by Yin (the female principle of darkness and death). It is said that the sun represents Yang, and that the moon represents Yin. The large and the small monthsadded together resulted in three hundred and sixty days and this made one year, and mankind always lived in accord with this system. Is it true that nowadays the three elements of Yang no longer correspond with the system of Yin and Yang of old?"(Veith)

在句式结构上，Veith 放弃了英语常用的复合句，最大限度地使用了简单句，同时通过主语的成分补足，将汉语中典型的无主句小句转换成语法成分较为完整的英语句子，使译文句子的数量与原文的小句数量保持一致。在语义表述上，Veith 建构了可以双向沟通的意义生成模式，将源语符号置于译语的语境中，重在表现源语符号的意义性，以观照读者的理解能力，令其可以直接走入文本语境中，理解文本蕴藏的语义。比如她译作的 Heaven was created，mankind always lived in accord with this system 等语句具有自己独特的叙述风格，为读者提供了一种有如译者那般思考和阐释的空间。

Huangdi asked, "I have heard that the heavens pertain to Yang while the earth to yin and the sun belongs to Yang while the moon to Yin.Altogether the long and short months amount to three hundred and sixty days that make up one year. The human body also corresponds to all these (conditions).But the (so-called) three Yin and three Yang now do not conform to Yin and Yang (of the heavens and earth). What is the reason?（李照国）

李照国一方面在归化理论的指导下，打破源文本句式结构，尽最大可能进行句子链接和整合以形成复合性长句，照应英语语法要求生产出新的结构；另一方面基于异化理论，对于符号特征明显或内涵丰富的语词，在翻译上使用音译加注的基本路径，尽可能降低中医文化信息的耗散。这种译本是需要读者依据自己对中医的感悟去探索、反思的，译者的主导性和能动性使得文本不再固执于原有形式，而成为新结构或新意义的承载物。

在中医典籍翻译中，发挥"译者能动性"就是为了维持译文稳定和实现翻译目的功能，通过对信息进行鉴定、解读甚至取舍，采用符合其翻译规范和价值标准的译语，进而变换、调整和改善信息结构和语义以达到交流传递的最优目标。对于中医译者而言，发挥主体的控制作用，赋予中医文本以意义，使其在目标语中呈现正确的理据，是至关重要的。这也和一般性文本翻译类似，集中体现在译者的"译什么""如何译""译的如何"等重要关口上。如前所述，这些关口在一定程度上取决于译者自己的翻译目标和价值取向决定了的"能动性"，这种能动性为其能更好地理解译本中的意义内涵，创建了一个与读者紧密相连的"共时性"关系，从而构建了一个融合译者和读者在内的"传"与"受"的互动空间。

四、意义的传受互动

在中医典籍翻译中，译者对文本意义及其符号形式、意义与美学建构的阐释、构想、创造，最终都要通过读者对译本的阅读、解读或解码，在传与受的互动空间中，使文本中的形式内涵或潜在意义转化为译文中的现实意义，从而完成翻译的"意义建构"到"意义生成"的完整生产过程。按照接受理论的观点，阅读始终也是能动的过程，接受过程便是阅读与诠释主体对文本及其意义的再生产，也就是完成意义的生产与再创造过程。从翻译角度看，受众即读者的接受活动包括阅读、理解、诠释和分析的意涵，译者和读者存在互动关系，比如译者与读者在阅读中的"共时"诠释过程。进一步说，两者之间对于信息的"编码"和"解码"呈现双向交流状态，互为对象。一个完整的翻译活动包括三个主要环节：译者（生产）－文本（媒介）－接受者（读者），三者是一个动态的实现过程。其中文本只有在读者的接受活动中才逐步实现意义、潜能与价值的转换，而这些要通过译本这个媒介得以完成。

就中医典籍来说，其在目标语中的读者与大众性读者不同，他们对信息的理解、反应和接受与来自不同社会、历史和个人知识层面等原因密切相关，特别与其所掌握的中医专业知识信息和文化背景更是表里相依。如在美从事中医临床、教学的华人中医师倪毛信（Maoshing Ni）曾接受过中、西方两种医学体系的教育，编译出版了多部中医学书籍。他在《黄帝内经》译本的序言中说："这一译本，绝非任何意义上的学术版本，我确信汉学家可以推出更完美的译本，而我是从一名临床医生的角度，从中医学、哲学学生的标准及对中医感兴趣的外行人的角度来译释这一经典的。"很明显，倪毛信特别指出了译本的目标读者即"中医学、哲学学生及对中医感兴趣的外行人"。这明确指出译者是以中医师的文化身份，以对中医感兴趣的外行人及中医专业的学生为读者对象，对《素问》进行了译释。如此，倪译本中侧重于诠释中医学理论和知识的内容屡见不鲜。实际上，业界不少人将倪译本看成是《素问》英文版的白话解。从以下示例可以看出其译本特色：

夫邪气之客于身也，以胜相加，至其所生而愈，至其所不胜而甚，至于所生而持，自得其位而起。必先定五脏之脉，乃可言间甚之时，死生之期也。（《素问·脏气法时论》）

When a pathogen enters the body, according to the principles and dynamics of the five elements, we can predict the rise and fall of both the anti pathogenic qi and the pathogen itself. We can thus know how an illness will develop and how the body will respond. This allows us to issue a prognosis.

倪在翻译中打破了原文的句式结构，将本义从源语词材料中解放出来，进行了语义的整合或拆解，对原文中隐讳、不曾明示或归属于源语言文化内涵的部分进行了语义"填补"或"丰富"，最终生成了译本的文本意义和形式美感、完整意义与价值建构。倪毛信所处的时代正是中医药学传播海外，在美国发展尤为迅速的时期，西方读者对中医药的兴趣与日俱增，英译中医学著作在英美国家医学文化多元系统中亦逐步向中心位置移动。这种大环境使倪不再愿意套用现成的西医学术语，而更加注重通过阐释来加强译本意义呈现的确定性和透明性，并且也没有另辟篇幅单独介绍中医学或《素问》文本的背景知识，也没有使用脚注，而是通过将这种"诠释"融入译语中，将意义完全融合在篇章段落中，读起来一气呵成。

可以这样说，在译本的意义生成中，倪毛信笃信"作品的意义只有在阅读过程中才能产生"进行了"去本义化（deliteralizing）"的重新解释过程，如下文：

帝曰：非常而变奈何？岐伯曰：变至则病，所胜则微，所不胜则甚。因而重感于邪则死矣，故非其时则微，当其时则甚也。（《素问·六节藏象论》）

Huang Di asked, "How then does it become abnormal and how does this manifest?"

Qi Bo replied, "This abnormality of the five elemental phases circuit can cause illness in people. For example, if in spring we have the weather patterns of late summer, or dampness, this corresponds to wood controlling earth. This illness is considered to be mild, because it is one of over control. If in spring we find the dry, cool weather of fall, this becomes metal attacking wood. In this case the illness would be severe, because it results in a deficiency. If, at the same time, other pathogens come into play, there may be the possibility of death. When abnormal weather patterns occur in nature and are not invasive, the problem is light. When they are invasive or attacking, the illness can become quite severe."

从翻译观念来说，倪毛信的译文强化了符号与意义的整合，形成了一个"动态"的意义生成系统，从信息（译语）流动过程出发，构成一种深层次的意义反应机制，这种机制的关键就在于信息的"重组"即上文所说的"去本义化"的重新解释。这种"重组"将信息的内涵上升到语义层次即意义层面，如上文"When abnormal weather patterns occur in nature and are not invasive, the problem is light. When they are invasive or attacking, the illness can become quite severe"不仅说明了"故非其时则微，当其时则甚也"的辩证关系，而且呈现了"非其时"和"当其时"的具体指代，表明疾病发生的特点和规律，有效激活了读者感应，并对此形成"意义"认知。而且，倪对"变至则病，所胜则微，所不胜则甚"的翻译几乎没有与源语形式对称，而是举例加以说明：For example, if in spring we have the weather patterns of late summer, or dampness, this corresponds to wood controlling earth. This illness is considered to be mild, because it is one of over control. If in spring we find the dry, cool weather of fall, this becomes metal attacking wood。可以看出，这个译句在源语中没有对应的符号形式，是译者通过译本结构内容的重建重构，打破了源文本的结构和语义。从效果来看，倪译本的这种形式与意义的动态建构方式即从"意义"建构出发，基于对象的思想体系做出了合理的解释，并体现在译文中，力争在译者和读者之间形成"传"与"受"的意义共通，使得符号承载的意义得以在目标语中建立和确认。

不可否认，读者在阅读过程中是能动的、积极的，是一种接受与生产的过程。译者赋予文本的意义在读者阅读过程中得以确认、检验，并有可能被再创造。这是一种互动的过程，这种传受互动的前提是译文要以"意义"为构建基础，使得译者和读者在阐述、解释和诠释的空间里"对话"而实现"意义共通"。鉴于大部分中医典籍文本都由古汉语写成，语言形式和意义呈现出"隐蔽性"，如果译者在写作过程中过于追求与源语文体的匹配，译本也可能会形成意义的不确定性，乃至隐晦性；反之，如果译者过于追求"个人化"特色，译文的形式和意义构建过于卓尔不群，也可能会造成译文超出了读者的理解范畴，或将之划分为原文本的补充说明，而不再是其译本。译者一般都希望读者能在阅读中领悟接受意义，但由于二者在文化、种族、宗教、地域、性别、年龄、生活经历等诸多差别，必然会形成"传"与"受"的距离感，这尤其需要译者能够把握典籍中丰富的意义内涵，使读者能够良好地融合入译本意义中，如此，译者和读者才能在文本建立的联系中获得"共通"。

第五章 理论框架指导下的翻译路径

中医西传的历史已有三百余年，在中医走向世界的过程中，翻译始终发挥着不可取代的桥梁作用，中医翻译也从最初以拉丁语为主逐步发展到以英语为主。近年来，越来越多的中医典籍文本被译为其他语言，国内外学界在中医典籍作品外译、出版发行、研究等方面均取得了骄人的成绩，这些进展对于中医学、中医药文化及中国传统文化在海外的有效译介与传播大有裨益。从翻译角度来说，有一点是得到国内外中医译者和研究者共同认可的：任何中医典籍文本结构都具有人类认知范围中的某种符号结构条理和秩序，也都具有构筑信息文本形式和意义及其秩序结构的法则，因而可以进入知识学科的翻译体系中。中医典籍翻译不仅需要译者在时间和实践经验上的积累，更需要较完善的理论支撑；只有在深刻阐明和系统把握中医典籍翻译理论的前提下，才能深化对中医原典的理解，提高对翻译过程的认识，并在相关理论的联合指导下，在复杂和高度互动性的翻译实践中，有的放矢地进行全面系统的翻译策略建构。事实上，国内外译者和研究者也正在实践中通过大量的、层层推进的经验积累，力争赋予中医典籍翻译以系统的理论升华，确立一套正确完善的中医药翻译理论。基于此，笔者也意在倡导中医翻译包括典籍翻译学界要重视通过理论研究去提升对源语的分析及对译语的建构，从而创建一个理论交流平台，以供更深入的交流、反省和自我成长。

毋庸置疑，西方翻译界比较重视理论研究，推崇在理论指导下进行翻译实践，其理论研究成果也十分丰富，可以有助于中医翻译界借鉴吸收，发展适合于中医典籍翻译的指导理论。目前学界自觉或不自觉应用的翻译理论无论是对立相反，还是相互渗透、相互观照，结果可说是殊途同归，即通过解读典籍文本，基于源语形式与意义观照目标语文本，将意义解构与翻译紧密结合，围绕中西方医理、哲学和文化差异，让语词在翻译中显示出自己的"本体"，力求建构一种兼容并蓄的研究范式。至于意义阐释与翻译的具体层面和内容，有些学者虽承接了训诂路径即"以史证之",但近年随着中医术语翻译的标准化发展态势,大多译者追求翻译形式的简约化,而对有利于中医文化观、方法论对外传播的阐释性翻译研究缺少深入探索,这为后来者提供了较大的思考和研究空间。

本章将致力于通过术语和句段的翻译示例来总结和条分当前中医典籍翻译的主要理论框架,以求为读者展示中医典籍翻译中"形式"与"意义"世界的构建路标,使这种兼具独特医学和文化背景的文本翻译建构能够伴随着理论指向得以释放和完成。从类别来看,中医典籍翻译应属于科技翻译范畴,而科技翻译在性质上又归属于应用翻译范畴。具体来说,应用翻译可以划分为宏观、中观和微观三个层面。其中宏观层面即核心理论包括翻译原理、认识论及范畴体系;中观层面指的是翻译策略和翻译模式等;微观层面则侧重对实践经验的总结,即具体的翻译方法和翻译技巧等。宏观的核心理论从思想上为译者提供了方法论、认识论和价值观,在其思想指导下,译者来决定主要使用的翻译策略和模式,进而步入到翻译操作层面中。

从传播学意义上来看,理论指导下的翻译媒介、翻译机制、翻译策略、翻译过程都反映了一个时代、一个民族、一个地域或个体在思维方式与译本建构的有机融合与统一中所显现的总体风貌与个性特征。中医典籍翻译实践也应基于一定的理论框架,中医学独特的理论和实践体系自然需要有针对性地翻译理论来指导翻译实践。中医语言和中医文化的独特性使许多学者和研究者早在20世纪90年代就大力倡导中医翻译理论的建立,有专家指出"中医翻译存在重实践、轻理论的倾向,从实际出发,确立一套系统的中医翻译理论是当务之急"。当前很多学者和译者虽然在使用的翻译理论、翻译策略及翻译模式上难以达成一致,但也正在积极设想中医翻译理论框架,揭橥中医翻译之"信达雅",探寻"道出译事奥旨,进于翻译之道"的路径,将多年积累的中医翻译经验上升为理论体系,以用于解决中医典籍翻译所面临的复杂的学术问题。

自20世纪80年代以来,国内外学界主要使用或提倡的中医翻译,特别是涉及中医典籍翻译的相关理论有归化、异化、功能对等、关联论、图式论、互文论、顺应论、文本论、折中论、多元论等,据此形成了不同的翻译策略。在此,笔者拟针对目前学界用来推动典籍翻译的理论框架和体系加以示例说明。

一、归化与传播意义

随着近年中医知识和中医文化的对外传播，国内外学者普遍注意到由于汉语和西方语言存在着文化相异和文化缺省的现象，大多数语言符号和含义恰恰在目标语中缺乏对应语，也成为西方人理解的难点。由此，为有助于全球更积极、更深入地接受中医文化，促进中西医学的交流共生，重视文化渊源的中医典籍文化学翻译策略就成了目前的研究焦点，其主张翻译应与政治、经济、社会、意识形态等多种文化因素联系起来。在这种趋势下，归化、异化等翻译理论应运而生。

归化和异化这对翻译理论术语是由美国著名翻译理论家劳伦斯·韦努蒂（Lawrence Venuti）于 1995 年在《译者的隐身》中提出来的。"归化"具有极强的意向性，主张要以目标语或译文读者为归宿，采取目标语读者所习惯的表达方式来传达原文的内容，以使目标语读者对外来文本的陌生感降到最低。换言之，正像施莱尔马赫（Schleiermacher）所说"尽可能不扰乱读者的安宁，让作者去接近读者"，译者须像目标语作者那样说话，译作须变成地道的本国语言从而明白流畅。归化论声称译者在翻译时如不考虑目标语背景而一味忠于原文，尽管忠实，但将是个败笔，这决定了归化论指导下的翻译行为是以读者为中心，译语在目标语读者中产生的影响应等同于源语在本国读者中产生的影响。

再以五脏为例，中医信息层面上的"五脏"与西医的解剖概念截然不同，是一个相互联系和作用的整体，超越了形态解剖的概念与范畴。中医的"心"除"主血脉"，还"主神志"，而西医的"心"却不具备思维功能，中医的"肾"能"主纳气""主生殖"，这与西医的"肾"所承载的功能不能混为一谈。中西医体系的不同，表现了中西医对人体这一对象的建构不同，而不同的建构在相当程度上又根源于中西医主体知识结构的不同（常存库，1998）。但是，为了在基本概念上与西医体系关联起来，易于西方来理解和比对，学界已达成共识，约定俗成为liver, heart, spleen, lung, kidney, 并没有另归为 xin, shen, pi 等拼音形式。于是，也就有了诸如 fever, chill, cough, cold, headache, coronary thrombosis 等译语形式，建构一个符合读者认知的符合主体。再看"肾虚不孕"一词，有译者依照源语形式和结构将其译为 sterility due to kidney deficiency，但基于"归化"论的译者可能会认为其所包含的信息密度太大，特别是 kidney deficiency 很难发挥语义的交际功能，给拥有不同感知的目标语读者造成了理解障碍，不如按照所预期的读者能力将其译为 nephropenic sterility。有学者也提出可以运用英文和拉丁文结合的方式来翻译中成药名，如"肺咽清"可译为 pulmoclear（pulmonary+clear）、"养生丸"可译为 vitapill（vital+pill）、"鼻敏灵""可译为 nasowell（nasal+well）来"传达出西方人能体会得到的意义内涵和神韵"。这种英译形式也能反映出倡导归化论的学者的翻译目的和翻译路径。

另外，很多中医典籍译者也会注意到古代中医典籍中的修辞性语词和句式是翻译中比较难以处理的层面，对此，确实应考虑到中西方文化背景的差异及由此导致的西方读者理解能力的局限性，试看《素问·汤液醪醴论》的一段话：

帝曰：其有不从毫毛而生，五脏阳以竭也，津液充郭，其魄独居，孤精于内，气耗于外，形不可与衣相保，此四极急而动中，是气拒于内而形施于外，治之奈何？

岐伯曰：平治于权衡，去宛陈莝，微动四极，温衣缪刺其处，以复其形。开鬼门，洁净府，精以时服；五阳已布，疏涤五脏，故精自生，形自盛，骨肉相保，巨气乃平。

Huangdi said: Some of the diseases are not originated from the surface of the body but from the stagnation of the five viscera, resulting in the distension of the fluids, the withering of the spiritual activities, the consumption of the essence inside and qi outside. Thus, the patient is apt to fit no dress with the four crampy extremities as a result of the decline of qi and deformation of the physique. How can you treat the patient?

Qibo answered: It should focus on harmonizing yin and yang, eliminating the stagnation, slightly exercising the four extremities, putting on more clothes and needling the opposite side of the affected part to restore the balance. After keeping the perspiration and diuresis, the essence will move smoothly, the yang qi will spread and the five viscera will be cleared and dredged so that the essence will be sure to regenerate, the body being strong and the bone and muscle being supplement with each other, and thus, the stagnation will be reduced. （李照国）

本段中"毫毛""去宛陈莝""鬼门""净府"等语词带有明显的民族符号标

记和色彩，是现代中国人也很难理解的，更何况来自不同语言文化背景的西方读者。如果译者不充分考虑到中西文化差异而采取直译的方法，极大程度会给读者造成阅读和理解障碍。严格地说，传播是一种社会性地体现，信息传递是一种外部运动，而意义交流才是传播系统的内在属性。作为媒介的中医典籍文本的翻译必须具备一定的意义传播性，译语必须是意义的载体，即在目标语中的表述需要承载一定的认识内容。上述译文依循了"归化"路径，在一定程度上摒弃了源语的符号特征而集中于意义的阐释或诠释，译文读起来较通顺明理。同时，为照顾读者的理解能力及篇章用语的一致性，保证用词的统一、单一，并与西方医学表达习惯接壤，译者将"精"统一为 essence、"脏"共用 viscera、"毫毛"译为 the surface of the body、"去宛陈莝"译为 eliminating the stagnation，且将段末的"巨气乃平"重复运用了 stagnation；"鬼门"也没有译为 ghost door 或诸如此类的形式，而是与意为"膀胱"的"净府"一起采纳了西医表达形式 perspiration and diuresis，使其译语脱离了神秘感，一目了然。其他如"温衣""缪刺"等译语亦如此，虽没有保留源语形态和符号标记，但清晰明了地揭示出其所包蕴的知识信息含义，没有模糊性，不需要目标语读者的猜测。

总体而言，基于归化论的中医典籍翻译过程可以包含如下步骤：一是要甄别中医文本，有针对性地选择有助于完成上述目标的文本素材；二是提炼文本中高频中医词汇并赋予其可以为译语读者接受和理解的译语形式；三是合理解析源语内涵，构建完成"意义对等"的译语结构和文体特征，并确定译本的风格以符合目标语类型；四是通过对语词或文本篇章结构的整体改编，以尽可能删除源语标志性特征或添加诠释性材料。

需要说明的是，这种完全基于读者视角从而在目标语中找到其对应词（equivalents）的"归化"翻译论，促进了文本意义的建构及语言在认识论上的形式转换，在一定程度上为学界架构起与目标语读者和西方医学体系对接的渠道。但是，绝对的"归化"即过分追求 the greater credibility of western medical concepts（西医概念的可信度）也会消杀中医典籍文本包含的认识对象的符号特征和情感归属感，即 ruin the integrity of Chinese conceptual system，这需要译者针对不同情况做出合理的选择。比如，"清热"一词如果牵强地转换为 antipyretic，将"泻火"译为 febrifugal，"肝寒"译为 hypatocryosis 等，那就从本质上脱离了原文本的认识视野。笔者认为如果将中医文本作为客观的信息源，在翻译过程中通过意义的形式转换，使译语客观反映诸如三焦、命门、元气、藏象、脉象等主体标记，使目标语读者能够进入中医认识视野和概念范畴，依循译语形成对中医学术体系的认知，这也将成为中医译者的终极目标。

二、异化与意象符号

相对于归化而言，"异化"就是如施莱尔马赫（Schleiermacher）所说："译者尽可能不扰乱原作者的安宁，让读者去接近作者，根据既定的语法规则按字面意思将和源语文化紧密相连的短语或句子译成目标语，从而在翻译中不完全遵循目标语言与语篇规范或不必服从目标语文本的约束和限制而葆有源语的独有特征，进而显现出某些'异国情调'的东西。"近年来中医翻译学界围绕"归化"还是"异化"理论或翻译策略进行了激烈争论，加拿大著名学者 Ivan Yeung 教授以 Opposing trends in translation of Chinese Medical Terms 为题做了简要归纳，很好地反映出这两种倾向，主要体现在：

● Presents the Chinese notion as it is (treated as an conceptual system independent of the reality it describes, and independent of any other conceptual system that describes the same reality.)

● Replaces the Chinese notion with sounder western medical notations (presupposes that any conceptual system is only a way of understanding reality and that other system can be usefully applied to understand it.)

异化论主张在译文中保留源语文化，保持"原汁原味"即能够 presents the Chinese notion as it is，从而丰富目标语文化和语言表达方式。可以说，这在提高译者能动性和主体性、促进语言符号和民族文化对外传播等方面起到了积极作用。不过，这种指导理论意味着有时译者可以基于体现源语语境的立场而选择了晦涩难懂的表达形式或文本风格，这对于不熟悉源语或异质文化的读者来说，显然也会带来一定程度的困难。

中医典籍具有浓厚的民族、历史和文化特色，蕴含了丰富的古代哲学思想和认知思维模式，其翻译也就成了重要的文化交流途径之一。学者刘宓庆在《中西翻译思想比较研究》中曾引用创建"归化"和"异化"这对翻译术语的美国著名翻译理论学劳伦斯·韦努蒂（Lawrence Venuti）在《*Translator's Invisibility*》（译者的隐身）一书中的话："英美文化中心主义者强调译文的 influency 或 transparence，进一步加强英美文化一元化，从而使得归化翻译策略得到某些学者的支持。但在当前多元文化发展的浪潮中，彰显语言是文化的载体从而凸显文化自我的民族文化成为研究和发展主流。"学界也日益关注异化论在中医典籍翻译中的运用。中医典籍包含许多承载中国传统医学和哲学思想的文化负载词语，译语的选择不仅关联意义归属，更关联到情感和文化内涵；并且大多数语词在英语中没有对应的医学概念如虚、精、阴阳、五行、气、三焦、津液、脉象、邪、脏腑等。那么如何一方面充分转换语义内涵，另一方面又能融入自身载有的价值、认知理念，进而在译语中构建出本民族文化和情感符号，这是需要译者仔细推敲和斟酌的问题。我们可以通过翻译实践加以体会，在此以 Veith 翻译的《素问·上古天真论》中的一段话为例：

女子七岁，肾气盛，齿更发长。二七而天癸至，任脉通，太冲脉盛，月事以时下，故有子。三七肾气平均，故真牙生而长极。四七筋骨坚，发长极，身体盛壮。五七阳明脉衰，面始焦，发始堕。六七之阳脉衰于上，面皆焦，发始白。七七任脉虚，太冲脉衰少，天癸竭，地道不通，故形坏而无子也。（《素问·上古天真论》）

When a girl is seven years old, her kidney qi becomes exuberant, at the same time, her teeth begin to renew and her hair begins to grow. The girl's Tiangui (the substance necessary for the promotion of growth and reproduction of human body) appears at the age of fourteen with the conception channel open and the great thoroughfare channel vigorous, then, her menstruation appears and she can be bear a baby. The woman's kidney qi is even and normal at the age of twenty one, and her wisdom teeth grow and fully developed. The woman's sinews and bones are strong and normal at the age of twenty eight, her hair is long and flourishing and her body reaches the most. The yang bright channel will decline when the woman reaches thirty five, so her face begins to wither and her hair begins to fall. The yang channels will not keep their prosperity when the woman reaches forty two, and her face is completely wane and her hair turns gray. At the age of forty nine the conception will be deficient, Tiangui will be exhausted and the downward path is closed, thereby, she turns feeble physically and unpregnant. (Veith)

从某种意义上说，异化论指导下的翻译方式更有利于保留和呈现源语文化内涵，更好地向西方传递中医理论和中医文化符号或语言标记。我们使用的音译、部分直译或附加注释的一些方法都可以归类于异化论范畴，如音译的 qi、yin、yang、dao、zangfu、sanjiao，甚至包括 xue 等译法已经得到许多国内外译者和读者的基本认可。对于音译法，李照国教授在其著作《中医翻译研究》中也曾谈道："在译语中，中医术语既要保留中医的特有概念，又要让目标语读者正确理解其意义，音译是唯一的办法。"但是，鉴于中医典籍大部分语词对西方读者来说比较陌生，大量的单纯音译必然会增加阅读难度，更多坚持异化论的学者主张音译或直译加适当注释的方法，以便一举两得，更有利于中医理论和知识的对外推广。

针对上文特色化概念如"任脉""太冲脉""天癸""阳明脉"等语词，Veith在意义建构中就顾及了文本特定时代与特定地域的文化环境和价值观念，保留和体现了中医语言的"象"特征并折射在译语形式上。譬如文中"天癸"一词，中医对此有四种解释：①促进人体生长、发育和生殖机能，维持妇女月经和胎孕所必需的物质；②精气；③元阴、元气；④月经。译文采用拼音 Tiangui 并加以英文注释 the substance necessary for the promotion of growth and reproduction of human body。对"任脉""太冲脉""阳明脉"则分别译为 the conception channel，the great thoroughfare channel，the yang bright channel，不但形式对应，还充分保留与体现了古老中华文化的"意象"感。在中华文化范畴中，"意象"是一门艺术符号，"意象"乃"意"与"象"的组合，以"任脉"为例：译语一方面要表达出其调节阴经气血、调节月经的作用，另一方面要观照受精、怀孕、胚胎一意，从而译出 conception 一词，令读者一目了然。"太冲脉"的翻译亦如此，"冲"即冲要、要道的意思，和 thoroughfare 在"象"色彩与"意"内涵上都能很好地对应。这种译语形式既具译者和读者的同一性与普适性，又拥有本土的民族文化特色。对于"阳明脉"的翻译更是兼具了"形"与"意"、"立象以尽意"的形式建构。阳气在身体里是分布不均的，阳气最充足的脉被称为阳明脉，在生命开始衰减的时候，作为阳气，首先失去的是旺盛以至于明亮的势头，即阳而明之的状态。"阳"的拼音形式，特别是"明"对应的 bright 就以外在的"物象"符号承载了内在的"意髓"即思想内涵和语义本质，二者的结合良好地体现出源语与译语两种语言符号的同一性与多样性的融合。

有些学者主张归化和异化，无论采取哪一种都必须坚持到底，不能将二者混淆使用。然而，在实际的翻译中，很难做到如此纯粹。翻译要求我们忠实地再现原文作者的思想和风格，而这些对于目标语读者而言都是带有浓厚的异国情调的，在情感上具有吸引力，采用异化法也是必然。同时，译文又要考虑到读者的理解力及译文的流畅性，采用归化法也正常。选取一个策略而完全排除另一种策略的做法是不可取的，也是不现实的，它们各有优势，也各有缺陷，顾此失彼显然不能实现翻译的有效性，在实际翻译过程中归化与异化应该是相辅相成、并有互补的辩证统一关系。中国翻译协会黄友义先生曾提出："一是要有文化产品意识。'中国文化走出去'的提法并不容易被外国人接受，应该表述为'促进中国文化产品的国际市场份额，让更多的国外观众看到中国文化产品'。比如，非洲人由于常看李小龙的电影，所以一看到中国人就说'布鲁斯李'。二要有读者意识。不要辛辛苦苦做了半天，做完了束之高阁，到头来只能自我欣赏、自我陶醉。"其实，这种理念对中医典籍翻译来说也是相当贴合的。译者在翻译中，将始终面临着异化与归化的选择，通过选择使译文在接近读者和接近作者之间找一个"融会点"。这个"融会点"不是一成不变的"居中点"，它有时距离作者近些，有时距离读者近些，但无论接近哪一方，都要遵循一条原则：接近作者时，不能距离读者太远；接近读者时，不能距离作者太远。简而言之，依循异化论时不妨碍译文的通顺易懂，依循归化论时不失去原文的味道。笔者认为，翻译过程中不妨对一般性的语言形式或极其体现专业性的医学语词倾向于归化策略，而对其有语境代表性的符号、文化表征和内涵进行异化处理。这样，译文作品可兼两策略之长而避其短，使两者有共同发展的空间。

三、功能对等与复合性表意

语言学家奈达（Eugene Nida）从语言学的角度出发，根据翻译的本质，提出了著名的"动态对等"即"功能对等"翻译理论，侧重翻译时不求文字表面的死板对应，而要在两种语言间达成功能上的对等，即不仅是词汇意义上的对等，还包括语义、风格和文体的对等。由于形式很可能掩藏源语的文化意义并阻碍文化交流，他提出"意义是最重要的，形式其次"。根据奈达的理论，译者应以词汇、句法、篇章、文体等方面的"动态对等"作为翻译的指导原则，准确地在目标语中再现源语的文化内涵。近年，有相当一部分中医译者和研究者引用"功能对等"理论来阐述和实践，比如李照国教授曾在其《中医英语翻译技巧》一书中对"深化译法"做出解释："对原文理解和表达上要透彻入理，而不是满足于对表层信息的转述或仅囿于对表层结构的转换，译者应该努力挖掘其深层所指并将其转达到译语中，实现'等效'翻译，以适应目的语语言与文化。"就"功能对等"论来说，所谓"忠实"并不仅仅是词语形式上的对等、意义对等或等效要大于形式匹配，特别重视意义的感受方式和接收效果，使译本在目标语文化中所起的作用就像源文本在源语文化中所起的作用一样，这种驾驭和把握具有不容忽视的制约作用。

功能对等论是目前学界最被广泛认可的中医翻译理论之一。具体来看，秉承异化论的译者可能会将"土不制水"译成 earth fails to control water，一方面高度强调两种语言结构与形式上的照应即 literal equivalent，另一方面又呈现出中医语言的符号色彩，保留了由"土"和"水"所体现的文化内涵。但是，这种译语形式不完全符合奈达的"对等"理念，其"对等"侧重强调一方面要清楚传递源语的基本意义，另一方面要以契合译语语言和文化而建构、更新与提升译语的词语、短语、语段、语篇等维度的表意功能，即可以实现 a modern understanding of the effect of the stimulus。在建构过程中，由于"功能对等"理论特别强调语篇和语境的深层结构与隐性语义的高级层面，这会为译者在处理中医语词形式与意义的模糊性、歧义性、笼统性和高信息密度方面提供了一定的指导性。仍以"土不制水"为例，其本意为：脾属土，肾主水。根据五行的资生制约关系，脾土制约水液，使其正常运化；若脾土虚弱不能制约水湿，致湿浊停滞，会出现痰饮、水肿、小便不利、便溏等病症。由此意可推知"土不制水"的两种译法：一是 The spleen (earth) fails to control the water；二是 The spleen fails to control fluid metabolism。两种译法，特别是后者，似乎更触及深层次的语义忠实而不仅仅是表层结构的形式忠实。

基于功能对等论，中医典籍翻译可以从两个出发点来审视其译语构建方式：一是结构维度，即结构和形式的建构；二是交际维度，即译语在目标语国家使用得是否恰当并被接受，而这往往涉及社会、文化、心理等诸多因素。至于翻译效果如何，也可以根据奈达所定的标准，即译语读者的感受与源语读者基本相同则视为对等，反之则视为不对等。比如："风起㖞偏"一词在中医诊断中意为"风中经络而引发面神经麻痹"，据此意可译为 facial paralysis due to wind pathogens 或者 distortion of the face due to pathogenic wind，目标语读者从 facial paralysis 或 distortion of the face 能够快速清晰地理解其涵义"面神经麻痹"，又从 wind pathogens 或者 pathogenic wind 可知其信息背景，不仅完成了同一单位空间内形式转换的结构对等，也完成了基于语义传播的交际对等。

具体来看，功能对等论侧重四层面的对等效果即词汇层面、句法层面、篇章层面和文体层面。

（一）词汇层面

中医语言这种特殊的符号系统拥有极强烈的本土性和民族文化特色，由此决定了中医典籍在诸多方面都有一定的语言的不可替代性和不可译性。其中很多语词的结构、语义和逻辑关系处于中西两种文化的非共识部分，因此真正的"对应"很难在两种语言的能指与所指、外延与内涵、情感与理念之间达成平衡。从词汇层面看，主要涉及词汇结构和语义的对等关系（笔者也将在语词翻译篇章中加以更翔实的示例说明），如"肝血虚"译为 liver blood deficiency，基本可以保持结构和语义的对等性。中医药词汇的结构特点与英文遣词习惯大相径庭，译者需要对此加以条理化、系统化，根据动态对等理论和原则，采取适当保留或变通的手法使之进入到译语中。

对于汉英结构相同或相似的，依循源语结构译出即可，如：

胃气上逆 stomach qi ascending counterflow
脉象主病 pulse manifestation indicating diseases
心肾不交 heart kidney non-interaction 心阴虚 heart yin deficiency
君药 sovereign medicinal

当然，基于动态对等理论指向，译者可根据英语惯用表达结构进行形式和结构的调整，使之表现界域更清晰、更系统化，比如"上攻"可译为 attacking upward、"口咸"可译为 salty taste in mouth，下列示例在译语结构上也或多或少地进行了前后置换或成分补充：

肝肾两虚 dual deficiency of liver and kidney
脾胃湿热 dampness-heat in spleen and stomach
语言謇涩 sluggish speech　手足厥冷 reversal cold of hands and feet
肺经蕴热 heat amassment in lung channel　纳谷不香 no pleasure in eating
未病先防 prevention before disease onset

辩证地看，囿于两种异域文化基础不同，如果过度追求与源语形式和结构的一致性，则会使译本在某种程度上失去可读性。任何作品，无论是文学作品还是科技作品的产出，都主要是基于"应该读""便于读"和"乐于读"的可读性原则。如果中医典籍译本也能够具备这种通约性，才具有一定的生存能力。而且，目前国际上对于中医文本翻译的重置和变通也予以认可，似乎正在变得更为流行，学界更多学者正在变得倾向于侧重译语读者的感受。可见，译者也要适可而止，从"功能对等"理论出发，从"系统性"原则着眼，在"变"中尽可能遵循"结构对等"而构建合理贴切的译语形式，保证译文结构的相似性和对应性、文本的可读性，创造具有最佳表现力的译语。

（二）句法层面

在翻译过程中，中医译者更要注意汉英两种语句组成的结构、逻辑与语义特点的不同，力争在形式对等的基础上实现功能对等即逻辑对等和语义对等。对于秉持功能对等理论的译者来说，逻辑和语义对等更重于语言形式和表层结构的对等。如"外者为阳，内者为阴"可译为 The external pertains to yang while the internal to yin。此句"内外"相对、"阴阳"相对，为行文需要，且避免高度重复，pertain 在后半句中被删减，同时增加英语表达不可或缺的连接词 while。译文形式实现了句法功能的对等，重视如何恰当地表达原文含义的同时，使句法结构更符合英文表达习惯和语法准则。

中医典籍的句式和句法特点决定了保持句法层面的逻辑对等对翻译来说至关重要。中医典籍一般由古汉语写成，语言晦涩，句式整齐，从《黄帝内经》就可窥见一斑，其在句型的选择、句式的变化、长句与短句、奇句与偶句的搭配上可谓是独具一格，句与句之间一般没有连接词，上下句的逻辑关系强烈依赖于译者的汉语水平和专业理解能力。不同译者在翻译实践中对中医典籍语句的逻辑关系的理解和处理手法有所不同，由此生成的译文形式和句法逻辑关系亦有所差异。如《素问·上古天真论》开篇的一句话：

　　夫上古圣人之教下也，皆谓之虚邪贼风，避之有时，恬淡虚无，真气从之，精神内守，病安从来。

　　When the sages in ancient times taught the people, they emphasized (the importance of)avoiding Xu-xie (Deficiency-Evil) and Zeifeng (Thief-Wind) in good time and keep the mind free from avarice. (In this way) Zhenqi in the body will be in harmony, Jingshen (Essence -Spirit will remain inside, and diseases will have no way to occur.（李照国）

　　In ancient times people behaved according to the teaching of preserving health of the sages: All evil energies of various seasons are harmful to people, they attack the body when it is in general debility, and they should be defended anytime and everywhere. When one is completely free from wishes, ambitions and distracting thoughts, indifferent to fame and gain, the true energy will come in the wake of it. When one concentrates his spirit internally and keeps a sound mind, how can any illness occur?（吴氏父子）

　　汉语书面语对逗号的使用并不严密规范，即使中间变换话题，也使用逗号来分割小句，语义上可断可连；而英语表达与亚里士多德严密的形式逻辑是一致的，注重形式论证和形态的外露，拘谨于形式结构的完整性，语法呈显性即注重"形和"。基于此，我们对比上述两个英译版本，可以看出不同译者对中医典籍句子内部逻辑关系的处理有所不同。吴版译文不拘泥于原文形式，把汉语句子的各分部既彼此结合，又相互分离，使其结构和语义上融会贯通，译语体现出依循"形和"的特点，即使用显性的形态变化和显示逻辑－语法关系的连接词来表达语义和整合结构，表现之一就是句子标点使用规范，根据语义的完整性和主题类别来使用逗号、分号或句号等。针对原句各部分仅用逗号隔开的结构形式，李版译文以"真气从之"开始进行分隔，在句法结构上作为变换话题的开始；吴版译文将"恬淡虚无"作为话题和逻辑关系转换的标志，译文在之前用句号分割。

　　其次，汉语注重意义和功能的隐性连贯与英语注重形式和结构的显性连接可说是云泥之别。从上例就可以看出汉语少用或不用形式连接的语言特点，古汉语尤其如此。与汉语不同，英语语法意义和逻辑关系主要靠形式手段进行连接，如关系词、连词、介词及其他连接手段，把各种成分连接起来，构筑成长短句子。上文李版译文主要凭借 when，in this way 两个关联词和结构将原句分割成两个独立句，兼以 and 辅助连接，从而前呼后应，意义和逻辑就通过这些形态展示给读者。吴版译文按照意群对源语进行了拆分、重组和转换，并主要运用 when 进行分割，形成独立的三个句子；同时，充分运用了介词结构如 in ancient times，according to，in general debility，in the wake of 等，将结构散乱的源语形式架构在一起，语义充分清晰，符合英语的表达习惯，完成语义功能对等。可以看出，吴氏父子在翻译时充分考虑到了西方读者的思维和阅读习惯，除了在句式和语义逻辑上力求实现形式"显性"引起读者共鸣外，在词语选择上也力争靠近源语读者的语言文化范畴和使用习惯，如 in general debility，free from、indifferent to 等，更是在句末使用了一个疑问句 "how can any illness occur?" 来完成"不言而喻"的论述，并且加强了艺术表现力。仔细读来，吴版译文一方面受到严谨的主谓结构和连词的约束，但读起来一气呵成，紧凑严密，另一方面为尽量摆脱源语专业性较强的语境约束，译文所用语词贴近英语世界读者认知的一般性概念范畴，完全实现意义的充分转换和交流。

（三）篇章层面

翻译对象与翻译效果的最终体现都将落实到语篇上，奈达的对等概念就是在强调以适应目标语语言和文化，确保更清楚地传达源语篇的基本意义；翻译的重心从词语和句子转向语篇这一更高层面，中医典籍翻译亦如此。作为文本形式，中医典籍也具有表象性和直观性，只是中医知识体系与语言形式的特殊性决定了其不易于读解，转化为另一种语言更是如此。对译者而言，动态地模仿或转换其形式与意义，完整地呈现客观形式及主观意识、文化包蕴的内涵或信息情感，使其为受众所读解，从而形成有别于其他中医传播形式的独特性，将其承载的意义与形式建构推进到译语世界，这是一个重要途径。除了语词、句式，强调篇章功能作用的动态对等而非静止的形式对等也是完成文本的复合性表意功能的一部分。

为决定"对等"，段落和语篇层面的话语结构的恰当转换很重要。在中医典籍翻译中，强调语篇功能对等可以借鉴语篇语言学对语篇整体内容的阐述。具体来说，被理解为多层面复杂结构的语篇语言学超越了传统语言学对词语和句子的关注，聚焦于更大的表达单位，译者需要在译文中构建良好的谋篇机制，才能保证一个语篇在语言和概念上形成一体。英国著名翻译理论家哈蒂姆和梅森（Hatim and Mason）认为：语篇结构的目的是为某种修辞目的服务，而且在力争获取对等时，译者的首要工作就是力图传递这种目的，并做出相应的修改。

鉴于语篇宽大的表达单位携带的交际和文化背景是翻译中实现"对等"的基底，中医典籍翻译要求译者在整体上把握语篇的主导性语境，然后谋篇布局，对原语篇结构做出必要调整与修改，从而使译文语篇与原语篇"对等"。试看《素问·灵兰秘典论》一段译文：

黄帝问曰：愿闻十二脏之相使，贵贱何如？

岐伯对曰：悉乎哉问也。请遂言之！心者，君主之官也，神明出焉。肺者，相傅之官，治节出焉。肝者，将军之官，谋虑出焉。胆者，中正之官，决断出焉。膻中者，臣使之官，喜乐出焉。脾胃者，仓廪之官，五味出焉。大肠者，传道之官，变化出焉。小肠者，受盛之官，化物出焉。肾者，作强之官，伎巧出焉。三焦者，决渎之官，水道出焉。膀胱者，州都之官，津液藏焉，气化则能出矣。凡此十二官者，不得相失也。故主明则下安，以此养生则寿，殁世不殆，以为天下则大昌。主不明则十二官危，使道闭塞而不通，形乃大伤，以此养生则殃，以为天下者，其宗大危，戒之戒之。至道在微，变化无穷，孰知其原。窘乎哉，消者瞿瞿，孰知其要。闵闵之当，孰者为良。恍惚之数，生于毫厘，毫厘之数，起于度量，千之万之，可以益大，推之大之，其形乃制。

黄帝曰：善哉，余闻精光之道，大圣之业，而宣明大道，非齐戒择吉日不敢受也。黄帝乃择吉日良兆，而藏灵兰之室，以传保焉。

The Yellow Emperor said:"I'd like to know how it is possible that the twelve viscera function each other and the principal or subordinate status of each viscus."

Qiboanswered:"What a careful and detailed question. Now I will present you with the followings:the heart is like the monarch who dominates the spirit and ideology; the lungs are the symbol of the interpretation and conduct for regulation of the body;the liver has the functions of a military leader who excels in the strategic planning; the gall bladder is an upright official who excels in the decisions and judgment; the pericardium is like a guider who can transmit the joys and pleasures; the stomach acts as the official of the public granaries and grants the five tastes; the large intestines are the transmitters in charge of change and transformation; the small intestines are the receivers and dischargers of the dross; the kidneys are the energetic officials excelling in the skills; the triple energizers are like the officials who plan the dredging water in charge of the dredging of the body fluid; the bladder is the regional official for the fluid storing and the vaporization. These twelve officials should not fail to assist and coordinate with one another.

When the monarch(heart) is intelligent and enlightened, there is peace and contentment among his subjects; the person will be healthy with a long life. It is just like the condition in a country where the monarch is wise and able, the country will be glorious and prosperous.

But when the monarch is thick-headed, the twelve officials become dangerous and perilous; the way is obstructed and blocked, thus, the country will be dangerous as the body will be greatly damaged. Be on guard.

The Dao is so subtle with numerous changes that one can not understand it. It is greatly discouraging. One can hardly decide the essence although by exploring it diligently. As the principles are inexplicit and indistinct, the essentials are difficult to understand. The tiny substance dim of vision is like the number of atoms and hair can be judged to be the size of millimeter or even to the smaller units. Being accumulated and extended infinitely, they form the human body.

The Yellow Emperor said:"Excellent! I have been told that Dao of essence and brightness is illustrated by the sages. Such bright principles cannot be accepted without the ceremony or an auspicious day. So the Yellow Emperor select an auspicious day to store the cannons in the royal room for handing down. （吴氏父子）

上文首先通过句间的衔接和连贯，把 Qibo 的观点和立论呈现出来，如逻辑承接词 now、when、but、so、as 的使用，间或使用了句间照应手段如 I'd like to know how it is possible that, It is just like the condition, Now I will present you with the followings 等。虽然并非一句一句地对应，也是尽量做到从语言事实出发，从框架出发，保证语词和段落内在逻辑关系的吻合。比如 When the monarch (heart) is intelligent and enlightened, there is peace and contentment among his subjects 就是将原文句子合二为一，使得语势连贯，上下衔接，突出句段的连锁关系。汉英两种语言的衔接与连贯方式不尽相同，为实现英语篇章的自然流畅，有时需要调整原篇结构与衔接方式等。

有两个重要元素是翻译中实现语篇对等的内容核心：一是译文表达的衔接性。衔接表示意义衔接的语言机制，给语篇提供了词语、语法和其他关系的连接；正因为有了衔接，同一个句子的不同成分、两个相邻句子、两个相距较远的句子、不同段落之间才能通过一定的语义关系而实现"形连"相互照应与融合。如上文一开始就提出 the heart is like the monarch who dominates the spirit and ideology，继而在下一段开头以 When the monarch (heart) is intelligent and enlightened, there is peace and contentment among his subjects 作为呼应。中医典籍译者在翻译过程中尤其需要保证译文语篇上下文各意义单位之间必须具有一定的内在联系或逻辑关系而实现"意连"，且意义结构具有同体性、统一性和互动性，在语义上不出现断层现象，才能在构成译文语篇体系的过程中，确保不同文化背景的读者在一个紧密的段落和语篇结构中不断强化对主题的认识和理解。

二是语义的向心性。英汉语结构不同，句子在集结成群的过程中表现方式、集群方式、组段形式就会不一样，即翻译上就会有语句或语段的融合或拆分。比如，针对汉语简短的话语形式、分散的主题、松散的逻辑关系等现象，英语需要使用两个或以上的短语、句子，突出强大的逻辑关系和向心力，这样，语段作为结构单位又作为翻译单位融为一体。如本段中"故主明则下安，以此养生则寿，殁世不殆，以为天下则大昌。主不明则十二官危，使道闭塞而不通，形乃大伤，以此养生则殃，以为天下者，其宗大危，戒之戒之"在源文中同属一个语段，而在译语中根据其主题层面划分为两个段落，即：When the monarch(heart) is intelligent and enlightened, there is peace and contentment among his subjects…和 But when the monarch is thick-headed, the twelve officials become dangerous and perilous…。这两种不同的结构处理方式来自汉英迥异的认知思维方式。与西方的分析思维有所不同，强调身心合一，形神合一的有机整体性（life in perfect accord with nature）是中国传统思维方式的一大特征，要了解部分，必须认识整体，这种整体思维方式反映在文本的书写形式上，表现在围绕一个话题的不同层面的语义采用横向铺开，圆融和合在一个段落中，注重其间的相互关系和整体把握。而英语篇章与汉语有所不同，其以主题来分段，注重各主题的分析解剖和纵向深入。

无论如何，中医典籍译者要充分注意到汉英两种语段不同处理方式的根源所在，由此须提前按照英语篇章结构对源文本进行主题划分，并且保证进入不同段落的各层面语义的向心性。这种向心性可以通过保持句子之间的逻辑关系，包括词汇衔接在内的多手段句内连接来确保上下文各意义单位之间的衔接和连贯。对此，本书也将在之后的篇章翻译一节里加以更为详尽的阐述。

（四）文体层面

苏联学者科密萨罗夫在其著作《翻译语言学》一书中指出，厘定翻译标准要从五个方面加以考虑，即翻译的等值标准、翻译的体裁标准、翻译的言语标准、翻译的实用标准和翻译的约定俗成标准（Komissarov，1980）。不同文体的作品有着各自独特的语言特征，译者只有创造出真实体现源语文体风格的翻译作品才能道明其所蕴涵的真实意义。不同类型的中医典籍的文体有所不同，有的文本如《黄帝内经》所承载的文化因素较多，有的如《金匮要略》所承载的文化因素较少，但对于任何中医典籍文本的翻译都必须准确如实地将源语信息内容转化成目的语，期间缺少不了对文体层面的处理。优秀的译者在中医典籍翻译实践中应充分考虑如何处理不同体裁作品中的差异，从而选择不同的文体。

以《黄帝内经》为例。《黄帝内经》是一部百科全书式的鸿篇巨制，一部富含文化因素最多的中医典籍，其形式和内容充分展现了自身的文化特性及传统哲学内涵。《黄帝内经》一书总体上采用了3种表达手法即议论、记叙和描写，要么通过概念、判断和推理对问题进行论证，要么运用叙述手法对所写事物做说明和交代，要么描绘或刻画所写事物的形象和面貌。笔者认为，在翻译中，除准确地再现《黄帝内经》知识内涵和表达风格外，对其和谐的语词韵律、精彩的句式搭配与深厚雄浑的谋篇布局理应注重在译语中的文体匹配。译者需要尽量把握和再现源文体的风貌神韵，将内在结构熔铸在适宜的外在文体表现中，在译语中依循议论、记叙和描写法，以呈现原文的文体结构。在此摘取《素问·玉机真藏论》一段内容，以此分析其文体层面的翻译处理：

五脏受气于其所生，传之于其所胜。气舍于其所生，死于其所不胜。病之且死，必先传行至其所不胜，病乃死。此言气之逆行也。故死。肝受气于心，传之于脾；气舍于肾，至肺而死。心受气于脾，传之于肺，气舍于肝，至肾而死；脾受气于肺，传之于肾，气舍于心，至肝而死；肺受气于肾，传之于肝，气舍于脾，至心而死；肾受气于肝，传之于心，气舍于肺，至脾而死。此皆逆死也。一日一夜五分之，此所以占死生之早暮也。（《素问·玉机真脏论》）

本论论述了脉之四时、真脏脉之病象、五脏疾病之传变、五虚五实等五大问题。首先指出在这一年四季的变化中，人的脉象也跟着变化，即所谓春弦、夏钩、秋浮、冬石；继而讨论四时五脏的平脉、太过不及的病脉及真脏脉的脉象，阐释五脏发病的传变规律、五脏虚实机转；最后得出五脏之脉以脉有无胃气为重点，必借胃气才能到达气口的道理。文章描写翔实，论据有力。对于此段内容，笔者认为，只要有正常的阅读能力即可感知原文的空间结构和体裁，无须转译，译者仅需遵循与掌握中医翻译基本原则，兼顾译语读者的思维形态，坚持与原文实际展现的表现手段一致，就可以获得"等效"即相适宜的具有文体意义的表象结构形式。不过，不同译者遴选的翻译手法和策略不同，必将导致不同的译文结构形式，由此表露不同的文本形态甚至语义。以下两段译文就采取了不同的体裁风格：

The evil-energy of a certain viscera originates from the viscera that it produces (liver's evil-energy originates from heart), transmits to the viscera which it restricts(the evil-energy is transmitted from liver to spleen), retains in the viscera that produces it (the liver's evil-energy retains in the kidney), and the patient will die when the transmission reaches the viscera that restricts it (such as, when the evil-energy being transmitted to the lung, the patient will die). The patient will die only after the visceral energy being transmitted to the viscera that restricts it, and this is the adverse direction of the transmission of the evil-energy.

For instance, the liver's evil-energy originates from the heart, then being transmitted to the spleen, and then, being retained in the kidney, when the transmission reaches the lung, the patient will die. The heart's evil-energy originates from the spleen, then being transmitted to the lung and retained in the liver, when the transmission reaches the kidney, the patient will die. The spleen's evil-energy originates from the lung, then being transmitted to the kidney, and then retained in the heart, when the transmission reaches the liver, the patient will die. The lung's evil-energy originates from the kidney, then being transmitted to the liver, and retained in the spleen, when the transmission reaches the heart, the patient will die. The kidney's evil-energy originates from the liver, then being transmitted to the heart, and retained in the lung, when the transmission reaches the spleen, the patient will die. These are the conditions of the adverse drive of the evil-energies. When divide the day and night hours into five parts to associate the five viscera respectively, the hour of the patient's death can be probably estimated. （吴氏父子）

原文本以"五脏"和"气"为话题，围绕"受气于其所生，传之于其所胜"，"舍于其所生，死于其所不胜"展开评论和说明。吴氏父子仍然采用说明性的文体结构与评论性语气，将这种"话题 – 评论"形式转换成英语的"主语 – 谓语"结构，将"气"（evil-energy）话题转换成译文中的主语，构建成 The evil-energy of a certain viscera originates from the viscera，后文亦如此。译文的结构体裁与原文有所不同，并没有将源语话题与译语的主语重合，而是突出了功能上的"等效"。同时，我们也会注意到，吴氏根据原文话题解构出两个主题，译语采用"总 – 分"形式解构为两个段落，第一段总体概述了五脏自身脏气的传变关系，第二段以 for instance 作为表明逻辑关系的连接词语，运用五行生克理论详细加以举例说明。这种文体形式以主题为主导，按照主题意向来论述，篇章层次清晰，这种文体形式符合英文的表达习惯和西方读者的分析式思维路径。

(Among) the Five Zang-Organs, (one organ) gets affected by Qi from the organ that it promotes and transmits to the organ that it restricts. Qi maintains in the organ that it promotes and causes death when transmitted to the organ that restricts it. When the disease is so serious that (the patient) is dying, the Qi must be transmitted to the organ to be restricted and then (the patient) dies. This is the reverse transmission of Qi, that is why it leads to death. The liver gets Qi from the heart and transmits it to the spleen. Qi maintains in the kidney and, when transmitted to the lung, it leads to death. The heart gets Qi from the spleen and transmits it to the lung. Qi maintains in the liver and, when transmitted to the kidney, it leads to death. The spleen gets Qi from the lung and transmits it to the kidney. Qi maintains in the heart and, when transmitted to the liver, it leads to death.

The lung gets Qi from the kidney and transmits it to the liver. Qi maintains in the spleen and, when transmitted to the heart, it leads to death. The kidney gets Qi from the liver and transmits it to the heart. Qi maintains in the lung, and when transmitted to the spleen, it leads to death. This is all caused by reverse transmission of Qi. One day and one night are divided into five periods (corresponding to the Five Zang-Organs) according to which death and life are predicted. （李照国）

可以看出，李照国版译文与吴氏版译文在措辞上即语言表达风格上相差很大，这一方面由于两人对原文的理解不尽相同，另一方面也由于二者所处时代和环境不同，从而造成对词语和句式结构的转换方式不同。比如，李照国将"五脏受气于其所生，传之于其所胜"的"五脏"处理成介词短语（Among）the Five Zang-Organs，主语则增添了 one organ，由此在形式上增添了一个话题。对于"气舍于其所生，死于其所不胜"，吴氏将其与前一句联合，以 The evil-energy of a certain viscera 作为译语主语，而李照国将其独立为 Qi maintains in the organ that it promotes and causes death when transmitted to the organ that restricts it，以此保证话题的独立性，只是对结构做了相应的改变。

由于篇幅所限，笔者不一一分析，但有一点需要进一步明确：中医典籍的行文表述是在看似无序中隐含有序的论证规律。因而，虽然不同译者在构造段落与篇章结构和形态的方式方法截然不同，但只有依靠文体的建构活动，才能使译语适应意义表述的同时又具有结构秩序，才能使读者在阅读中感知形式与意义的平衡性。译本的篇章结构，即论证结构或叙述结构在文体的显性结构、直接和间接的意指等诸多层面的交错中凸显其与原文的意义"对等"。

四、语境的关联性

传统观念上，翻译被看成是通过语码转换实现意义传递的一种手段，是把一种语言所表达的信息转码成另一种语言的过程。译者的首要任务就是在译作中尽可能多地保留原文信息，但生存环境、教育、职业和文化背景等诸多差异必然会影响译者和读者的认知与文字解码能力，使得文本间不平衡、不共通。据此，法国语言学家斯珀伯（Sperber）和威尔逊（Wilson）在《关联性：交际与认知》一书中提出了关联理论，从认知角度把翻译看作是一种跨文化、跨语言的示意－推理过程或行为。更准确地说，翻译是跨文化交际的重要途径，面临在不同语言文化间顺利转换的困难；译者向读者示意其交际意图，读者有时需要越过字面意思，根据原文的语境信息及关联原则对译者的交际意图进行推理理解，结合认知语境信息，在关联原则（Relevance Principle）的指导下进行解码和推理，达到对意义的正确把握。下面的例子可以清楚地说明这一点：

George: Will Candy be long?
Sarah: She is with Frank now.

Sarah 没有直接以 yes 或 no 来回答 George 的问话，而是采用了间接的答话方式。假设 George 知道 Frank 是个做事雷厉风行的人，那么她就可以根据 Sarah 的答语并结合 Frank 做事快这一语境信息推理出 No, she won't be long 这一结论（即 Sarah 所说话语的交际意图）。相反，如果 George 知道 Frank 是个效率低下的人，那么她就会推理出 Yes, she will be long 这一结论。从中可以看出，基于对话语和语境信息的动态推理过程的关联理论交际观使得源语言交际意图与受众的期待和需求相吻合，达到成功交际的目的。很多学者认为关联理论对翻译有着极强的解释力，认为翻译就是一种语际间的交际活动，特别是其对认知环境（cognitive environment）的解释观点："话语的内容语境和各种暗含，使得听话人对话语产生不同的理解。"

关联理论的核心意义就是在文本话语与读者的认知语境间寻求最佳关联，以便收到良好的语境效果。中医典籍译本面向的是认知心理中缺失中国文化图式的西方读者，鉴于中医语言的文化性、哲学性及深邃的语义使得其语言的内在关联性较为含蓄，那么译者需要敏锐地识别出典籍文本中的文化关联性及由此而产生的文化缺省，推测出目标语读者的认知语境，争取在翻译中对由于低关联度造成的语义真空进行还原、填补和补偿。既然背景信息是理解新信息的前提（在关联理论中称作语境信息）和基础，那么我们可以大胆假设，在中医典籍翻译过程中，译者有在译文中增添相关背景知识以帮助译语读者进行更好理解的权利和义务。特别是针对典籍中大量的文化负载词，基于关联理论的翻译路径可以有效减少翻译困难，扩大翻译视角。译者在翻译这些文化负载词时，需考虑源语情景与目标语认知语境之间的关系，平衡读者和作者这两个要素，采取恰当的方法，使读者花最小的阅读心力就可以获得与源语读者相同的语境效果，努力实现最佳关联。

从中医典籍中大量承载着独特文化信息意义的文化负载词的翻译可以看出，由于中西方在语言信息、心理信息、表现手段、表现技巧及言语方式等层面的不同，译者需要担负起两种责任：一方面需要推断原作意图，另一方面需要预判读者的认知环境、理解能力与需求。从后者来看，其决定了译语形式与所在语境之间的关联程度可以分为：关联、部分关联和不关联三个维度。进而，译者来决定和采用相应的翻译方法如直译、意译、音译、释译、注释、借用西医法或创译（如词素法）等。下面以中医典籍中某些文化负载词为例来简要说明源语与译语实现语境效果关联的方式方法：

（一）关联

所谓关联，指的是中医语词、句法或篇章结构在译语中可以找到自然的对应语或可以被读者接受的结构。译者在关联理论的指导下一般会采用直译法，构建对应的译语形式或句法结构，使者获得与源语语境关联的语义效果。比如，我们之前也提到过，"心"在西医中指具体器官 heart，而中医的"心"却"主血脉""主神志"，可以用英语来表述其内涵，即 it is related to the small intestine externally and internally, dominating blood and vessels, propelling the blood flow, governing the heart mind and spirit, etc. 虽然中医五脏内涵与西医概念的实物指代有所区别，出于标准性和规范性的翻译原则及实现功能对等的指导思想，学界基本将此类语词转换为西医的 hear, liver, spleen, stomach, lung 等。特别是考虑到西方读者的认知与接受能力，也将五行分别关联于 wood, fire, water, metal, earth 等具有物象特征的语词。又如："君主之官"对应 monarch、"将军之官"对应 general、"毒"对应 toxin、"肾虚"对应 kidney deficiency、"逆"对应 counterflow、"白苔"对应 white fur、"胸痛"对应 chest pain、"中暑"对应 heat stroke、"肝藏血"对应 liver storing blood 等。再看《难经》中的一段译文：

曰：脉有阴盛阳虚，阳盛阴虚，何谓也？然：浮之损小，沉之实大，故曰阴盛阳虚。沉之损小，浮之实大，故曰阳盛阴虚。是阴阳虚实之意也。(《难经·六难》)

Difficulty Six: The pulses have yin exuberance and yang vacuity and yang exuberance and yin vacuity. What does this mean?

Answer: If floating (i.e.the level of the pulse) is decreased and small, while sunken (or the deep level of the pulse) is replete and large, this is what is said to be yin exuberance and yang vacuity. If sunken is decreased and small, while floating is replete and large, this is what is said to be yang exuberance and yin vacuity. This is what is meant by yin and yang vacuity and repletion.(Bob Flaws)

这段话中"脉有阴盛阳虚，阳盛阴虚"是一个明显的主谓关系，Bob Flaws 在翻译时用动词"have"完整地呈现出主谓结构，清晰简明。下一句"浮之损小，沉之实大，故曰阴盛阳虚。沉之损小，浮之实大，故曰阳盛阴虚。是阴阳虚实之意也"是三个独立的语义单位，Flaws 保持了这种分位而形成三句话，每一句的句式结构基本与原文对应，即译文的主谓结构与原文顺序一致，因行文及英语连接词之需要，加入连接词 if 进行关联。从"是阴阳虚实之意也"的翻译 This is what is meant by yin and yang vacuity and repletion 更可以看出源语与译语的高度匹配，即完好地保留了源语结构和语词对应的同时，从而实现两种语境的关联性。事实上，将语词、句式或文体结构熔铸进译语的时空结构中，侧重语境效果在两种语言中的关联，可以成为意义表述和美感创造的一个重要途径。

（二）部分关联

所谓部分关联，指的是源语不能完全转换为译语中的对应语或句式结构，或不能完全实现语境效果的关联，由此译者在关联理论的指导下一般会采用音译法、直译法、意译法、释义法或几种方法的并用，以构建读者能理解和接受的语义效果。比如，"少火"（正常的，不高不低水平的火）译为 moderate fire 要比 lesser fire 更为合理，因为"少"并不与英语的 less 相对应；由于"行"不能完全关联英文的 movement，根据其内涵，"五行"对应为 five elements；"阳杀阴藏"的"杀"指"肃杀"，与 killing 是不对应的，可译为 yang desolation and yin concealment。再如"肾藏精，精舍志"中的"精"普遍对应为 essence，这与西方人所理解的 extracted or refined elements 倒也是殊途同归；"静功"对应 static exercise；"动功"对应 dynamic exercise；"吐纳"对应 respiration。如《金匮真言论篇第四》中的"太白星""岁星""荧惑星""镇星""辰星"，分别指当前中西方公认的"金星""木星""火星""土星""水星"，这种带有传统文化色彩的称呼与西方命名是相同的，可直译为 Venus、Jupiter、Mars、Saturn、Mecury。但是，这种客观化呈现些许改变了源语的形式或语义结构，多多少少消杀了其在源语中所代表的意象色彩，虽在叙事说明的效果上获得成功，但仍缺少语境的照应性，没能完全化为译语中的媒介语言。再看下句：

余欲勿使被毒药，无用砭石，欲以微针通其经脉。(《灵枢·九针十二原》)

I am afraid that drugs and stone needles may affect the patient, therefore, I have decided to tap nine needles to invigorate the meridians. (李照国)

从词语看，原文中的"毒药"并不关联 poison，而是泛指具有治疗作用的药材，"微针"也并不关联 small needles，而指中国古代用于针刺的九针之一，分别译为 drugs 和 nine needles。从句式结构看，"勿使被毒药，无用砭石"被糅合成并列关系的 drugs and stone needles，更增添了 affect the patient 这一释义。由此来看，从关联性这一角度来看待和处理如何将中医典籍文本承载的形式与意义推进到双方的语境中，也是一个良好的译语建构路径，这在中医典籍翻译理论尚待成熟的今日，可以为我们有效地吸纳一切翻译手法，融合翻译理论留有一个开阔的创造空间。

（三）不关联

有些词语或篇章结构在译语文化系统中没有等价对应词语，或者有不同的语篇地位，从而在传递意义的过程中引发交际障碍。在这种情况下，译者需首先进行语义解码，正确把握语境内涵，争取使读者获得与源语相同的语义效果，努力链接两种语境以实现最佳关联。比如，"净府"直接译为 bladder 而不译作 hollow organ for cleansing；"髓海"译为 brain 而不译作 sea of marrow；"黄液上冲"对应 hypopyon 而不译作 yellow fluid upflowing；中毒时引起的"角弓反张"译为 opisthotons；"冒眩"译为 vertigo；"惊风抽搐"译为 convulsion；"女子胞"译为 uterus；"小舌"对应 uvula；"阴筋"对应 spermatic cord；"户门"对应 teeth；"黄泉"对应 saliva；"不利"对应 "inhibition"；"开鬼门"译为 diaphoresis；"洁净府"译为 diuresis；"阳气"译为 yang qi；"阴阳"译为 yin and yang 等。如前所述，中医表达形式与西医不同，多反映中医特有的观念和知识体系，直译很难达意，故多用音译、意译、释义或加以注释等方法，特别是一些中医疾病的名称，几乎找不到对应译语。比如"肾咳"一词，指的是由肾脏病变影响到肺而引起的咳嗽，所以直译为 kidney cough 的形式只能说是牵强人意，并不能使西方读者产生同等的语义和语境认知。对于这类表达，笔者认为可以采取折中的办法，即如果在西医或西方文化中找到完全对应或部分关联语，则可以拿来用之，如非如此，则采用意译和释义的办法，在一定程度上减少西方受众的陌生感，增加融入感。对于完全属于中医体系中具有典型符号色彩的术语，则可以采用拼音形式，如"阴阳""脏腑""三焦""气"等，或者采取以上三者结合的办法。请看下句：

下利，脉沉而迟，其人面少赤，身有微热，下利清谷者，必郁冒汗出而解，病人必微厥。（《伤寒论·辨厥阴病脉证并治》）

When there is diarrhea, the pulse is sunken and slow, the person's face is slightly red and there is mild generalized heat and clear-food diarrhea, there will be depression veiling, sweating and resolution, and the person will have mild reversal. (depression veiling: a combined pattern of oppression from qi stagnation and dizziness) (Wiseman)

"郁冒"一词在多部中医文献中出现过，主要指昏冒神志不清的病证，如《素问·至真要大论》的"郁冒不知人者，寒热之气乱于上也"、《高注金匮要略》的"师曰：新产血虚，多汗出，喜中风，故令病痉。亡血复汗，寒多，故令郁冒"等。"郁冒"一词在英语中很难找到对应语，魏迺杰（Wiseman）以 veil depression 意在引发意义的关联性，通过 veil 一词产生形态标记下的符号形象感和联想，对神不清和郁结的病症形成认知，同时，以增加释义的办法进一步描述 veil 的语义内涵。这样，一方面保留原文符号意韵，一方面化不关联为意象的关联性，形象地传递医学信息。当然，也有译者是通过语义"对等"来转换形式与传播意义，由强调意象表现转化为信息传递功能，重在遵循功能对等原则在译语中进行说明，获得翻译中特有的本质特征即直接性、真实性、准确性，力争实现术语的二次转换。比如对于"郁冒"一词，世中联的名词术语标准中就给出两种译语形式：① depression and dizziness，② blood syncope，完整呈现此概念在中西不同医学体系中的两个语境，也很好地完成了语义的关联性。

五、互文性的指示作用

法国符号学家克里斯蒂娃（Julia Kristeva）在她的著作《符号学：符义解析研究》中提出互文性理论，视线扩展到整个文学传统和文化影响的视域之内，注重将政治、历史、社会、心理的一切语境都变成了互文本，即一个从文本的互文性到主体的互文性，再到文化的互文性的逻辑模式。互文理论以"影响"为核心要素，不只停留在文本网络中，而由文本深入到更为广阔的影响文本的世界。其广义上指任何文本与赋予该文本意义的知识、代码和表意实践的总和，狭义上是指每个文本都将已存或同时期文本的内容拼贴、吸收或转化而来。互文理论一方面突出了创作主体对先在影响的接受与反叛效应，另一方面指的是"一篇文本在另一篇文本中切实地出现"的这种文本之间的相互关系。基于互文理论的翻译行为主要从三个层面进行：文本对话、主体对话和文化对话，注重将文本（显性存在）、主体（知性存在）和文化（隐性存在）三者很好地结合在了一起，从而在翻译过程中形成一个相互参照和吸收转化的互动过程。译者主要是通过对源文本的阅读、阐释来汇集各种互文本，进行深层次挖掘，从而通过多种翻译手法对原文进行结构或意群重组。

从这个意义上来说，互文理论可以成为中医典籍翻译研究与实践的赋予机制。用互文理论来审视产生于不同历史时期的中医典籍译本，不仅可以看出来自不同背景的译者笔下的译文其义自见，而且可以看出译者作为把关人的控制作用，他们在显与隐、直与曲、虚与实、远与近、失衡与平衡的过程中不断进行的主动或被动的调整，这也就形成了影响译本意义与传播的动力与反动力。简而言之，基于文本意义的流动性，译者在翻译过程保持与原文本语言及文化内涵的互文性是非常重要的。下面我们以 Veith、李照国和吴氏父子的《黄帝内经》译文为例：

今时之人不然也，以酒为浆，以妄为常，醉以入房，以欲竭其精，以耗散其真。（《素问·上古天真论》）

Nowadays people are not like this: they use wine as beverage and they adopt reck-lessness as usual behaviour. They enter the chamber (of love) in an intoxicated condition, their passions exhaust their vital forces; their cravings dissipate their true essence. (Veith)

People nowadays, on the contrary, just behave oppositely. (They) drink wine as thin rice gruel, regard wrong as right, and seek sexual pleasure after drinking. (As a result) their Jingqi (Essence-qi) is exhausted and Zhenqi (Genuine-qi) is wasted.（李照国）

But the people nowadays are quite different. They do not recuperate themselves according to the way of preserving a good health, but run in counter to it. They are addicted to drink without temperance, keep idling as an ordinary, indulge in sexual pleasures and use up their vital energy and ruin their health.（吴氏父子）

从文本层面来看，"以酒为浆，以妄为常""以欲竭其精，以耗散其真"是非常工整的对偶句，Veith 的 they use wine as beverage and they adopt recklessness as usual behaviour 和李照国的（They）drink wine as thin rice gruel, regard wrong as right 都采用 as 来连接，尽可能保留了原文的对仗形式。如 Veith 以 their passions 对 their cravings、exhaust 对 dissipate、以 vital forces 对 true essence；李照国以 Jingqi（Essence-qi）对 Zhenqi（Genuine-qi）。在语言形式上，二者都完成了与原文的互文。相比较而言，吴氏父子并没有刻意的来观照原文形式，而仅仅做出谓语部分的并列结构。

从译者主体来看，我们不难看出来自不同时代、不同地域、不同背景的译者笔下的译文在选词、句式结构和意义构建等方面的不同路径。Veith 于 20 世纪 50 年代翻译的《素问》（1 ～ 34 章）虽然在国内外引起争议和质疑，但其研究方法和大部分译语形式都得到了认同，在中医经典翻译历史上具有里程碑意义。从本句译文可以看出，她基本遵照原文表达形式和结构，只是选词略显僻晦涩。作为《素问》的第一个西文版本，之前没有其他完整译本可借鉴，更谈不上中医术语的标准化翻译，所以其译语在微观、宏观上对信息的表现力略显薄弱。李照国教授作为 20 世纪 80 年代后成绩斐然的本土中医翻译家，其译作擅长映射原文本的结构特点，保留源语言的文化内涵和符号特色。在句子中，Jingqi、Zhenqi 等拼音形式加以辅助性的简略释义的方式，可以兼顾源语的符号意象，呈现出这些中医文化中特有的文化负载词的文化形态，在一定程度上有利于特定术语的传播。

从文化层面来看，以上三个译者在翻译过程中皆通过源语信息的变化，调整和改善译语信息的运转与传递，力求将"从文本到主体，再到文化"的互文性逻辑模式传递出来。但是，由于译者主体的文化背景不同，在意义建构上形成了性质、形式、程度上的差异。如 Veith 将"欲"理解为 passion，这可以看作是语际交流错误而造成的互文信息丢失。从语词，特别是句式和篇章结构看，吴氏父子的译文似乎充当了"把关人"的作用，即主动地对意义和译语形式进行调整和反馈，对某些信息进行了选择和传递而对另一些信息进行剔除和摒弃，充分发挥了主体作用，如 preserving a good health，are addicted to drink without temperance，indulge in sexual pleasures 等表达形式，皆对源语有所取舍，译语的语法结构也有所改变，语言形式与源语大有不同，但意义构建、文化符号塑造也很准确、形象，丰满地表达了源语精髓，符合译语读者的认知思维习惯。

事实上，互文理论的指导原则对中医经典翻译而言是不可或缺的。它一方面突出与源文本的互文性，另一方面又反映出文本、译者和文化之间的合作关系。不同译者的作品也总能传播出与他同时代作者或社会语境的信息质地和数量。比如 Veith 版《黄帝内经》诞生于 20 世纪 50 年代，鉴于之前共时性和历时性研究的缺少，翻译经验的匮乏，其译本明显带有语词的创译性，如将"以欲竭其精"译为 their passions exhaust their vital forces；而李照国 2008 年的译作已经开始依循WHO 和世中联的翻译标准，并适当带有个人的翻译风格，如他将此句译为（As a result）their Jingqi（Essence-qi）is exhausted。其中，诸如 essence，qi 等译语形式已基本受到国内外学界的一致认可，语法成分的补充也表现出当时对典籍翻译作品中的结构层面的重视，力求改变之前中医典籍翻译作品中表现出来的语法随意性，突出其学术性和科学性。

中医典籍翻译历程虽不长，但也经历了与普遍性翻译研究同样的发展进程，即语言学转换与文化转换两个重要阶段，又在当代科技发展的背景下呈现出技术转向趋势。所以译者不仅要深入分析文本正文，还要关注其序言或各著作的注解等副文本，更要探究共时性译本的体裁、风格等，进而勾勒全貌，展现与原文本或其他译本之间相互交织的关系。

六、顺应性与意义表述

比利时著名语言学家维索尔伦（Verschueren）提出的"顺应性理论"对构建有效的动态翻译模式和恰当的翻译策略十分有意义。顺应论和关联论都提出了各自的动态语境观，即用语言表达意义的过程是一个动态工程，因人们意识程度的不同而影响着语境和语言结构关系的变化。顺应性理论强调语言交际过程是不断地进行语言选择的顺应过程，这些选择可以发生在包括语音、形态、句法、语义等各个层面，是语境和语言二者相互顺应的动态过程。其引导译者去顺应不同语境、翻译对象和语言结构来选择翻译策略，使翻译策略趋向多样化和具体化。顺应性涉及语境顺应、结构顺应、动态顺应和意识顺应等多个维度，这里我们重点谈一下语境顺应。既然意义是在动态的交际语境中生成的，语境顺应就强调在选择语言时务须顺应适时语境，根据上下文、时间、空间、情境、对象等选择译语形式，选择相应的语言表达方式。这种选择包括四个方面：①语言和语体；②话语构建成分；③话语、语段和语篇类型；④话语构建原则包括句子的组织、语篇的衔接和连贯，以及句子顺序和主题结构等。我们可以通过以下译文来阐明顺应理论的价值，如：

> 夫人生于地，悬命于天，天地合气，命之日人。人能应四时者，天地为之父母；知万物者，谓之天子。天有阴阳，人有十二节；天有寒暑，人有虚实。（《素问·宝命全形论》）

Man draws life from Earth, but his fate depends upon Heaven. Heaven and Earth unite to bestow life-giving vigor as well as destiny upon man.

Man has the ability to conform to the four seasons. Heaven and Earth act as his father and mother. He who is aware of the (needs) of all human being is called the Son of Heaven.

For heaven there exists Yin (the female element of darkness) and Yang (the male element of light); for man there are twelve divisions of time. Heaven has cold and heat; man has (the abstract and concrete) the hollow and the solid. (Veith)

Man is born on the earth and is endowed with life by the heavens.(Owing to) the integration of the Tianqi and Diqi, man comes into existence. (For those who can) abide by (the changes) of the four seasons, the heavens and the earth are their parents.(Those who) are aware of (the developing rules) of the things are the sons of the heavens. The heavens have Yin and Yang and man has twelve joints; the heavens have winter and summer and man has Xu (deficiency) and Shi (excess). （李照国）

　　《宝命全形论》中的这段经文提出人要顺应天地阴阳的变化，就能承受和运用万物，自然界就能成为人体生命的源泉。可以说，Veith 和李照国的翻译都是很好的译文范本，表现出译者不同的翻译思想和研究路径。总体来说，除了语篇结构外，这两段译文基本上顺应了源文本的语言形式、语体、话语成分、句子结构、句子顺序和主题结构等选择。从结构上看，原文是一个段落，Veith 主要依循归化路径，将译文分为两段，李照国在顺应原文的前提下，按照异化理论的指导原则，将内容整合在一个段落里。从语境上看，原语句符合汉语语言表现特征，句式较短，句子结构也不十分完整，句子和句子之间的逻辑关系需要大而化之的"意会"，读者可以"意会"到人和事物，"领会"到主语或宾语，"了悟"到句子的意思和"言外之意"。但总体来说，经文中的三句话都是围绕一个主题即人的生活和自然界是紧密相连的。所以，李照国的译文从篇章结构而言更清晰、更顺应原文的语境和出发点。从话语构建成分而言，短小而具有爆发力的汉语句子和英语的精悍长句截然不同，对此，上述两个译文的句子结构基本与原文一致，保留了短小的句式特征，特别是 Veith 译文完全遵照了这种形式结构，努力确定了简单句的句式，如"人有十二节"在两段译文中皆以简单句形式出现 for man there are twelve divisions of time，man has twelve joints。只是两个译者理解的角度和译语涵义有所不同，从顺应性看，李的译文 twelve joints 与原文符号"十二节"似乎更相符，言简意赅，从一定意义看，这种译文形式更淡化了个人"印记"，客观传递了事实信息，顺应并忠实还原了源语本来面目。

　　当然，也有一些译者选择了"创译"手法而非完全顺应源语的语言结构与语义。试看美籍中医师倪毛信（Mao Shing Ni）在他编译的《*The Yellow Emperor's Classic of Medicine: A New Translation of the Neijing Suwen with Commentary*》中对上句的翻译：

Every individual's life is intimately connected with nature. How people accomodate and adapt to the seasons and the laws of nature will determine how well they draw from the origin or spring of their lives. When one understands the usefulness of the ten thousand things in the universe, one will be able to effectively utilize them for the preservation of health. The universe is comprised of yin and yang. The human being has the twelve channels. Nature exhibits hot and cold seasons; the human being has deficiency and excess.

倪毛信采取自由阐述的翻译风格，将意义阐释直接融合在译文中来传达中医医理知识和哲学思想，但在语词、句式结构及语义表达等方面并没有顺应原文的信息结构，而是以主谓句式协调全段结构，完全摒弃了原文中留下的意会–联想的空间。从传播角度看，倪充分考量了信息传递速度、清晰程度和读者接收的语境效果，创建了有个人倾向性的翻译传播模式。仅从他对"夫人生于地，悬命于天，天地合气，命之曰人"的翻译 Every individual's life is intimately connected with nature 就可窥见一斑，这种紧凑的信息排布实际上是对源语信息的筛选和过滤。

第六章　中医典籍翻译策略与意义生成

翻译是一个模糊、伸缩性很大的概念，包括了从语言的基本单位转换到不同生活价值观的碰撞和文化类型转变的整个范畴，是跨语言（cross-linguistic）、跨文化（cross-cultural）、跨社会（cross-social）的交际过程。翻译策略"是指译者在把源语文本转换为目标语文本时采纳的步骤，这种步骤可能，但不一定能导致最佳的译作"（Wilss，2001）。要把一种语言所表达的意义用另一种语言表达出来，除了须有较高的语言文字水平、文化及专业知识外，还必须掌握具体学科范畴内一些常用的翻译策略。正如学者刘宓庆所言："不仅是哪些手段属于常规性，哪些属于变通性，重要的是：在什么条件下可以考虑运用哪些手段和方法，在什么条件下哪些手段和方法不宜运用，以及为什么不宜运用。"可以这样说，翻译是一门科学，反映了存在与认识、主体与客体的关系；翻译也是一门艺术，是译者对原文进行"动态创造"的过程，而翻译策略是译者在翻译实践中，自认为要达到的既定目标的最佳方法。

中医药对外传播和交流首先需要解决的便是翻译问题。中医翻译家魏迺杰（Nigel Wiseman）曾明确指出："中医翻译是世界上最具有挑战性的工作之一。"尽管中医药国际化进程的推进促进了中医药翻译实践和理论研究的蓬勃发展，翻译活动日渐呈现明显的广泛性与层次性（朱剑飞，2010），但中医译者既要熟悉中医理论、中医语言和目标语，又要熟练掌握并灵活运用不同的翻译方法和技巧，才能准确地将中医语言形式与意义转达到目标语中去，力争实现二者的契合。对于中医典籍翻译而言，选择原本和拟定一两种基本的翻译方法是至关重要的；在翻译中医典籍文本之前，首先应统一基本的翻译原则、确定基本的翻译策略。鉴于中医学体系和语言表达的特殊性、中英语言使用的不同习惯及中西思维认知的差异，中医典籍翻译过程中的语际信息失真和损耗是不可避免的。为了将典籍中抽象的语际信息转换为具体的目标语符号，使得语词和句法在转换过程中一目了然，中医译者需要了解和掌握一些目前中医翻译学界通用并已达成共识的基本翻译方法，如直译、意译、音译等基本方法，以及增译、省译、合译、分译、正序、反序等基本技巧，并且在翻译实践中具备强烈的翻译技能意识，才能在翻译过程中做到有思想、有路径、有方法，提纲挈领地把握其翻译的基本方向，努力使抽象而复杂的中医典籍翻译程序变得具体而直观，这具有很强的实际意义。正如学者图娅在《21世纪中医学发展取向的思考》一文中指出："中医药学作为'国际的科学'，首先要理顺体系内部的民族性表述方式与'国际性'科学内涵的关系。"对于包括中医典籍在内的中医翻译而言，如何实现从生命观、疾病观、阴阳五行、经络脏腑、气化气机等基本概念到理论体系的破译和诠释，是需要学界认真审视的一个跨学科、跨语言、跨文化的问题。

一、基本方法

中医典籍翻译是一种基于医理知识的文本翻译实践，隶属科技类医学翻译范畴，涉及大量的中医药学专业术语和古汉语语篇。鉴于中医典籍翻译研究对象主要是古籍文本，因而不仅要从一般的翻译理论和中英两种文字的对比着手，更要深入探讨中医学理论、文化哲学及语言特点，从中找出应遵循的基本方法与具体运用的实践技巧。从国内外中医翻译历程来看，最为常用的基本方法有直译、意译、音译和比照西医法。下面笔者拟撷取一些语词和语段示例来进一步展现如何根据"原文、原语和译语所呈现的世界"，依循语言传播、文化传播及作者、译者和读者的动态转换机制，来整合适应度最高的基本方法和技巧。

（一）直译与符号建构

1. 直译

直译（literal translation）指基本保持原文表达形式及内容，不歪曲原作的面目，将原文内容按照原文的形式（包括词序、语序、语气、结构、修辞方法）用译语表述出来，不做大的改动，同时要求语言通顺易懂，表述清楚明白，最大程度地表达原作的精神，保持原文的风格和色彩。由于汉语与英语属于不同语系，两种语言之间实际上不存在同源对应（cognate equivalence）关系，因此所谓直译实际上是指依据同一指称的形式对应转换。直译的优点是：在反映客观存在的事物和风格上，比意译更能避免主观和个人因素的干扰，做到更忠实于原文内容并遵循源语语言规范。

当然，直译并非完全以逐字逐词对译或照搬原文结构为圭臬。正如文学家茅盾在《茅盾译文选集·序》中所解释："所谓直译者，倒非一定是字对字，一个不多一个也不少的翻译；那种译法不是直译，而是死译。直译的意义就是不要歪曲原作的曲目，要能表达原作的精神。"学者许崇信的解释更清楚界定了直译法的操作原则："从词汇来看，一般情况下在处理词汇的翻译上，不采用转译的方法以防信息损失或"改头换面；从结构来看，应以句为单位，即原文是一句，译文一般也应是一句，不要随意拆分或合并，因为句子单位是一个严密的逻辑整体；允许改变词序或词类，甚至允许补充额外的词语，也允许改动句子各个成分如主句与从句之间的次序等"。事实上，在中医典籍翻译中遵循直译原则和方法，这样既可以忠实于文本客观存在的语言形式和格调，又不用另辟蹊径就可以实现信息转换和意义交流，委实是一个值得期待的结果。但需要说明，直译的同时要考量目标语读者的语言能力、文化素养、审美经验、生理、心理等主观条件和社会时代、意识形态、阅读环境等客观条件。我们需要意识到中医典籍是具有特定文化和医学语境的文本知识，读者是接受者，所以在直译中，首先要考量目标语读者的需求和期待，尽可能最大限度地预测到其文化素养和语言能力以及对译文的反应，逐渐形成定型化和程序化的表达法，形成相对稳定的"程序化"译语形式，以易于为目标语大众所读解。以下面两个用现代汉语表达的语句为例：

精气是构成和维持人体生命活动的基本物质。

Essential qi is the fundamental substance constituting and maintaining the body activities.

肾藏精。肾的主要功能之一包括藏有先天之精及藏有五脏六腑之精。

The kidney stores essence. One of the chief functions of the kidney includes the storage of the innate essence and the essence derived from the five viscera and six bowels (five zang and six fu organs).

上述译语基本保持了原句的句式结构和主谓宾的形式匹配，语词形式高度"对等"，如"精气"译为 essential qi、"藏"译为 store、"先天之精"译为 innate essence、"五脏六腑"译为 five viscera and six bowels 等。可以说，直译法是目前中医翻译学界最为常用的一种方法，特别是对中医术语的翻译，一般首先考虑直译，即选择一个与中医术语形式与语义相对匹配并且相对稳定的英语词汇，因为它更忠实于原文，更能裹有典籍中的语言风格和情调。李照国曾在《中医名词术语英译国际标准化比较研究》一书中这样描述直译法：Literal translation is often used in order to avoid misinterpretation and preserve the original features。譬如：

肺热 lung heat　祛风 expelling the wind　传变 transmission and change
先天之精 innate essence　内燥 internal dryness
肝恶风 liver being averse to wind　命门之火 fire of life gate　调理 regulate
化痰 resolve phlegm　长脉 long pulse　髓海 marrow sea
肾虚 kidney deficiency　血瘤 blood tumor　风湿 wind wetness
温病 warm disease　伤寒 cold damage　少气 shortage of qi

从句子、句段、句群看，直译法更强调形式上的匹配，包括主谓宾及前后次序的匹配，如：

察病机，视病色，诊病脉。
Determine the disease mechanism, observe the sickly complexion and examine the abnormal pulse.

"病机""病色""病脉"是中医辨证术语，"病机"即"脏腑病变的机理"，出自《素问·至真要大论》，意为 the development of morbid condition or of diseases。对此可以有两种译语形式，一种是与源语形式完全对应的 disease（病）+ mecha-nism（机），又或是比照西医（loan words from modern medicine）的 pathogenesis；"病色"即"疾病反映在脸部的颜色"，意为 the color or appearance of the skin of the face，译为 complexion 最为妥帖，符合英语用词习惯。出自《素问·三部九候论》的"病脉"指"反映疾病的脉象"，可译为 abnormal pulse，突出 different from the usual 的异常脉象。三个动词"察、视、诊"根据其语义内涵，加以分析比较，可分别对应于 determine，observe，examine。同时，译文为了遵循源语的线性模式，使用了祈使句型，保持与源语句的结构联结和呼应。

2. 直译加注释

一种语言中总有一些反映该民族特有的事物、思想和观念的词语，在其他国家的语言中几乎找不到对应的词语，如中国儒家信奉的"礼"、道家的"道""禅"等。这类词汇在一国的语言中所占比例很少，但作用却是极为重要的，它们代表着一个国家和民族的文化基因。中医语言中也有相当一部分语词是汉语中所特有的，如反映中医基本理论核心及辨证论治宗旨的"阴阳""气""五行""三焦""表""里""虚""实"等词语。在翻译中为了保证原文符号形式与意义的完整，使译文的形式外壳与意义内核都与原文相协调，表达出源语的符合形象和情感色彩，让西方读者能够感知并正确理解异质文化和术语内涵，翻译时可以通过直译加注释（annotation）的方法来增强信息的解释度和透明度，进而将融入其中的意义传输给读者，实现意义与价值的转换。

比如，我们采用音译法将"阴阳"译成 yin and yang、将"气"译成 qi、将"失笑散"译成 Shixiao powder 或 Shixiao San。又或者采用直译法将"提壶揭盖"译成 lifting the lid to pour off water in the pot、"相火妄动"译成 frenetic stirring of the ministerial fire、"命关"译成 life bar、"气滞水停证"译成 syndrome of qi stagnation with water retention，但这些形式匹配远远不够，在目标语读者还不了解其概念范畴的实际含义时，仅凭字面还不能完全实现语义功能的转换。因此，适当的注释不可缺少。一般来说，我们可以在该术语首次出现时，用括号加上注释或通过脚注、尾注的方式来予以阐述。试看以下示例：

失笑散

Shixiaopowder (Shixiao San)

Note: a powder for dissipating blood stasis to promote blood circulation.

"失笑散"具有活血祛瘀、散结止痛之功效，前人用此药，可令失笑者转笑，这里的"失"不是"失去"，而是"得到"，如果只是辅以拼音形式，或强行译为 Lost Smile Powder，且不加任何注释说明，则会使目标语读者产生误解，不知所云。因而，译者可通过直译加注释的方法使"失笑散"的性质和功能一目了然。

提壶揭盖

lifting the lid to pour off the water in the pot

Note: a therapeutic method for opening the lung qi to treat constipation or dysuria.

作为一种治疗法则，"提壶揭盖"是用宣肺或升提的方法通利小便和大便的一种借喻手法。如前所述，不同生态环境、社会历史背景下的人们表情达意的方式千差万别，中医语言形式更是别具特色，这实际上成为中医药国际传播的首要障碍。处于语言和文化交叉环境中的译者，对源语意义的认识及对所要反映的文化的理解务须通彻准确，才能填补译语意义的空缺，并尽可能地预测译文效果。如上文"提壶揭盖"形象地体现出汉语"以象表意"的特征，译语形式 lifting the lid topour offthe water in the pot 很好地保留了源语符号表征，但形式与意义过于相离，仅仅这样展示译文效果难以预测，这时辅以恰当的注释，则能体现出形式建构与意义表述与传递的整体性，在译语中间接完成了"象"与"意"的有机结合，完成意义建构。比如上文中"相火妄动" frenetic stirring of the ministerial fire 可辅以 deficiency of liver-kidney yin leading to hyperactivity and upserge of ministerial fire，以此使得读者将"相火"与"肝肾阴虚"的符号表征联系起来；"命关" life bar 可加注释 the distal segment of the index；"气滞水停证" syndrome of qi stagnation with water retention 可辅以 a pattern marked by edema of limbs, oliguria, heaviness feeling of the head and body, distention, oppression and scurry pain in the chest, etc. 再比如：

肝火 liver fire

Note: a morbid condition caused by emotional upset with the retention of heat in the liver meridian

五行 Wuxing (five elements)

Note: In ancient China the five philosophical elements (wood, fire, earth, metal, water) are considered as the essential constituents of the material universe and their motion is in accordance with certain rules

卫气 defense qi

Note: Transformed from the nutrients of food and drinks, defense qi flows incessantly in the four limbs, muscles and skin involved in warming and nourishing the interior and exterior of the human body.

五行相乘 over-restriction among the five elements

Note: The term refers to one element exercising too much restriction on the element that is originally restricted by it.

客观上，由于源语形式与意义之间有着不可分割的关系，也就是说，理解源语显然需要借助其语言表达形式，加上许多译者坚持译语的语气、色彩和风格也要保持对原语的忠实，所以直译是翻译的一个常规方法，只是在不同文本中使用的程度和频率略有差异。如果篇幅允许，直译加注释的方法能够最大限度地保持对源语语义的忠实，实现了"外在显现"和"内在表现"的融合。

（二）意译与传播意义

作为翻译的基本方法之一，意译（liberal translation）是指当译者发现需要改变形式才能忠实地再现原文内容、有效传递原文信息时，就可以在译文表达上另辟蹊径，强调对原文内涵的透彻理解，而不是仅仅满足于对表层信息的转述和体现；译者在充分理解原文表层结构的基础上，挖掘其深层结构的实际所指，并以恰当的方式将其转换成目标语。换言之，就是在翻译中可以舍弃原文形式的束缚，尽可能地在译语中呈现出源语内涵和文体风格的翻译方法。鉴于中医语言虽然在内涵上与现代医学不分伯仲，但在英语中很难找到合理的对应形式这一特点，意译成为中医典籍翻译不可缺少的方法，特别是对采用隐喻或转喻等修辞形式的语言，如正气、邪气、痰迷心窍、数脉、阴血、气化、心主神明等表述，文化色彩浓重，如何按照英语表达规范遣词造句，将属于科技翻译范畴的中医文本简洁而清晰地转换为目标语文本，是一个重要课题。

实践表明，中医典籍翻译中意译法的运用可以创造一个更具扩张力的文本空间，引导读者进行联想、反思，满足与源文本和其他译本的"互文"倾向。譬如"失枕"如果直译为 loss of pillow（丢失枕头）或 loss of neck（丢失脖颈），岂不贻笑大方？中医的"失枕"或"失颈"相当于英语中"强直、僵硬的脖子"，可意译为 stiff neck；又如"数脉"一词看上去可能让人联想到医生用手指诊脉，数脉搏跳动的次数，会误译为 counting pulse，其实"数脉"是指脉搏跳动速度快，即"搏动急促之脉"，可译为 rapid pulse。

中医翻译特别要注意避免望文生义。翻译时既不能为了"忠实"而死译，也不能为了"达、雅"而望文生义，避免犯以点带面、以形取义的错误。请看以下示例：

风为百病之长，善行而数变，故风邪侵袭人体

Wind is the leading cause of multi-diseases, characteristic of being apt to move in frequent changes.Consequently, the wind pathogen tends to invade the human body.

《素问·风论》曰："风者，百病之长也。"是指风邪致病极为广泛，是自然界致人生病的首要因素。长，"首"也，在此句中是比喻用法，意为"主要原因"；而"百"，概数，泛指"多种"，并不是仅仅一百种。

下元虚寒，膀胱失约

bladder dysfunction due to the deficiency-cold of kidney qi.

"下元"是指下焦元气即指肾气。"肾居下焦，内藏元阴、元阳之气，故称下元"；而"失约"意指膀胱功能失调而导致的小便失禁等症状。

风起㖞偏

facial paralysis due to wind-pathogen

"风起㖞偏"为病证名，《世医得效方》卷十六："偏风牵引双目㖞斜，泪出频频。"系风中经络引起面神经瘫痪。

由于中西语言结构不同，脉络不同，意译法在翻译实践中的地位举足轻重。北宋僧人赞宁曾为翻译下定义："翻者，如翻锦绮，背面俱花，但其花有左右不同耳。"翻译如翻锦绮，正反面内容不变，仅是方向不一致，语言形式虽有所改变，但意义和功能不变。因此，中医典籍翻译常常需要摆脱表层形式的语言束缚而转换成英语的表达形式，同时建构意义空间。这样做的前提是要正确理解和分析原文语言结构和内涵，保证译文准确传达原文信息。如我们读《素问·脉要精微论》中的经文："诊法常以平旦，阴气未动，阳气未散，饮食未进，经脉未盛，络脉调

匀，气血未乱，故乃可诊有过之脉。"译者在处理本段经文中需要正确处理涵盖儒家、道家、天人合一观、养生观等哲学思想的中医术语如气、阴阳、经脉、络脉等词语及行文结构，遣词造句、语法结构、修辞等翻译形式既要能符合译语的行文规律，又能渗透出言简意赅的中医源术语的特点及传统文化内涵精髓乃是最终目的。

（三）音译与表现功能

音译法（transliteration），是一种以音代义的方法。有人认为它不能单独作为一种翻译方法与直译法和意译法相提并论，但事实证明，音译法在中西翻译中一直起着举足轻重的作用，在某些情况下音译法甚至可成为翻译的主要手段。其使用范围主要包括：①用于如某个（些）人、地方、机构等专有名称的翻译；②用于民族特有事物名词的翻译，如食品、乐器、舞蹈、度量单位和货币等的名词，民族色彩很浓，翻译时为了保持其民族特色，最好使用音译法，以免失去原有的韵味；③用于无对应词的词语的翻译。有一种情况时有发生，即一种语言中的某些词语或概念在另一种语言中完全无与之相对应的词，翻译时往往无法从语义上入手，而音译法则能解决这种矛盾。

近年来，汉语中的外来语比比皆是，从英语到汉语成功的音译示例很多。比如：粉丝（fans）、色拉（salad）、香槟（champagne）、基因（gene）、盎司（ounce）等。中医语言本质上仍属于医学专有范畴，其词语历经几千年积淀，为中国传统文化所特有，概念独特，并且掺杂着许多中国古代哲学内容，在文法上也有其特殊之处。细考量起来，很多术语晦涩难懂，无法在英语中找到等值词，如阴阳、五行、气、三焦、推拿、寸、关、尺等，这些概念在西方医学中是没有的，具有典型的中国传统医学和文化特色，直译无法完全再现其内涵，意译又显得冗赘，行文拖沓，因此，方法简便的音译法可以用来避免直译或意译带来的误解和不可读性，不但可以表现出这些术语的权威价值，也有助于介绍和传播传统中医药文化，让西方读者接受这些汉语外来语，丰富和扩大英语词库。不过，如果将大部分术语和方名都采用音译，则似乎有些佶屈聱牙，令人不明所以，故此，在中医典籍翻译中音译法的使用要适可而止，不能超"度"，不能无限制地扩大音译法的使用范畴，以免给中医药的国际交流带来不便和阻遏。目前为止，针对中医药语词，我们主要在以下几方面使用音译法。

1. 具有中医独特内涵的核心术语

阴阳 yin and yang　脏腑 zang and fu　寸口 cunkou　三焦 sanjiao
精气 essential qi　阴虚 yin deficiency　天癸 tiangui　气功 qikong
推拿 tuina　膜原 moyuan

事实上，随着中医在海外的不断推广，这些名词的音译形式已经被中西医学界、中医翻译界及很多中外读者所接受。以"阴阳"来说，其拼音形式早已约定俗成，如今鲜有译者会殚精竭虑地考虑用其他形式来取代 yin and yang。如"膜原"一词，这是中医特有的一个解剖概念，《素问·举痛论》提出："寒气客于肠胃之间，膜原之下。"《温疫论》有"邪在膜原，正当经胃交关之所，故为半表半里"。目前，对"膜原"定义为胸膜与膈肌之间的位置即 the space between the pleura and the diaphragm，或者胃经交汇之处 the place where stomach meridian converges，又或者膈肌与心脏之间 the region between the diaphragm and heart 等不十分具体明晰的说法。在 WHO 的术语标准中，其被译为 pleurodiaphragmatic interspace，与西医名称相匹配，但是否完全实现语义转换还难以定论；而在世中联的名词术语标准中，其被译为 membrane source。笔者认为这种直译形式很好地保留了中医符号特色，但只实现了形式对等的一部分功能，真正的意义内涵并没有传递给受众。基于概念的专门化、语义的模糊性和多元性，莫不如音译为 moyuan，然后可以再通过注释加以明确。

可以看出，包括以上示例在内的具有中医药典型特色的专门术语有不少采用了音译与直译或与意译相结合的共用形式，比如精气 essential qi、阴虚 yin deficiency、四君子汤 Sijunzi Decoction、气闭 qi block、气为血帅 qi being commander of blood、五脏化液 secretions transformed from five zang 等，这种谐音加谐意的方式很好地结合了中西形式，既保留了原文的形式基础，又体现出原文的指称意义。

2. 经络和穴位

腧穴 Shuxue　百会 Baihui　下关 Xiaguan　足三里 Zusanli　大包 Dabao
迎香 Yingxiang　曲泽 Quze　气海 Qihai　太冲 Taichong　涌泉 Yongquan
中府 Zhongfu　阳谷 Yanggu

20 世纪 70 年代以来，随着中国针刺麻醉术的研究成功，中国古老的针灸疗法逐步为西方世界所认识，但穴位名称因文化色彩的寓意极为深刻，很难准确地翻译成西方语言，是一个较为棘手的问题，但穴位名称具有生理、解剖和主治意义，是中医用针、施灸、敷药的重要部位，对其正确的理解和翻译有助于读者掌握相关穴位的功能和主治。世界卫生组织（WHO）于 20 世纪 80 年代初委托西太区研究制定国际标准化穴位名称，并于 1991 年颁布了《针灸经穴名称国际标准化方案》，其方案对于规范针灸的国际传播和交流发挥了积极的作用。其中所有针灸穴位名称一律采用国际代码，并附以汉语拼音，即同时给出音译形式和英文代码，如"睛明"是膀胱经的第一个穴位，于是就标记为 BL 1 Jingming，其中 BL 是膀胱经 Bladder Meridian 的缩写，1 指膀胱经第一号穴位，Jingming 为汉语拼音。以此类推，如"百会"归属督脉的第二十个穴位，于是就标记为 GV 20 Baihui，其中 GV 是督脉 Governor Vessel 的缩写，20 指督脉第二十号穴位，Baihui 为汉语拼音。

但是，随着中医国际化及中国文化对外传播交流的发展趋势，国内学界越来越发现无论是代码还是音译，都不能完全实现符号形式和意义的转换目标。这种代码形式使读者很难见词明意，无法根据其名称了解相关穴位的位置特点、主治范围和用法要求。音译虽然在一定程度上保留和反映了穴位名称的中国特色，却也是在实际应用中造成了诸多不便。譬如由于汉语同音字较多，一些穴位名称的音译往往会混淆不清如"阴交"穴与"龈交"穴的音译均为 Yinjiao、"伏兔"穴与"扶突"穴的音译悉为 Futu、"巨髎"穴与"居髎"穴的音译均为 Juliao、"腕骨"穴与"完骨"穴的音译悉为 Wangu、"中都"穴与"中渎"穴的音译均为 Zhongdu、"中渚"穴与"中注"穴的音译皆为 Zhongzhu。这种以音译为主旨的传播形态给中医的国际交流带来很多不确定性。笔者认为可以提倡音译加直译或音译辅以注释的方法来融合意义的建构空间，通过几种形式的并列创造出对源语的阐释维度。比如以下经络在直译的同时嵌入了音译，几种构建手段经过合理的安排和整合，不但保留住了语言色彩，还使得译语形式更加简洁清晰：

手阳明大肠经 the Large Intestine Meridian of Hand-yangming
足太阳膀胱经 the Urinary Bladder Meridian of Foot-taiyang
手厥阴心包经 thepericardium meridian of Hand-jueyin

手少阳三焦经 thetriple energizer meridian of Hand-shaoyang

足少阴肾经 thekidney meridian ofFoot-shaoyin

上例就将拼音和直译整合在 Hand-yangming、Foot-taiyang、Hand-jueyin、Hand-shaoyang 及 Foot-shaoyin 等形式中。尽管实际情况比较复杂，但译者侧重对源语符号的独特性把握，并将其合理转换到译语中，力争实现符号形式与意义的交叉，葆有一定的空间表述和阐释力。以"少商"穴 Shaoshang 为例，其为肺经之穴，肺属金，系肺经之末穴，其气少而不充，故称其为"少商"。若按子、角、言、商、羽五音之名翻译，"商"只能音译；若按五行配五音翻译，"商"可译作 metal，则"少商"可译为 Lesser Metal。不过，这种方法似乎又滑向了另一端，即在译语中重新创建了一个新意义 metal，而穴位名称的专门化和专有意义就略显薄弱。本着上述观点，笔者认为莫不如将其译为 Lesser Shang，如此既保留拼音形式以突出穴位化，又在一定程度上阐述了其特征和内涵，得以实现与原文本的"互文"建构。

3. 方剂名

方剂名称的构成形式多种多样，就命名规律来看，方剂术语主要有四种类别：第一种是由药物名称组建而成如麻黄汤、柴胡汤、乌贝散、桑菊饮、半夏曲等剂名。对于这一类由方中所含诸药名组成的词语，当前学界有两种英译方法，一种是完完全全的汉语拼音形式，即将上述中药方剂音译为 mahuangtang、chaihu tang、wubeisan、sangju yin、banxiaqu；另一种是音译意译相结合的形式，如：

麻黄汤 Mahuang Decoction　桑菊饮 Sangju Beverage

穿心莲片 Chuanxinlian Tablet　菟丝子丸 Tusi zi Pill

益母草膏 Yimucao Plaster　五苓散 Wuling Powder

这种形式将原始素材和象征符号与知识结构相融合，不但保留中药原有名称，且多多少少地减轻了目标语读者的负担，借用汉语拼音使得读者很自然地在语境中感知到这是一种中药名，同时通过 decoction、beverage、pill、tablet 的描述，使读者对其符号意义和色彩有了更进一步地认识，提供了形式与意义建构于一体的可能性。当然，有译者也主张给西方读者提供其成分的全英形式，世中联的《中医基本名词术语中英对照国际标准》对于方剂名就给出如下全英文形式：

葛根汤 Pueraria Decoction

桑菊饮 Mulberry Leaf and Chrysanthemum Decoction

穿心莲 Andrographis Tablet　菟丝子丸 Dodder Seed Pill

益母草膏 Motherwort Plaster　麻黄汤 Ephedra Decoction

半夏曲 Fermented Pinellis　五皮饮 Five-peel Decoction

第二种是以方剂的功效命名。对于这种名称，有少数译者主张沿用拼音形式，如镇肝熄风汤 zhenganxifengtang 或者 zhenganxifeng decoction、凉膈散 lianggesan 或 liangge powder，但从实践效果看并不良好。不可否认，这些剂名的意义功能十分重要，使其具有可读性是非常重要的因素，所以笔者主张对于功效性术语尽可以将其功效的具体含义阐释出来，还原文本的语言意义和价值，融合构建、解释与创造于一体的整合形式，如：

镇肝熄风汤 Liver-calming and Wind-extinguishing Decoction

平胃散 Stomach-calming Powder

清气化痰丸 Qi-clearing and Phlegm-transforming Pill

泻白散 Lung-draining Powder

补中益气丸 Middle-tonifying and Qi-replenishing Pill

温脾汤 Spleen-warming Decoction

复元通气散 Source-restoring and Qi-activating Powder

安神剂 Spirit-tranquilizing Formula

第三种是以君药加功效命名，既有药物名称，又包含其功能的名称形式。对于这类名称，我们主张将上面两种英译方法融合起来使用，即药物名称的音译和功效的直译结合，既保留住源语符号的文化性，又易于目标语读者理解其主要功效。如：

茯苓导水汤 Fuling Water Draining Decoction

安宫牛黄丸 Uterus-calming NiuhuangPill

百合固金汤 Baihe Metal Securing Decoction

人参养胃汤 Renshen Stomach Nourishing Decoction

银翘解毒片 Yinqiao Detoxification Tablet

枳实导滞丸 Zhishi Stagnation Removing Pill

附子理中丸 Fuzi Middle Regulating Pill

羌活败毒散 Qianghuo Toxin Attacking Powder

第四种是用五行比类取象手法和一般物象比喻命名，即以富含隐喻特点的形式命名。这些名称通过概念范畴、符号色彩与情感等几方面形象地展现出此类方剂的符号色彩和功效作用，其翻译是难点所在，如舟车丸、玉屏风散、玉龙膏等。其中，有些剂名与《易·卦》有着深厚的渊源如交泰丸、清宁丸等。不难看出，大多数此类语言形式不是实在具体的药物名称，只是用简单的音译形式似乎过于简单，难以揣摩剂名的真实含义，如我们熟悉的二妙散 Ermiao Powder、失笑散 Shixiao Powder、至宝散 Zhibao Powder、玉女煎 Yunu Decoction、四君子汤 Sijunzi Decoction、青龙白虎汤 QinglongBaihu Decoction 等。如果仅以拼音来呈现，其包含的修辞特点和意义内涵并没有得以释放和转换，读者不但不能理解其功效，更不能体悟到其葆有的深刻的"象"思维即"二妙""失笑""至宝""玉女""四君子"及"青龙白虎"的文化"场域"。此类剂名包含的文化涵义深厚，有时音译或直译并不完全能解决译文的清晰度问题，笔者主张通过音译和释义（脚注、章节尾注或全书尾注等）的形式尽可能地展现其完整的语义内涵和隐喻特征的符号色彩。试看以下剂名的注释：

二妙散 Ermiao Powder: A wonderful powder with two herbs (Huangbai and Cangshu) for the down of damp heat

失笑散 Shixiao Powder: Before taking the medicine, the patient for whom indicated has suffered severe and untolerable pain. After taking it, the pain disappears so fast that the patient is relieved with a sudden smile to the face

至宝散 Zhibao Powder：A formula with several treasured herbs to open the orifices and clear heat

玉女煎 Yunu Decoction: A decoction to clear heat mainly with gypsum that is a symbol as white and pure as jade lady

四君子汤 SijunziDecoction: A decoction to warm and tonify the middle-qi with four ingredients (Renshen，Baizhu，Fuling and Gancao) that is moderate in nature

青龙白虎汤 QinglongBaihu Decoction：left –right-ascending-descending method in the direction of manipulating needles

　　确实，这些带有文学隐喻色彩的方名仅凭字面是不能表达出其完整内涵的，也不可能使目的语读者一目了然，豁然开朗，其实很多中国人读后也不见得能了悟其中的故事，需要中医药专业教师介绍其由来，何况西方读者呢？显然，他们更需要详细的阐述与解释。但有时不恰当的意译又可能会造成译文拖沓冗长，影响整体篇章的美感，需要译者仔细斟酌，调节译语的阐释程度，确保译本的实效性。目前来看，随着学界翻译实践和翻译理论的不断成熟，除上述示例所呈现的翻译策略外，其他一些类别的剂名也逐渐形成了翻译路径的统一。比如对君药加功效命名的方剂，大都采用音译与直译相结合的方式，如"朱砂安神丸"可以译为 Zhusha Pill for Tranquilization，对以颜色命名的方剂则可以直接译出，如"桃花汤" Peach-Blossom Decoction、"紫雪丹" Purple-snow Pellet 等。

　　需要强调的是，在音译法的使用过程中，译者要严格控制音译表达的数量，特别是在篇章中，只有那些已经为中西方学界达成共识的典型的中医原生语词，并且确实在目标语中无法找到对应语才可以使用音译形式。这么做的根本原因有二：一是典籍中同音异义字词很多，音译多了，势必造成形式混乱。况且，汉语拼音的发音实际上与英语字母的发音也不完全一样，比如目前公认的 qi，准确地说，西方发音绝不是 qi，而是近似于 chi。二是篇章中汉语拼音过多，读者在无法正确理解语义的情况下，势必会频繁地从注释或其他途径寻求帮助，无论从发音还是语义连贯上，都会造成读者思维的卡顿、不连贯，文本也显得不伦不类。因此，虽然近几年国内中医翻译界大力倡导汉语拼音的运用，但也一定要慎重，要用得适当，用得有理可依、有据可查，也许不能给译文锦上添花，但也不要等而下之，与其让西方读者在读中医典籍前进行汉语拼音的学习，不如将重心先放在语义的传递上。

（四）比照西医与语义对位

中医和西医是两种不同的医学体系，中医关于人体器官的许多语词在内涵上，特别是在生理功能、病理、病因、病机及治疗方面与西医人体器官的指称有很大差异。中医的心、肝、脾、肺、肾不光是一个解剖概念，更多兼具功能意义，中医的"心"除了"主血脉"，还"主神志"，而西医的"心"却不具备思维功能；中医的"肾"可以"主生殖""主纳气"，西医的"肾"却不带有生殖色彩；"脾"在西医中是一个淋巴器官，而在中医里有"主运化"的功能。但是，医学作为科学技术范畴的一个门类，本质上是不应该带有国家和民族界限的，从这个观点出发，我们在翻译这些中西医语言中均有的事物时，来比照西医用语，在西医语言中找到相同或相近的对应词或对等词时就采用其相互对应的名称即西医词汇。李照国教授在《中医英语翻译技巧》曾对"比照西医"翻译法进行了总结和分类，指出采用这一译法的中医术语主要集中在解剖部位、病证和治法等方面，特别是病症方面，疾病属于客观存在物，尽管这些术语所表示的语义与西医用语内涵略有区别，但基本是可以对等的。而且，由于比照西医法使得译者和目标语读者均可以有物可参，名物指代具体清晰，操作起来也方便有效，能够在一定程度上减少西方读者对中医用语和内涵的隔膜感。试看以下示例：

1. 解剖部位

心 heart　胃 stomach　肝 liver　目 eye　脾 spleen　鼻 nose　肺 lung
大肠 large intestine　肾 kidney　小肠 small intestine　膀胱 bladder
胆囊 gallbladder　女子胞 uterus　脏腑 viscera and bowels　血 blood
髓海 brain　幽门 pylorus　口 mouth　水谷之海 stomach　玉海 bladder
畜门 nostril　皮毛 skin and hair　肌 muscle　头 head　耳 ear　神水 humor
瞳神 pupil

2. 病症

头痛 headache　肿 swell　斑 macule 心悸 palpitation　落枕 torticollis
黄疸 jaundice　失音 dysphonia　白内障 cataract　休息痢 recurrent dysentery

反胃 regurgitation 半产 abortion 衄血 epistaxis 恶露不下 lochiostasis
排尿困难 dysuria 热泄 pyrogenous diarrhea 血精 hematospermia
乳汁不通 agalactia 月经不调 menoxenia 喉痹 pharyngitis 喉核 tonsil
喉关 isthmus of fauces 风眩 anemogenous dizziness 疳积 infantile malnutrition

3. 治疗

针刺 acupuncture 艾灸 moxibustion 止血 hemostasis 下法 purgative method
结扎 ligation 解毒 detoxication 熏法 fumigation 头针 scalp acupuncture
刺血 bloodletting pricking 按摩 massage 发汗 diaphoresis 催吐 vomit
固崩止带 stopping metrorrhagia and leukorrhagia 消法 resolving method
下乳 promoting lactation 消痞 dispersing abdominal mass

相对于直译、意译和音译来说，比照西医法是一种辅助方法，曾经也得到一些国内外学者的鼎力支持。但是，随着近年中医药文化对外输出和传播的发展浪潮，中医药作为一种文化标签越来越受到国内外学界的关注。因此，为了将中医药的文化属性和文化基因鲜明地宣告给译文读者，当前学界呈现出尽可能保留中医语词符号特征即符号能指，从而独立于西医语词符号形式。比如，很多译者和词典主张不要把"里虚"翻译成 endopenia 而是译成 interior deficiency；不把"失音"译成 dysphonia 而译成 loss of voice；不把"风眩"译成 anemogenousdizziness 而译成 wind dizziness；"蟹目"虽然也附加 corneal perforation and iridoptosis 的解释，但主体译文仍采用形象而具体的 crablike eye；"喉痹"不译成 pharyngitis 而译成 throat impediment；"喉核"不译成 tonsil 而译成 throat node；"喉关"不译成 isthmus of fauces 而译成 throat pass；"黄液上冲"保留 upward rushing of yellow fluid 的形式，而不说成 hypopyon。这种形式上的对等和匹配将中医语言特征和符号色彩通过译语形式勾勒出来，充分实现了旨在形式与内容上保持源语文本和目标语文本基本契合的形式对等，也基本实现了旨在保持意义功能的等效，又充分保留了源语语言和文化的符号特征。整体来说，译者在决定是否使用西医术语来匹配中医语词，首先要考虑信息含量及文化所指，如果仅仅是为每个概念找个名称，那最佳解决途径就是匹配一个西医定义，但源于中医特色体系的符号形式就不复存在了，譬如"中风"的西医对照词 apoplex，其不涉及任何中医把"风"作为主要病因的内涵，同时也抹杀了本词字面与译语的形式对应，远远不如 wind stroke 清晰反映了中医思维认知的角度和定势。这确实需要译者根据不同语境来做出合理的选择。

二、常用技巧

在传统的翻译研究中，人们常用语音学、语法学、词汇学的原理和方法来研究翻译技巧。鉴于汉英两种语言的表达差异，译者在进行翻译时要酌情使用各种翻译技巧。比如，为了表达得清晰、明确、生动，汉语经常采用原词复现的形式，以避免因过多使用代词而导致理解困难，而英语中的省略现象较多，英语的用词造句讲究多样性，为了表达得简练、紧凑，避免原词复现，英语常采用省略或替代的方法来处理重复信息，以使译文更为地道、流畅。1300 多年前，玄奘在翻译佛经时就提出并运用过各种翻译技巧，如增量、省略、离合、变位或假借等，并提出著名的"五不翻"；傅兰雅在《江南制造总局翻译西书事略》中有专章讨论"译书之法"，阐述"华文已有之名"的翻译、"新名"的设立方法、"如何作中西名目字汇"。奈达（Nida）在他的早期著作中对翻译技巧也进行了较系统的阐述，如语法转换、语序处理、时间词和数量词的翻译方法等。事实上，汉英句法的不同要求译者要特别注意语法转换的规范性。比如，英译中首先要分清英文的主从句，先处理从句，再处理主句；英语文本会有总叙概括或者分叙概括的情况，长句子和句子嵌套现象在英语中比较普遍，这是因为英语的连词、关系代词、关系副词等虚词比较活跃、生成能力强，可构成并列句、复合句等形式，而汉语一般先交代事实背景，后判断表态，所以英译中要注意遵循逆序的原则。20 世纪 70 年代苏联的巴尔胡达罗夫在《语言与翻译》中叙述了翻译移位法、替换法、加词及减词法等；我国学者张培基也于 20 世纪 80 年代编著了《英汉翻译教程》，系统地总结和整理了翻译常用的方法和技巧，如词义的选择、词类转换、增词、重复、正反译及分句、合句等。翻译技巧产生于实践，应用于实践，对译者具有普遍性的指导意义；在翻译实践中，我们不可能完全使用某种技巧，译者需要将各种技巧融会贯通，有机结合，力使译文符合翻译标准和原则。

下面笔者就谈谈在中医典籍翻译中，特别是在使用现代语言论述的中医文本翻译中常用的翻译技巧，并给予示例。

（一）增译

在翻译实践中，词量的增减是一个事物的两个方面；增译法与省译法往往是因英语和汉语两种语言在语法和表达层面的差异引起的。在翻译过程中，如果按原文一对一的翻译，或许不符合译语的表达习惯，显得牵强附会，这时就需要在译文中适当增补或减少一些词语来说明原文隐含的信息，增加或减持需要解释的内容，或对结构进行补充使得句式完整，或在译文中隐去原文的语法结构等。无论增译还是省译，目的都是使读者更清晰地理解原文的表达方式、语言结构、风俗习惯、修辞逻辑等。需要指出的是，词的增减务必有其理据，防止两个倾向：一是任意添枝加叶，肆意发挥；二是避难就易，任意裁减。所谓增译，就是指根据具体的上下文，在翻译中增加动词、形容词、代词、连词、介词或其他词类，使得译文能准确表达原文含义，又能符合译文的表达习惯和修辞章法。但在何时增加何种词，则需审时度势，恰到好处。英汉两种语言中不同词类的出现频率是不同的，如英语有冠词而汉语没有，英语的代词、连词和介词的使用率远高于汉语，英文中代词和替换同义词使用较为频繁，英汉翻译时要将英文中代词所指对象明确化，将同义替换词译为统一的汉语表达，保持前后一致，反之亦然。增译法是翻译中常用技巧之一，主要有三个作用：一是保证译文语法结构完整，二是保证译文意思清晰、准确，三是为了使专业内容表达得更具体。在此，笔者主要通过以下示例来讨论典籍翻译中增译不同词性的几种情况。

1. 增译连词

汉语有意合特点，即词、词组、分句和句子之间的关系可以通过上下文和语序来表明，

很少使用连词，中医文本亦如此。但英语注重形合，连词很重要，根据英语语法的需要，英译时需增加连词以保证形式和结构的完整。如：

邪之所凑，其气必虚。

That is why it is said in Plain Questions that only when qi in the body is deficient can pathogenic factors invade the body.

气血津液是脏腑、经络、组织、器官功能活动的物质基础。

Qi, blood and body fluid are the material basis of the functional activities of the viscera and bowels, meridians and collaterals, tissuesand organs.

第一句中，"邪之所凑，其气必虚"的两个分句表示一种先后的条件关系，翻译时使用了 only when 句型来调和连接，并依据句法需要采用倒装形式。第二句中，根据英语语法要求在合理的位置使用了 and 来连接所有表示并列关系的名词。

阴常有余，阴常不足。
Yang is usually abundant while yin is deficient.

这两个分句表明一种对比转折的关系，翻译时采取了关联词 while 来体现意义的前后转折，使其在英语中形成一个完整规范的句子，避免译文"孤孤零零"，充分表达原文语意的同时构建了一个封闭型句式。需要明确的是，汉语往往通过上下文和语序来表示词（组）与词（组）及句与句之间的逻辑关系，而英语则需要明确的连接词来表达逻辑关系，因此，汉译英时往往需要增补表示逻辑关系的词（组）。在中医典籍文本翻译中，译者首先要明确原句各部分的逻辑关系，再根据英文行文需要增加从属连词。英语中的从属连词有：引导时间状语从句的连词如 when，while，as，before，after，until，since，whenever 等；引导地点状语从句的连词如 where，wherever 等；引导条件状语从句的连词如 if，unless 等；引导目的状语从句的连词如 so that，so 等；引导原因状语从句的连词如 since，as，because 等；引导让步状语从句的连词如 although，while，even，though 等；引导方式状语从句的连词如 as，as if，as though 等；引导比较状语从句的连词如 as，than 等。

2. 增译冠词

汉语中没有冠词，而英语的冠词使用频率非常高，英语名词前一般都有冠词，英译时

需要合理增加冠词。譬如：

阴寒内盛导致阳气虚衰。
The internal exuberance of yin-cold leads to the deficiency of yang qi.

疏肝是疏散肝气郁结的治法。

To soothe the liver refers to a treatment for the liver qi stagnation.

《黄帝内经》为中医理论的形成奠定了初步的基础。

Huangdi's Internal Classic laid a preliminary foundation for the theoretical forma-tion of TCM.

3. 增译代词

汉语在表达中经常会重复使用前文提及的相同词语，而英语为了避免重复，往往用代词来代替之前用过的名词，英语中代词使用频率较高，凡是说到人的器官和归某人所有的或与某人有关的事物时必须在前面加上物主代词，这完全是为了遵循英语的表达习惯。常使用的代词有：人称代词（it、they、he、she 等）、反身代词（oneself、myself、ourselves 等）、物主代词（my、its、her、their 等）、指示代词（this、that、those、these 等）及关系代词（who、that、which 等）。请看以下示例：

肺位于胸中，居各器官上方，故有"华盖"之称。

The lung is located in the chest above the other internal organs, so it is compared to canopy.（人称代词）

当人体抵抗力不能适应异常变化时，六气就会变成病因侵犯人体而导致疾病。

When the body's resistance is too weak to adapt itself to the abnormal changes, the six qi will change into the pathogenic factors to attack the body and cause diseases.（反身代词）

炮制：指对生药加工处理的过程。其目的是加强药效、减除药物的毒性和副作用等等。

Processing: treating the crude medicine for the purpose of increasing their effects, decreasing their toxicity and side effects, etc.（物主代词）

就气味而言，酸、苦、咸味儿的药属于阴，辛辣、甜、淡味儿的药属于阳。

As concerns the flavors, herbs that are sour, bitter and salty pertain to yin while those that are acrid, sweet and bland pertain to yang.（指示代词）

自汗指在清醒状态下，不因劳动、厚衣或发热而汗自出的一种症状。

Spontaneous sweating refers to the excessive perspiration in a conscious state, which is not induced by physiological regulation, such as exertion.over-dressing or fever, etc.（关系代词）

4. 增译动词

汉语句子可以由名词、形容词等来充当谓语，因而在翻译时需要增译谓语动词来保证英语句子的结构完整和语法规范。

卫气郁阻。

The defensive qi is stagnant.

三七味甘，微苦。

Notoginseng tastes sweet and slightly bitter.

肝阳上亢眩晕。

The hyperactivity of liver-yang leads to dizziness.

里有热，身不恶寒，反恶热，故不欲近衣。（《伤寒论》）

Internal heat results in aversion to heat instead of aversion to cold, and the dislike of wearing more clothes.

5. 增译介词

汉语中的介词可有可无，而英语中的介词在语句中起到很重要的连接作用，数量很大，使用频率相当高，没有这些介词，就不会成为连贯有序的句子。比如，作状语的介词短语在英语中的使用是相当普遍的，汉语中表明地点或时间时可以不使用"在"或"于"等介词，而英语则缺一不可；还有一些英语习惯用语作为固定用法，必须使用介词短语，而汉语表达则不用介词。从以下译文，可以看出Veith 在翻译《内经》时使用介词来链接语义、明确主旨的用词特点：

其次有圣人者，处天地之和，从八风之理，适嗜欲于世俗之间，无恚嗔之心，行不欲离于世，被服章，举不欲观于俗，外不劳形于事，内无思想之患，以恬愉为务，以自得为功，形体不敝，精神不散，亦可以百数。（《素问·上古天真论》）

They were succeeded by the Sages（ 圣 人 ）. The Sages attained harmony with

Heaven and Earth and followed closely the laws of the eight winds.They were able to adjust their desires to worldly affairs, and within their hearts there was neither hatred nor anger. They did not wish to separate their activities from the world; they could be indifferent to custom. They did not over-exert their bodies at physical labour and they did not over-exert their minds by continuous meditation. They were not concerned about anything, they regarded inner happiness and peace as fundamental, and contentment as highest achievement. Their bodies could never be harmed and their mental faculties never be dissipated. Thus they could reach the age of one hundred years or more.(Veith)

上段由八句话组成，几乎每句都有介词如 by，with，of，to，within，from，at，about，as 等。英语语言重视介词的作用，依据介词等连接符号将概念范畴予以具体化，从而导致语言的形式化、信号化和逻辑化。中医翻译译者对此要特别重视。

6. 增译注释

由于中医语言大量使用古汉语和中医学术语，目标语读者很难确切理解和体会原文内涵，因而增译相应的英文注释内容，使读者更深入地掌握语句和语篇所要表达的意思，这是一个良好的译本建构手段。

七情是一个广义的范畴，还包含了许多其他相关的情志。

Seven emotions are broad categories under which many other related emotions are included.

Note:According to Huangdi's Internal Classic, the seven emotions are categorized as anger, joy, worry, thought, sorrow, fear and fright.

本句通过注释对"七情"的具体指代做了概述，使读者不但感知其符号形态标记，还能清楚其语义内涵。

华佗发明了麻沸散。

Hua Tuo invented an anesthetic called Ma Fei Powder.

Note: Ma Fei Powder is the first anesthetic in the world, the ingredients are thought to have included cannabis and datura, which is a hallucinogenic plant and was later recorded as an anesthetic during the Song Dynasty.

本句通过注释介绍了麻沸散的成分和功能，如实反映了其基于社会文化性的概念范畴，目标语读者在阅读过程中可以便捷地了解背景知识，有利于读者借助于语境对其内涵进行整体把握。毋庸置疑，以《黄帝内经》为首的中医典籍语词错简深奥、文化哲理内涵丰富是其难懂与难以翻译的重要原因，这一点已在学界达成共识。"中医西渐"的历史经验表明，鉴于语词特异性、西方认知难以同中医学说的表达对接等障碍，中医翻译呈现出"思想和文化上不可逾越的沟壑"（陈可冀，2015）。所以，重视传统中医概念的传承与传播，秉持民族符号意识而深入解读中医语汇，译介中医核心术语的文化意义是目前国内外学界的研究方向，而通过增添注释来构建一个意义较完整的译本是不可或缺的路径之一。其实，很多译本在页末或章尾都对某些专业用语给予注释说明，比如对"传导之官"the organ in charge of transportation，可以加上注释 the organ in charge of transportation is another name for the large intestine；对"营出中焦"The nutrient qi is derived from middle energizer，可以加上注释 The nutrient qi is produced in the middle energizer and its circulation starts from the lung meridian of hand-taiyin。

总体上，由于英汉思维习惯和表达方法的差异，中医翻译中的增译法很难说属于某一具体范畴，可能兼备几种原因和情况，但整体来说，译语增词要么为使译文意思明确，要么为使译文结构完整，要么为使译文符合译语行文习惯，要么为使译文具有某种修辞色彩。

（二）省译

省译法是炼词炼句的一种重要手段，由于英汉两种语言表达方式的不同，在充分表达原文内容的前提下，有些词语如果硬要转换成目标语，可能会使译文晦涩难懂，因而可以省略一些词语不译。省译法是与增译法相对应的一种翻译处理方法，指对原文的一些可有可无的、意思已经包含在上下文中的或是其含义在译文中是不言而喻的词语略去不译，使得译文避免重复，更加通顺流畅；或删去不符合目标语思维习惯、语言习惯和表达方式的词，以避免译文累赘。当然，运用省译法并不违背翻译的忠实性原则，也不意味着可以随意删减原文词句或者随意摘取原文语段，只是为了使得目标语更流畅、更简洁、更严谨，且需要遵守一些原则。省译法可以充分符合译语思维及显示译语的优势，但在实际翻译中，情况十分复杂，往往一个句子中多种情况的省略兼而有之，译者需要灵活操作。

1. 省译重复性词语

阳道实，阴道虚。

yang being in excess while yin in deficiency.

今夫五脏之有疾也，譬犹刺也，犹污也，犹结也，犹闭也。

The occurrence of five-visceral diseases is similar to the the state of a human body that has been thorned, contaminated, knotted or blocked.

中医典籍中排比、对偶、重复等修辞手法或结构类似的几个词组连用的现象经常出现，结构明了，易于理解，从翻译角度看，其含义大多是类似语义的叠加，由此对含义重复的部分可予以省略。

2. 省译范畴类词语

汉语中有一些词语表示"状态""情况""问题""表现""行为""活动"等，一般可以根据上下文省译。如下文就省译了功能活动中的"活动"和"作用"二词，一方面符合目标语语言习惯，另一方面又遵守了科技翻译的基本原则。

中医学所讲的心，实际上也概括了大脑的某些功能活动。

The conception of the heart in TCM includes certain functions of the brain.

艾灸能起到温经散寒、行气活血的作用。

Moxibustion can warm the channel, expel the warm, and induce the flow of qi and blood.

3. 省译动词

大病肉脱，形削骨立。(《黄煌经方使用手册》)

One becomes emaciated, skin and bones when he is severely ill.

水为阴，火为阳。

Water pertains to yin and fire to yang.

第一句中三个动词"脱""削""立"在语义上有相似的地方，为使译语更简洁流畅，特别是发挥英语形式结构丰富的作用，此文译者将其整合成一个带 when 从句的复合句，仅将"脱"emaciated 作为谓语动词，其他仅保留"形"和"骨"两个名词 skin and bones 来共同表现 one 的特征，而省去"削"和"立"的翻译。第二句的句子较短，动词"为"仅译出一次，结构紧凑，不会产生歧义。

4. 省译概括词

作者论述了他对中医食疗、中医药膳和中医养生三个方面的见解。

The author recounts his views on the diet therapy, medication and life nurturing of TCM.

本句省译了"三个方面"，按照英语的表达习惯，仅将三个具体名称予以表述，结构紧凑清晰，表达不拐弯抹角。事实上，由于英汉思维习惯和表达方法的差异，重组结构、改变语序、增译省译等方法成了翻译中的一种常用手段，也成为中医典籍翻译的使用技巧。

5. 省译名词

气血不足，面苍形消。
Insufficiency of qi and blood causes an aged appearance and emaciation.
问诊是医生通过询问病人以下内容以获得重要的病情信息。
The interrogation is that the physician asks the patient the following questions to find out important information.
肝主身之筋膜。
The liver dominates the tendons

第一句中的"形消"去掉了"形"的转换，只译成 emaciation，但并不影响读者对"消（瘠）瘦"语义指代的理解即 thin and weak；同样，第二句则省去"病情"一词的翻译，仅以"信息"对应的 information 来表述；第三句中"身之筋膜"

只译成 tendon，省去膜 membrane，因为 tendon 在人体内，所以 of the body 亦可以省略。名词省译是在翻译意义生成的过程中实现功能对等的一种手法，可以有效帮助译者去除源语中的冗余信息，使译文兼具中医符号特色及被英语读者接受的流畅篇章的鲜明导向性。

6. 省译量词

这一平衡状态遭到破坏，即形成肾的阴阳失调的病理变化。

If this balance is disturbed, there will be the pathological changes of disharmony between yin and yang of the kidney.

请你做好，头摆正，两臂下垂，我来为你检查一下。

Sit straight and put your arms down，I'd like to examine you.

内风多为肝系统功能失调的一种表现。

Internal wind is due to the disharmony of the systematic liver functions.

文中"这一""一下""一种"等词只是汉语表达的语言习惯，几乎不用具体为英语中的数字。

7. 省译连词

因此，如果当某种原因引起气虚、气滞时，就会导致津液的输布和排泄障碍。

Therefore, qi deficiency or stagnation caused by any reason may lead to the disorder of the body fluid in transporting, distributing and excreting.

对于英语而言，关联词的地位非同小可，汉语中的连接词大多数会转换为英语中的关联结构，或者原句没有，而在英语中务须增添关联词来表明上下句关系；但英语同时具有避免重复的语言表达要求，对于上述连续使用的连接词，译者需要妥善处理，择优录取，重置结构，如上句就以"气虚、气滞"作为主语，而精炼为一个简单句。

（三）合译

汉语缺乏严格的形态变化，长句多由逻辑关系不十分明显的松散的分句构成，即用短语、词组或句子来表示，同时无主语的句子较多，中医语言亦是如此；而英语包含大量经过虚化或抽象化的词汇，即能通过表现分句与分句之间的逻辑关系的连接词来构建长句，重形式结构协调，且英语一个长句基本上只有一个主语和一个谓语动词，受到主谓一致、逻辑主语与逻辑谓语协调一致原则的制约。因此，合译法在中医典籍翻译过程中的使用屡见不鲜。譬如：

寒湿困脾运化失司，则空腹痞闷或痛，纳少，便溏。

The spleen encumbered by cold-dampness leads to disturbed transportation and transformation, stuffiness or pain in an empty stomach, poor appetite and loose stools.

原文是四个分句，介绍了寒湿阻滞影响脾的运化功能而引起的一连串症状。翻译时，把"脾"作为主语，"寒湿"病因可以作为定语用来修饰"脾"，谓语动词用 lead to 表示"导致"，以此引出如下病症如运化失司、空腹痞闷或痛、纳少便溏等。如此，原句就形成了由施事者引导一个包含主谓宾成分的简单句，结构清晰，信息量饱满。类似句式在中医翻译中俯拾即是。

冬伤于寒，春必温病。

Attacked by pathogenic cold in winter, one will contract warm disease in spring.

原文是两个分句，翻译时将二者解构为原因和结果的关系，将"春必温病"作为主句，而"冬伤于寒"形成一个过去分词短语，用作原因状语。如此，就形成了一个简单句，这实际上是对原句句意和句式的合成处理。

恶色表示胃气枯竭，病情多属凶险。

A sickly complexion indicates exhaustion of stomach qi with a critical patient condition .

原文两个部分都是围绕"恶色"来说明，可以合译成一句话，把前句作为主句，并使用 with 结构作补充说明。

肺气通于鼻，肺不和则鼻不闻香臭。

Dysfunction of the lung results in a loss of smell as lung qi travels to the nose.

在翻译中意义生成的路径之一就是汉语分句关系的处理和体现。如前所述，汉语句式类型繁多，句内关系比较复杂，分句之间的逻辑关系常处于隐含状态。正确分析汉语复合句的句内关系，合理再现言内意义内涵是首要任务。中医典籍翻译亦如此，采取合译法首先就要针对中医语言表述的复杂模糊的逻辑关系来确定译语的句内结构，进而使用恰当的连接词、连接结构或从句来呈现。一般来说，中医典籍经文主要表现出以下几种句内关系，译者可以根据不同的语境、逻辑关系与行文需求进行整合。

1. 并列关系

各分句之间表现出来的意义并列、对照或解说的关系可以统称为并列关系；翻译时可以使用诸如包含 neither、nor、either 等连接结构合并成一个仅由主谓宾组成的简单句。如：

孤阳不生，独阴不长。

Neither yang nor yin can ever exist without the other.

也可以使用英语连词 and、or 等来连接。如：

毒药治其内，针石治其外。（《素问·移精变气论》）

The patient is treated with drugs internally and acupuncture externally.

余闻其要于夫子矣，夫子言不离色脉。（《素问·移精变气论》）

I have heard the fundamental principle of treating, and the centre of your words is not separated from the inspection of the complexion and the pulse.

2. 递进关系

顾名思义，基于后面分句是在前面分句意思或范围上更进一步的基础上，英语也使用诸如 not(only)-but(also)，as well 等相应关联词或关联结构来表明递进关系。中医典籍经文中所包含的递进关系大部分是没有关联词的，而只通过前后句中语气变化的形式来表示；而英语表示递进的关系则需要有明显的关联结构。这里，我们可以称之为"结构性剪接"，将源语看似关联不强的形式合并在一起，成为传达思想和情感的连接手法，有效突出主旨的整体性。如：

五脏相通，移皆有次，五脏有病，则各传其所胜。(《素问·玉机真脏论》)

The five viscera are not only interconnected but orderly in the transformation of pathogenic factors. When the five viscera are abnormal, each passes the disease to the secondary one.

腧穴是针灸或其他疗法施术的部位，也是接受外来刺激的作用点。

Acupoints are the specific sites through which acupuncture and moxibustion and other therapies are applied, as well as the point on which the external stimulation acts.

3. 转折关系

针对典籍经文中明显的转折关系或虽没有连接词却表达转折的语气，可以采用诸如 but, although, however, even if, though, while 等关联词语来链接。事实上，这种对结构转换的控制成为中医文本语言转换和传播的意义赋予机制。

实则泻之，虚则补之。(《素问·三部九候论》)

Excess should be discharged but deficiency should be tonified.

是故冬至四十五日，阳气微上，阴气微下；夏至四十五日，阴气微上，阳气微下。(素问·脉要精微论)

During the 45 days after the winter solstice, yang qi slightly ascends while yin qi descends slightly. However, during 45 days after the summer solstice, yin qi slightly ascends while yang qi descends slightly.

汉语的转折关系也可以依赖句意而不需使用关联词来呈现出来，这是以意合为特征的汉语最显著的表达特点之一；但在英文中，我们必须使用明确的转折关联词或结构来进行链接，实现形合。这对语言精辟短小的中医经文的翻译来说尤其重要，译者不能完全固执于原文的句式结构和行文特征，而要依循关联词或关联结构来解释它、整合它，以此来融合意义的产出和译者的主体控制性。对于两种语言结构上的处理，笔者主张向"归化"法靠拢，句式结构上要特别符合英语的语法要求；前提是要充分了解汉英两种语言不同的行文结构，翻译中医典籍文本时才能对其晦涩的古汉语结构的转换应付自如。

4. 假设关系

中医现代文本表达中的假设关系常常使用"如果""若""假如""即使"等关联词，而典籍经文中的假设关系却没有很明显的连接词或结构，对此，相对应的英文基本采用 if，even if 等词汇。

若脉极软而沉细，则气血两虚。

If the pulse is extremely soft, deep and thready, the body is marked by the dual deficiency of qi and blood.

尺肤上不至关，为阴绝。

Yin will be exhausted if the pulse is only perceptible at chi portion and imperceptible at cun and guan.

第一句有明显表假设关系的连接词"若"，译文中句与句之间的逻辑关系－假设关系在汉英形式上得到较好的对应；第二句没有连接词，这是古汉语的意合性特征使然，既是语法的要求，也是修辞的需要，但从语境和语感上可知意义是顺承的，翻译时将"阴绝"作为主语，而脉搏只现于尺部，寸和关两部都不能觉察到脉动这种脉象可以作为假设条件，以表达两部分之间的逻辑关系，以此突出形态标记。

5. 因果关系

鉴于中医典籍中句与句之间的连接大部分处于隐性状态，译者可以对其因果关系做出推论，继而判定此句是以表原因为主还是以表结果为主，从而选择相应的关联词或关联结构如 since、because、as、for 或 so、therefore、thus、so that、hence、consequently 等。

阳气者，若天与日，失其所，则折寿而不彰。故天运当以日光明。是故阳因而上，卫外者也。(《素问·生气通天论》)

Yang qi is just like the heaven and sun, the order of which will inevitably affect human life without any apparent explanation. The celestial movement depends on the sun shining, therefore, yang qi ascends to defend.

湿阻中焦，上下焦不得交通，变化丛生。

Dampness obstructs the middle energizer so that poor transportation and communication of the upper and lower energizer results in various disorders.

第一句包含两个表示因果关系的连接词"故"和"是故"，经过整合，将"是故阳因而上，卫外者也"表示结果，之前所述整合为两个原因，即"阳气者，若天与日，失其所，则折寿而不彰"和"天运当以日光明"，使用 therefore 来链接前因后果。第二句将"湿阻中焦"作为"上下焦不得交通，变化丛生"的原因，使用 so that 来表示结果，并且使用 result in 进一步强调"湿滞留中焦导致无法联通"的后果。

6. 目的关系

如前所述，汉语短小精悍，凝练简洁，强调意合，行文结构较为松散，而英语强调形合，注重句子之间明确严谨的逻辑关系，行文结构更紧密，所以在翻译中需要对原文句子进行重组，以符合目标语的行文特点。当译者确定分句之间表示某种行为与目的关系时，可以使用相应的英语关联词如 so as to、so that、with the intention of、in order that 或表明消极目的关系的 in case，lest 等来构建英语长句。

天有阴阳，人有十二节；天有寒暑，人有虚实。能经天地阴阳之化者，不失四时；知十二节之理者，圣智不能欺。(《素问·宝命全形论》)

As the heaven has yin and yang, man has twelve joints; As the heaven has winter and summer, man has deficiency and excess. Man should abide by yin and yang of the heaven and earth so as to adapt to the four seasons while man should understand the rules of twelve joints lest they will be confused about the diseases.

对于"能经天地阴阳之化者"和"不失四时"的关系，可以根据句意和译者的倾向性来判定。译文一方面从正面来表明"能经天地阴阳之化者"的目的是"不失四时"，另一方面从反方辩证地论述"知十二节之理者"的目的是以防"圣智欺"。如此，读起来不但逻辑清晰，而且合理的长句结构使得句式具有层次感。

译者在表达手段上使用 as，so as to，while，lest 将原句中的三句话链接成长句，并呈现分句之间的目的关系，正是这种独特的关系性表达赋予了语句和篇章的地规范性和耐读性。

（四）分译

为了符合目标语表达习惯，也为了更清楚地表达原文语义，翻译时也可以改变原文结构，把原句的某个成分分离出来，分译成单句。中医典籍翻译也会经常采用这种分译方式，译者需把握原文要点，分清主次，化整为零，将主要信息译成英语主句，其余部分分译成一个独立的句子、从句或并列分句。

1. 分译成独立的句子

一般来说，由于英语表达的规则和习惯，长句较多，一般英译汉时往往会拆分成几个短句，而汉语往往句子较短，翻译时经常需要整合，以形成富有逻辑意义和逻辑关系的长句。事实并非完全如此，汉语虽然句式短，结构松散，但由于其无主句较多，主语共用情况时时发生，而且其中丰富的逻辑关系是隐性的，往往需要译者更加清晰地划分意群，分析句际之间和句子内部各部分之间的关系，明确主次，根据英语的表达习惯断句，进而分译成独立的句子。如：

仓廪不藏者，是门户不要也。（《素问·脉要精微论》）

The intestine and the stomach fail to store food and water, and the kidney fails to restrain.

逆之则灾害生，从之则苛疾不起。（《素问·四气调神大论》）

Those who disobey the laws of the universe will suffer from the calamity, and those who follow the laws of the universe will remain free from dangerous illness.

"仓廪不藏者，是门户不要也"是由独立的主谓关系组建的一个单句，主要由主语"仓廪不藏者"和谓语"是门户不要也"两部分构成，包含"仓廪""门户"两个暗喻，带有浓厚的文化色彩和鲜明的民族符号特征。为了帮助读者更准确地理解原文，有效传递医理信息，我们在上述译文中一方面直接化隐喻（仓廪、门户）为实物（intestine、stomach、kidney），另一方面，将原句分译成分别含有主谓成分的两个并列关系的句子。如此，语义明确，结构清晰。虽然这种省却源语

141

符号能指的做法仍需要进一步商榷，不同译者对此有不同的见解，但有一点是值得肯定的，即将源语符号做显性处理，有助于目标语读者更迅速地解读文内语言，减少阅读障碍。

2. 分译成从句

对于有些句子成分较复杂的典籍经文，可将其分译成各种功能的从句，如定语从句、主语从句、宾语从句、状语从句、表语从句等。这需要根据原句所暗含的从属关系或者句子成分来解构和安排其组建方式。如：

心者，君主之官，神明出焉。(《素问·灵兰秘典论》)

The heart is just like a monarch, from which spirit emerges.

余欲勿使被毒药，无用砭石，欲以微针，通其经脉，调其血气。(《灵枢·九针十二原》)

As I am afraid that the patient may be affected by medicinals or the stone, I tend to treat them with a fine needle to dredge the channel and adjust the circulation of blood and qi .

诚然，译者和传播者的观念和翻译理念限定着文本的意义生产，也决定着译语对源语"象"的选择和最终结构的生成。从上文可以看出，为了构建意义，第一句的"神明出焉"以非限制性定语从句的形式来分解原句对"心"功能的描述；第二句中原句各部分的相互关系决定了译文中所使用的合译和分译这两种方法，包括将"欲勿使被毒药"独立出来作原因状语从句。这些句式结构的设计和构建都能影响、决定译者在意义及其文本建构时的翻译策略。其实，在中医文本翻译时会经常遇见这种结构上的解剖分析，这一方面是因为中医语言的特殊性，另一方面也归因于不同译者在处理原句叙事和说明的因果性与连贯性方面所采取的翻译策略不一样，反映在译文形式上就表现为分句关系的不一致。下面三种译文结构就可反映出不同译者的处理手法是不一样的：

肝阳上亢眩晕。

① The liver yang ascends and hyperactivates and one will feel dizzy.

② With the ascending hyperactivity of liver yang one will feel dizzy.

③ Dizziness results from the ascending hyperactivity of liver yang.

上述三个形式分别基于对"肝阳上亢"和"眩晕"的关系做出了不同解构。①是分译成两个并列关系的独立句子；②是将"肝阳上亢"分译出来，作为主句 one will feel dizzy 的伴随状语；③是合译为一个独立的简单句。不同的句式结构与原文相表里，锁定源语文本的外壳和内核、表象与意义，从不同层面呈现出译者采用的归化、异化与转化的翻译手法，力争将意义表述与源语形式实现完美的匹配和延伸。

3. 分译成不同形式的复合结构。

除了分译成从句，我们也会经常看到以分词、动名词、不定式、独立主格、介词短语等分译出来的各种形态。

故天之邪气，感则害人五脏。（《素问·阴阳应象大论》）
So attacked by the pathogenic qi from the heaven, the five viscera will be damaged.

译者从成分上重新解构了句子，将"感"分离出来与"天之邪气"合并，以分词结构 attacked by the pathogenic qi from the heaven 作伴随状语。

脾不统血导致出血。
With the failure to control blood circulating, hemorrhage will occur.

无论是合译还是分译，都需要译者首先要理解原文层次，弄清各层次关系和所包含的意思。上句是一个主谓结构的简单句，译者将"脾不统血"分译为以 with 引导的状语成分，而将"出血"作为主语。我们会发现如果句中有主语或主题词改变，就可以从变化处进行分译，或者带有明显的强调语势，也可以据此破句重组，进行分译。比如：

结阳者，肿四肢。（《素问·阴阳别论》）
While yang stagnating the four limbs swell.

原句是由一个语义顺承的主谓关系组成，但仔细分析则会发现，第一分句主语为"者"而第二分句的主题词"四肢"无论是从语义、结构还是语气都很突出，译者据此将"肿四肢"作主句，而将"结阳者"分译为一个独立主格结构。与当代语言学家 H.J.Tichy 所提出的观点"句子长短很重要"即 Variety in sentence length is much more important than averge length，连淑能在《英汉对比研究》一书中也说："英汉语句和语篇虽各有特点和基本形态，但也都主张长短句交替，单复句相间。过分使用长句或短句都会产生单调感。"事实上，无论是合译还是分译，译者实际上都是在通过调整句子长短来保持与语境、主题、读者或翻译风格相匹配。

（五）正序

顾名思义，语序是指语言里语素、词组的次序。在汉语里，语序的变化即某一语序在译文中变换成另一种语序，这对语法结构和语法意义的影响不容小觑。例如：名词＋动词／形容词构成"主谓结构"，词序一变化，动词＋名词就构成了"动宾结构"，如：我们同意（主谓结构）－同意我们（动宾结构）。而形容词＋名词则构成了偏正结构，如：衣服干净（主谓结构）－干净衣服（偏正结构）。由于汉语和英语的语序有时相同，有时不同，在中医翻译中，语序是必须考虑的问题，其中，正序翻译与反序翻译是最基本的两个方面。采用与书写顺序一致的语序即"正序"，与书写顺序不一致的语序即"反序"。

同样，中医翻译中的正序翻译即采用与书写顺序一致的语序，按汉语语序排列语词成分或句子成分，大部分中医语词都可以采用这种按部就班的正序翻译。如：

肺热 lung heat　舌苔 tongue fur　气虚 qi deficiency　内燥 internal dryness
青紫舌 bluish purple tongue　望色 inspection of the complexion
脾实 spleen excess　和血 harmonizing blood　失音 loss of voice
安胎 securing the fetus　气分 qi aspect　奇经 extra meridian
补肾 tonifying the kidney

为更好地说明与展示，笔者将按照以下十三类范畴来示例说明一些中医名词的正序翻译：

1. 阴阳五行（yin-yang and five elements）

阴阳 yin and yang　　阴阳对立 yin-yang opposition　　五行学说 five-element theory

金生水 metal generating water　　木喜条达 wood preferring free activity

火为阳 fire pertaining to yang　　母气 mother-organ qi　　五味 five flavors

生化 generation and transformation

2. 藏象（visceral manifestation）

心主血脉 heart governing blood vessels

脾主升清 spleen governing rise of the clear

肝恶风 liver being averse to wind　　胃津 stomach fluid

心肾相交 heart-kidney interaction　　心孔 heart orifice　　上焦 upper energizer

六腑 six bowels　　脾阳 spleen yang　　泌别清浊 separation of the clear and turbid

3. 形体官窍（body and orifices）

皮毛 skin and hair　　智齿 wisdom tooth　　四关 four acupoints　　外眦 outer canthus

血轮 blood orbiculus　　七窍 seven orifices　　脉膜 vessel membrane

精室 essence chamber

4. 气血津液精神（qi, blood, fluid and spirit）

正气 healthy qi　　表实 exterior excess　　血分 blood aspect

精血同源 essence and blood from the same source　　精气 essential qi

先天之精 innate essence　　君火 monarch fire　　气化 qi transformation

元气 original qi　　营血 nutrient blood　　肾精 kidney essence

5. 经络（meridian and collateral）

五输穴 five transport points　奇穴 extra point　大肠经 large intestine meridian
八会穴 eight meeting points　正经 regular meridians　任脉 conception vessel
浮络 superficial collateral

6. 病因（disease cause）

六淫 six excesses　外湿 external dampness　风痰 wind phlegm
思胜恐 thought prevailing over fear　虚邪 deficiency pathogen
疫毒 epidemic toxin　郁火 depressed fire
五志化火 five minds transforming into fire　七情 seven emotions
恶气 malign qi　内伤 internal damage

7. 病机（disease mechanism）

真实假虚 true excess with false deficiency　表气不固 exterior qi insecurity
阳损及阴 yang impairment affecting yin
上燥则咳 upper dryness leading to cough
肺气上逆 lung qi ascending counterflow　徐发 gradual onset
阴阳乖戾 yin-yang imbalance　上受 upper attack　顺传 sequential transmission

8. 诊法（diagnostic method）

四诊 four examinations　数脉 rapid pulse　舌象 tongue manifestation
润苔 moist coating　望色 inspection of complexion　吐舌 protruding tongue
但寒不热 chill without fever　脉诊 pulse diagnose
恶寒 aversion to cold　下利清谷 diarrhea with undigested food
布指 arrangement of fingers

9. 辨证（syndrome differentiation）

表寒证 exterior cold syndrome/pattern
阳虚外感 yang deficiency and external contraction
阳损及阴 yang impairment affecting yin　痰蒙心神 phlegm clouding heart spirit
热入气分 heart invading qi aspect　风寒束肺 wind-cold fettering the lung
里实证 interior excess pattern

10. 治则治法（therapeutic principles and methods)

扶弱 supporting weakness　汗法 sweating method
清营祛瘀 clearing nutrient aspect and dispelling stasis
急下 drastic purgation　和解少阳 harmonizing lesser yang
透泄 expelling and dispersing　回阳 restoring yang
引火下行 conducting fire to go downward　清暑热 clearing summerheat

11. 方剂（formula）

君臣佐使 sovereign, minister, assistant and guide
五味消毒饮 Five-ingredient Toxin–eliminating Decoction
白降丹 White Downborne Powder　复方 compound formula
消食剂 digestive formula

12. 针灸（acupuncture and moxibustion）

手太阴肺经 hand great yin lung meridian
足阳明胃经 foot yang brightness stomach meridian　任脉 conception vessel
背部穴 back points　上耳根 upper ear root

13. 养生（health preservation and rehabilitation）

七损八益 seven impairments and eight benefits　主气 dominant qi
形与神俱 body-spirit harmony　五运 five circuits　闭藏 hiding and storing
天年 natural life span　得气 obtaining qi

14. 中医典籍（TCM literature）

素问 Plain Questions　类经 Classified Canon　脉经 Pulse Classic
类症治裁 Classified Treatment　傅青主女科 Fu Qingzhu's Gynecology
经效产宝 Valuable Experience in Obstetrics
寿世保元 Longevity and Life Preservation　唐本草 Tang Materia Medica
药对 Medicinal Combining

（六）反序

由于不同的英汉表达习惯或语法结构的差异，一些词组的英文表达顺序与汉语词序完全相反或部分相反才能使之语义通顺，因而需要按照英语语序习惯重新安排，采用与书写顺序相反的语序。如：

养生 life nurturing　口干 dry mouth　尿灼 turbid urine
热邪传里 transmission of pathogenic heat into the interior
命门火旺 fire hyperaction of life gate　面黑 darkish complexion
胃火炽盛 intense stomach fire　饭后服 take after meal
水煎 decocted with water

反序法经常会出现在以名词或名词结构为修饰语的表达中，比如"津液之腑"会译成 fu-organ of fluid，指代膀胱的"州都之官"会译成 official in charge of reservoir，"传道之官"会译成 officer in charge of transportation，"半身无汗"会译成 absence of sweating of half-body 等。除了这种常见形式外，下面我们列举几种在中医语词翻译中可以使用的反序形态：

1.动词或动词短语的位置会提前或置后，一般而言会发生相应词性的变化，如动词转化为名词或形容词等。

活血 blood activating　金水相生 mutual generation between metal and water
布指 finger positioning　进针 needle inserting　行气 qi moving
虚阳上浮 floating upward of the deficiency yang
阴阳亡失 loss of yin and yang　伤阴 yin damage
中气下陷 sinking of middle qi　治未病 preventive treatment

动词名词化等动词活用的情况会使语序发生变化，这种情况在中医语词翻译中屡见不鲜，如由实转虚 conversion of excess into deficiency、热邪传里 transmission of pathogenic heat into the interior、气随液脱 qi collapse following humor、热因热用 treating heat with heat、神明被蒙 mind confused by pathogen、热者寒之 treating heat with cold、表里出入 transmission between exterior and interior 等。

2.单一的形容词在英语表达中往往会放在名词前面，有时也会转化为其他词性。

尿浊 turbid urine　心阳不足 insufficiency of heart yang
阴静阳燥 static yin and dynamic yang
寒极生热 extreme coldness engendering heat
气机不畅 inhibited qi movement　膀胱不利 unsmooth bladder
肌肤不仁 numbness of skin　精冷 cold sperm　便溏 loose stool

3.副词的位置在汉英两种语言中是不同的，需要根据语词或语句的成分进行调整。

水不化气 failure of water to transform qi　清炒 stir-frying plainly
先煎 decocting first　急下 discharging drastically
横刺 inserting transversely　单按 pulse-taking with one finger
内动 stir internally

4.英语表达里有一种构词形式，即当一个带有宾语的现在分词作修饰定语时，经常要把这个现在分词的宾语前置，如：

骨蒸潮热 bone-steaming tidal fever　活血止痛药 blood-activating analgesics
清热解毒药 heat-clearing and detoxicating medicinal
保和丸 harmony-preserving pill　化积散 accumulation-resolving powder
发表剂 exterior-effusing formula　清虚热药 deficiency heat-clearing medicinal
祛风湿药 wind-dampness dispelling medicinal

第七章　形式与意义的现实转换

中医学的跨语际实践，是中西医交流活动的重要组成部分，必然牵涉专业语言接触、语言转换、话语生成和建构等复杂的实践过程。加强与目标受众的互动交流，让源语思维贯穿话语实践全过程，从而实现中医话语体系外宣需求与传播效果的有机平衡，是一个重要任务。诚然，人类的语言就是信息与意义传播的重要媒介。任何一种语言都有其特定的形式建构，任何基于语言符号或意象的形式建构都是意义的携带。形式与意义的关系就好像天平的两端，意义只有附着于一定的形式结构，才能被解读、传播和交流。具体来看，如何完成中医文本翻译的"形式建构－意义建构－意义共享"的维度转换，让不熟悉中医历史和文化环境的西方人了解原生态的中医学内涵，是摆在我们面前的一个挑战。

《道德经》第六十二章有："美言可以市，尊行可以加人。"即是说美好的言词可以取得人们的尊敬，美好的行为可以使人器重，语言和行为因为具有了"美"的外在和"善"的内涵而"市"和"加人"，从而赢得传播和欢迎。中医典籍翻译亦如此，很多典籍文本自身的语言结构非常具有艺术性，即形式上的美，那么中医译者如何确切把握其中的形式建造和意义构想两大范畴，能否把形式与意义二者有机统一在译语文本的整体建构中，将直接关系到翻译传播的效果。可以说，意义与形式能否有机融合在中医典籍的译本生成阶段至关重要，单纯的形式灌输或单纯的意义灌输都将在一定程度上阻碍有效交流或传播。

中医典籍翻译是一种传播活动，以其自身独特的形式与意义生产机制，完成意义功能的转换，通过翻译使其文本变成译语符号，进而生成和传达作为中医专业知识与文化的表意元素，来反映和诠释中医知识和文化信息。中医成为传统文化中将科学与人文融合得最紧密、最贴切的一门学科，对语言和语言思想有着深刻的影响；中医用语生动灵活，精致美妙，贯彻并体现了汉字的主要思想精髓。譬如，为我们所熟知的成语"不按君臣"就源于中医用药的君臣相配原则、"肝胆相照"则源自五行脏腑理论；从表达来看，源于先秦两汉时期的中医系统思维和临床文字记载赋予了中医语言大量隐喻形式的修辞文采，富含中国传统文化深厚的底蕴，即语言表达重"意"而非"形"，富含颇多的隐喻概念和内涵，从而注重心理意会和言外的医理和情理逻辑。很多中医语言和思想需要读者依据语感、语境或所谓的"悟性"去整体意会，而不像英语语言依赖用来表示逻辑－语法关系的连接词（logic-grammatical connector）或起承转合的句子及篇章结构之类的形式来表意。

可以说，中西语言差异对中医翻译的影响主要基于这两个方面：一是形式；二是意义。建立形式与意义的关联，并探讨其过程中的决定性因素，对于中医典籍翻译有重要的指导意义。形式与意义被称为"既是一种客观现象，又是一种文化或精神的足迹"。由此，如何把葆有丰富中国思维、认知和文化内涵的中医知识、思想和中医文化翻译得既准确又形象，且为西方读者所接受，在准确性和可读性之间找到最佳平衡点，兼容"形与意"，让海外读者感受一种具有东方魅力的医学，进而了解中国医学和中国人的价值观念、审美情趣、哲学认知和文化传统，使之有效地转换为代表国家符号的"软实力"，具有重要的学术和传播意义，十分有利于中医的国际传播。据此，中医典籍翻译包括形式建构和意义建构两个维度，形式作为外部显性形态是基础、是框架，而意义作为内部隐性形态是内容，是中心。中医典籍翻译唯有将形式建构与意义建设一并置入文本的创造流程，才可能驶入文化传播和知识传播的航道，从而成为一种客观现象、医学精神、文化精神的足迹。

基于中医典籍语言、知识内涵和概念世界的不同与独特性，其译本的形式建构需要生成或涵盖两方面内容，即结构意义和情感意义的生产和建构。结构即我们所说的"构型"，没有构型就没有表现，而译语的构型过程原本应是以一种意象化的语言符号来展示的，这不仅是因为通过典籍记载和反映的中医这一特殊的医学模式来源于中华民族特殊的文化母体，更是中国古代文化哲学模塑的产物，所以，结构形式的塑造即要完成中医语言中的"象"型在译本中的表现或集合。"象之不存，意将焉附"，"喻义"的完成似乎特别依赖于以"象"传"意"。事实上，无论译者如何审视、辨析、判断，最终提供的译本都既要涵盖中医语言的显性形态即语言符号"能指"的形式生成，又要传递文本的隐性形态即语言符号"所指"的意义建构，其与形式建构同等重要。下面笔者就从形式、结构、意义和情感几方面来探讨如何通过良好地链接这些重要元素而完成中医典籍的翻译构建。

一、形式与结构

《易经》曰:"书不尽言,言不尽意。"先秦圣人庄子也讲:"道不可言,言而非道。"主张不用逻辑推理去论证,而是依赖于直觉、灵感或顿悟的"言不尽意,言而非道"的思维形式体现在汉语语言上就是:只靠语序、助词或虚词等显示词义而不强调任何如词尾等形式上的变化,也不需要连词或介词等语言媒介来呈现内部的逻辑语义关系。由此,在汉英转换中我们需要领会或分析,以将其转换为主语、宾语、主动、被动、单数、复数等众多英语的表达元素或形式,同时进行意义功能的转换。这对葆有模糊性、歧义性的中医语言尤其如此。中医典籍中的语词和语句,如之前所述的许多四字结构及对偶句,节奏铿锵,言简意赅,无不体现了汉语的"意合"(parataxis)特点,是中医表达的重要组成部分,翻译时需要交代清楚内部的逻辑关系,运用关联词、复合结构、主从关系等各种媒介以关照英语"形和"(hypotaxis)的这一显著特点。比如下句:

天地相感,寒暖相移,阴阳之道,孰少孰多,阴道偶,阳道奇。(《灵枢·跟结》)

The heaven and the earth are interacting mutually with the alternation of cold and warmth. There is a definite rule of yin and yang in waning and waxing.The rule of yin is even and the rule of yang is odd.

与原句相比,译文具有明确的成分与结构划分,形态丰富,词性鲜明。译文按照原句语义把六个短句组合为三组,第一组"天地相感,寒暖相移"使用 with 伴随结构来链接;同时把动词"相移"转换成名词 alternation。其后两组也采取同样的构建路径。此外,原文"天地""寒暖""阴阳"三者没有使用连接词,而译文用 and 来突出了这种并列关系;对于"阴道偶,阳道奇"中形容词"偶和奇",在译文中以独立的 be 结构做表语,语义清晰,也凸显出译语的描写路径。

基于"意合"的语言表达特点,中医语言缺省连词、介词或其他关联成分的例子比比皆是,这都需要我们在翻译时一一补足。试看:

调理冲任 coordinating thoroughfare and conception

泻下逐水 removing water retension by purgation

恶寒发热 aversion to cold with fever

辛温解表 releasing the exterior with pungent-warm

在以上示例中，依循英语逻辑关系的"显化"特征，在"调理冲任"的"冲"和"任"之间要补足表并列关系的连词 and，在"泻下逐水"中使用 by 来强调通过"泻下"的方式方法，在"恶寒发热"中使用 with 表示伴随发热的情况，"辛温解表"中也用 with 表示用"辛温"的办法来解表等。这些诸如 and，by，with 等介词或其他结构显化了形式内部之间的并列、因果、目的、方式等成分关系。

为此，中医翻译的形式构建很大程度上依赖于"象"的塑造，而"象"的生产需熔铸在形式结构的排列中，无论是形式结构还是外在结构下的意义结构都在说明概念的内涵，中医典籍所反映的中医世界恰恰就是一个概念的世界，其翻译作为传播的一部分也就需要有与概念世界相搭接的形式与结构的建构途径。与原文照应的译语结构排列不仅在说明对象、描写对象，更可以通过目标语揭示对象，甚至通过目标语的模塑而建构一种能为译语受众接受和理解的独特的意义结构。正如德国现代符号学奠基人恩斯特·卡西尔所说："必须给事物内在意义以外形，这种外形化不只是体现在看得见、摸得着的某种特殊的物质媒介，并且体现在激发美感的形式中。"翻译不仅为了传播的目的性与象征性在说明对象，有时甚而代替了对象而重构新的物象，以将传播者自己的观念和所要阐释的意义融入并隐进译语符号构成的意象世界。北京大学徐通锵教授曾通过比较中西两种语言来指出：印欧语言属于语法型而汉语属于语义型，比较而言，前者重视主谓序列和相关词类而后者尽在考究字词语义和相互关系。

由此，我们在中医典籍翻译过程中显然会涉及形式结构的转换和处理，译语形式构建的一个重要元素是其结构的塑造，这种符号化的所谓"象"的集合过程是"动态"的，是意义和情感的外形化，是翻译传播的基本手段。比如中医四字结构翻译就典型地体现出这种"构型"的必要性。中医四字格是由四个字或由两个双字格组合而成（如肝阳上亢）的中医语词表达结构，大部分中医四字格由并列的两个二字词组构成，如"阴虚内热"由"阴虚"和"内热"组成，"表实里虚"由"表实"和"里虚"组成，"清热息风"由"清热"和"息风"组成，但其中彼此的语义关系并不像表面结构那么简单，各词素之间存在着紧密的逻辑关系，这种关系完全由术语内涵决定。正如刘宓庆所说："表层结构相同是靠不住的，不仅内容上很可能不一致，逻辑形式上也很可能不一致。"因此，明晰中医语言四字结构之间暗含的逻辑关系，以清晰的英语形式和结构呈现出来，这点非常重要。一般来说，英语隶属于欧洲语系，受西方重逻辑、重分析的思维影响，极其重视成分之间逻辑关系的清晰表达，在行文用词上对逻辑关系的体现相当明了。而汉语则习惯以语义衔接，如"阴虚内热"指的是阴液亏虚所导致的发热，阴虚和内热是一种因果关系，译语 yin deficiency with internal heat 中的 with 结构就体现出来了这种逻辑关系，并将其从形式上划分为主次；"表实里虚"指的是同时存在的两种病变，两个词组是并列关系，可译成 exterior excess and interior deficiency；"清热息风"是指通过清解热邪，治疗热极生风，前后两个词组是一种目的关系，可译成 clearing heat to extinguish wind。

　　语词内部语义关系的确定占据译语构建活动的中心，主要包括两个步骤：第一是要分析其语义内涵。在一个中医术语中，每个词素的意义决定每个词素的词性，只有准确把握内在的语义和结构关系才能正确选择翻译形式。第二是反映到译语结构层面上即"构型"。以"凉血散瘀""滋阴息风"两个词组为例，从汉语言角度来分析，二者似乎都是表并列关系的短语，那么翻译成 cooling the blood and dissipating the stasis 和 nourishing yin and subduing liver-wind 是否恰当呢？"凉血散瘀"指的是凉血与散瘀并行的一种治疗方法，故译为 cooling the blood and dissipating the stasis 即可；而滋阴息风则是强调通过滋阴的手段来达到息风的效果，据此两者之间与其说是并列，不如理解为因果关系而译为 nourishing yin to subdue liver-wind 为佳。按照这种关系，我们可以通过切分成分，将之分为主谓或主谓宾、动宾等结构，从相互关系上分为联合、偏正等几种结构，并基于其独特的结构特点来构建合理有效的译语形式和结构关系。

　　比如，由主谓宾结构组成的语词描写出来就是名词（词组）＋动词谓语＋名词（词组）宾语的形式，如：

风热犯鼻 wind-heat invading the nose

热盛动风 heat-exuberance generating wind

热入心包 heat entering the pericardium　肾主水液 kidney governing water

肝气犯胃 liver qi invading the stomach

湿伤脾阳 dampness damaging spleen yang

燥气伤肺 dryness qi damaging the lung

以上是将动词加上 ing 而形成名词结构，也可运用主谓宾的成分来建构句子，如阳病入阴 Yang disease enters yin，热迫大肠 Heat distresses the large intestine，气病及血 Qi disease affects the blood，热灼肾阴 Heat scorches kidney yin 等。

相对于主谓宾结构，主谓结构的形式构型就灵活得多，这可以归因于中西两种语言词性不同导致形式上的语法转换，如"视物模糊"一词，"模糊"在汉语中做动词，但在英语中既可作动词又可作形容或名词，由此，原本主谓结构的表达可以有基于不同词性的译语形式，如 The vision blurs，blurred vision，the blurring of the vision 等。另如"口麻"一词，"麻"在汉语中作动词，而英语似乎很难找到"麻"对应的动词形式，从语义着手，仅有形容词 numb 和名词 numbness 可以与之匹配，如此，囿于其词性约束可译为 The mouth is numb 或者依其所做成分的需求而形成的名词短语 numb mouth，the numbness of the mouth 等。

动宾结构就是指由动词与后面受动词支配的成分组合而成，即由动词和名词（词组）宾语组成的一个词组。动宾短语在表述治则治法的语词中使用频率较高，例如：

和解少阳 harmonizing the lesser yang　泌别清浊 separating the clear and turbid

通调水道 regulating the waterways

调和脾胃 harmonizing the spleen and stomach

交通心肾 coordinating the heart and kidney

清营祛瘀 clearing nutrient and dispelling stasis

镇心安神 setting heart and calming mind

在体现相互关系的联合结构（并列结构）中，前半部和后半部的关系多表明联络、结合的并列关系，表明前后两部分是并存的。通常，在翻译中针对已有的序列大多用并列连词 and 来连接，有时也会换用 while 等。中医治法大概包含 79

条联合结构的词组，表示同时运用两种治疗方法或者同时针对两种病症或不同部位的病邪，没有从属之分。与其他复合词相比，联合型复合词的语素序列受语法关系直接制约的程度要低一些，译者可以从结构形式、语义关系和词义类型等角度来观察其语义的多元性及成分关系的灵活性，进而去更深刻地认识、理解和翻译这些联合结构复合词。试看以下示例：

表实里虚 exterior excess and interior deficiency
阳杀阴藏 yang declined while yin concealed
扶正解表 reinforcing healthy qi and relieving exterior
涤痰熄风 removing phlegm and stopping wind
涩肠止泻 astringing intestines and checking diarrhea
镇心安神 setting heart and calming mind

除动宾结构和联合结构外，很多语词呈现出偏正结构的形态特点。偏正词组是指由修饰语和中心语组成的有修饰与被修饰关系的短语，即定语（状语）和中心语的关系是"偏"和"正"的关系。偏正结构在中医表达中数量众多，主要包括定中短语与状中短语。其中，定中短语的中心语一般是名词、代词、数词等，在翻译中可以用名词或复合形容词直接做定语，如：

寸口诊法 wrist pulse-taking method　脾胃湿热 spleen-stomach dampness heat
先天之精 innate essence　时行之气 seasonal epidemic pathogen
语声低微 faint low voice　心肾相交 heart-kidney interaction
十二经别 twelve meridian divergences　肺阴虚症 lung yin deficiency pattern
中风脱症 wind-stroke collapse pattern

也可以用 of，between，with，in，into 等介词来修饰或限定主词，如：

辨证论治 treatment with syndrome differentiation
水火相济 regulation between water and fire
五志过极 overacting of five minds

肝胆俱实 excess of dual liver and gallbladder

水火既济 coordination between water and fire

风木之脏 viscus of wind and wood

真实假虚 true excess with false deficiency

肺风痰喘 lung wind with phlegmatic dyspnea

水停气阻 water retention with qi obstruction

此外，治法中常出现的状中短语的翻译也能反映出结构的偏正关系。状中短语也叫"谓词性偏正短语"，修饰语是状语，充当中心语的一般是谓词成分如动词、形容词等。主要有两种形式，一种指方式或手段，即中心词是谓语动词，修饰语是状语，翻译时一般采用 with，by 或 through 来对应。比如，《中医大辞典》对"辛温解表"一词的解释为：用性味辛温的药物发散风寒，解除表证的治法，据此可译为 resolving the exterior with warmth and acridity，前面是主题，后面是方法、手段。再比如：

实则泻之 treating excess by purgation

甚者独行 treating severity with single focal method

轻清宣化 clearing and dispersing with lightness

泻下攻积 removing accumulation with purgation

先急后缓 treating the acute before the chronic

阳病治阴 yin disease treated through yang

惊者平之 treating fright by calming

另一种状中结构表示目的关系，可以用动词不定式来表示，如：《中医大辞典》对"温肾纳气"解释为"用温性药物补助肾阳以治疗肾不纳气导致的虚喘证的治法"，据此可译为 warming the kidney to promote qi absorption，前面是手段，后面是目的，这种形式广泛存在于中医治法的语言表述中。试看：

发汗解表 promoting sweating to release the exterior

增液润下 increasing humor to relax bowels

制酸止痛 inhibiting acidity to relieve pain

清热保津 clearing heat to preserve fluid

回阳固脱 restoring yang to stop collapse

司外揣内 inspecting exterior to predict interior

可以说，译语所包含的意义也须熔铸在相适宜的外在形式与结构中，译者要合理建构译语的形式与结构，使之成为潜在意义的表现形态，并且保持与源语的同体性、统一性和互动性。"象"在某种程度上代表了外在的物质形式，代表所说的形式与结构，形式结构作为最显著的表层特征代表了深层次的意义结构，其旨在"喻义"。北宋哲学家张载曰："舍气，有象否？非象，有意否。"虽然是在表明他的"凡可状，皆有也；凡有，皆象也；凡象，皆气也"的"气本论"哲学思想，但也明确指出无"象"作为载体也就无法传"意。因此，译者阐释和处理源语形式与结构即"象"的转换过程，实际就是认识与把握源语信息的意义与情感的过程，从根本上决定了两种语言形式与意义的吸纳、融合的互动态势。

中医典籍在表述形态与表述方式上具有自己的鲜明特征，中医语言有形、有色、有声，拥有层次丰富的表现手段，其叙事形态或风格涵盖了时间和空间两个维度，具有鲜明的符号性，其译语既要能刻画形式与结构的物质形态，又要能展现其内在的意义世界和情感模态，将意义与情感外化为可见的译语形态，构建全方位的叙事性或说明性文本。这种形式与结构的耦合不仅仅局限于中医语词的结构层面，更是要通过句法形式有所体现。对此，本书将在之后章节进一步示例说明。

二、形式与意义

在中医典籍翻译中，我们必须处理好带有明显的汉语语言特征和民族文化特征的语言转换问题，其中包括意义和情感色彩的转换问题。从语义来看，有两个方面需要重视：①语义内涵有变化，具有明显引申意义或语义扩展的形式转换，尤其是具有特定医学色彩的中医专门术语在英语中出现两种或两种以上的表达对应。比如，目前学界基本把中医术语"表"译为 exterior，但如果仔细考究，我们会发现，中医理论中的"表"实际上不仅指皮肤，也指皮肤下的肉，甚至在某些语境中可以指胃、肠等人体内部器官，这和西医或西方读者认知的语义不完全相同。②语义扩展和引申明显带有突出文化特质的"意象性"或"意境感"，以表现"取象比类""立象以尽意"的隐喻认知为主要翻译倾向。比如，以徐疾补泻为主的复式针刺手法"烧山火"就是运用了中医形神合一、援物比类的隐喻手法，如果仅译成 pyrogenic needling，似乎在一定程度上脱离了中医语境，也完全丧失了中医文化色彩；其他如"上热下寒""六淫""心者，君主之官，神明出焉""君臣佐使"等众多表达也都带有典型的概念和情感隐喻特征。现代语言学认为隐喻不仅仅是一种语言现象，更是一种认知现象，Lakeoff 和 Johnson 曾指出：隐喻由一个相对清晰的始源域和一个相对抽象的目标域构成，进而发生语义映射，通过概念化和范畴化的方式被表达于词汇和语法结构的形式中。不可否认，隐喻双重指称的投射是中医翻译的难点。我们在处理第一种情况即语义内涵有变化，尤其是具有特定医学色彩的中医专门术语时，可以用目标语中已经"专门化"了的通用词（唐韧，2017）来表示或说明其具体概念，以保证译语形式的稳定性和意义的明确性。比如：

脏腑：心 heart　胃 stomach　肠 intestine　肝 liver　脾 spleen　肺 lung　肾 kidney 等

身体：面 face　鼻 nose　唇 lip　筋 sinew　骨 bone　膝 knee　肘 elbow　趾 toe 等

环境：风 wind　寒 cold　暑 summerheat 湿 dampness　燥 dryness　温 warmth 毒 toxin 等

常用动作：吃 eat　睡 sleep　咳 cough　吐 vomit　伸 stretch　饮 drink　梦 dream 等

基本颜色：黑 black　黄 yellow　赤 red　黄 yellow　白 white　青 green 等

这种"专门化"通用词是中医典籍翻译过程中进行说明和阐释的基本语词形式，秉持了基本的文本形态，以符号化的译语形式呈现出其语义，可以使目标语读者能够在富有歧义性的语境中准确把握其内涵，如：

寒邪 cold pathogen　脾藏营 spleen storing nutrients

心主血脉 heart governing blood and vessels

凉血息风 cooling blood for calming endogenous wind

手足厥冷 cold hands and feet　　口苦 mouth bitterness

面色青 greenish complexion　　舌苔白厚 thick-white tongue fur

身目俱黄 yellow skin and eye

问题在于如果在"专门化"的过程中出现两种或两种以上的语义扩展，则需要择意而定，这种现象在中医翻译中屡见不鲜。以"影响"一词为例：

如果气化功能失常，就会影响到气、血、津液的新陈代谢，影响食物的消化吸收，影响汗液、尿液和粪便的排泄，从而形成各种各样代谢异常的疾病。

The disorder of qi activity can affect the metabolism of qi, blood and body fluid, impair the digestion and absorption of food, and inhibit the excretion of sweat, urine and feces, resulting in various metabolic diseases.

从译语可以看出，后两个"影响"并没有仅仅固守 affect 一词的含义，而是通过 impair 和 inhibit 两个词将"降低""抑制"等语义内涵揭示出来。

正如 18 世纪英国翻译理论家泰特勒（Tytler）在《论翻译的原则》中指出：好的翻译是把原作的长处完全移注到另一种语言中。中医典籍翻译亦如此，针对语义的引申扩展，译者尤其要确保医理意义的正确阐释。比如，"虚"在英语中可以有以下对应形式：deficiency, insufficiency, fragility, weakness, hypo-function, asthenia, debility 等，我们可根据语境来选择适当的译语，具体来说，如果指脏腑的"虚"如"脾虚"就可译为 asthenia of the spleen，asthenia 意为 an abnormal loss of strength or debility，若译为 deficiency of the spleen 则有脾脏出现实质性缺损的符号指示，deficiency 意为 the quality or state of being defective or of lacking some necessary quality or element，lack of an adequate quantity or number，这与传统意义上表达脾虚的概念有所不同；"脾虚水泛"本指脾脏运化水湿的功能障碍而引起的水肿，可译为 hypofunction of the spleen 侧重其功能低下，hypofunction 意为 abnormally diminished function, esp. of glands or other organs；"体虚"中的"虚"显然表明身弱，意为 the property of lacking physical or mental strength 的 weakness 或 debility 似乎更

贴近其内涵。

同样，以下语词也可以同时对应数个英译形式，显然需要译者运用深厚的医理、语言和文化知识来支撑译语的构建，如"漏"有 leak、fistular、discharge，"积"有 accumulate、gather、mass，"表"有 exterior、surface，"泻"有 discharge、purgation，"痨"有 taxation、tax、toil，"化"有 transform、resolv、remove 等。

第二种情况即归结为"隐喻"的"意象性"和"意境感"的翻译范畴，实际上也是借助词语用于意义引申的一种机制。《素问·示从容论》曰："夫圣人之治病，循法守度，援物比类，化之冥冥，循上及下，何必守经。"这句话用来指导中医表达中的"取象比类""立象以尽意"的隐喻翻译最恰当不过。在中医概念形成及理论体系建构中，"取象比类"发挥了重要作用，它不仅仅是作为语言修辞方式或仅仅提供语言的表达手段而存在，更重要的是通过创建葆有理据性的译语形式，充分体现中医对深藏于体内的脏腑、气血的认识，以及对于人体、病因、病症和治则、治法的认知。可以这样说，中医理论体系建构的逻辑学特征是在"近取诸身，远取诸物"的哲学思想指导下建构的意象概念、直觉判断与类比推理，所以其语言表达多数的引申意义都是隐喻性的。

以中医特有的概念隐喻"气"为例，中医认为气是构成人体和维持生命活动的基本物质，如果人体内部的气机受到影响，气的运行发生停滞或阻碍则疾病发生。"气"在中医学中被赋予了多重的内涵和丰富的认知概念，《素问》曰："天地合气，命之曰人。"（One's life is the combination of qi of heaven and earth）《难经》曰："气者，人之根本也。"（Qi is the root of the human body）虽然中医翻译家文树德（Unschuld）曾将"气"译为 finest matter 或 influences 用以表明舒畅平衡的气的运行对保持器官功能正常的作用，但似乎这并不能完全揭示其在中医理论中的本质含义，目前学界对采用音译法，将其译成 qi 已经达成了共识。在此，我们以体现"金、木、水、火、土"五行的隐喻表达及英译形式为例：

水火相济 coordination between water (kidney) and fire (heart)

火不生土 failure of fire (heart) to engender earth (spleen)

水不涵木 failure of water (kidney) to nourish wood (liver)

火盛刑金 excessive fire (heart) impairing the metal (lung)

培土生金 reinforcing the earth (spleen) to engender the metal (lung)

其中，"金、木、水、火、土"采用借喻的修辞手法分别指代"肺、肝、肾、心、脾"。笔者认为，英译时最好明确其本体和喻体，喻体的形式呈现可以展示出源语的符号色彩和蕴意，而本体在译语中的出现可以体现出译语对意义的阐释与构建价值，至于本体在前还是喻体在前，可以根据语境和译者的整体风格来定。本体和喻体的整合赋予译语以不同的意义取向和呈现形态。下列语词就是通过译语形式来重构原文意义，以此反映出译者作为翻译主体在译语形式和意义建构中独特的阐释视角。

仓廪之本 root of granary (spleen and stomach)　君主之官 monarch organ (heart)

热入血室 heat invading blood chamber (uterus)

釜底抽薪 removing firewood from under the cauldron (expelling heat by purgation)

母病及子 disorder of mother-organ affecting child-organ

其中，"仓廪" granary (spleen and stomach) 是用来表述"粮食仓库"的隐喻性词汇指代身体部位"脾胃"，脾胃主受纳、运化饮食水谷，化生精气，输送精微，如"容器"、如"仓库"，构成水谷津液贮藏、生化之源。将中医的抽象概念表达理解为具体的"容器"是较为普遍的隐喻形式之一，除"仓廪"外，"血室"也反映了这种"器具"的意象投射。从具体指代来看，"血室"主要有三种"意象"：①张景岳的《类经附翼·求正录》曰："故子宫者……医家以冲任之脉盛于此，则月事以时下，故名之曰血室。"所以"血室"即"胞宫"（uterus）。②明代喻嘉言的《医学三书·尚论篇》曰："盖血室者，冲脉也。"所以"血室"即"冲脉"（thoroughfare vessel）。③清代柯琴《伤寒来苏集·阳明脉证上》曰："血室者，肝也，肝为藏血之脏，故称血室。"所以"血室"即"肝脏"（liver）。但一般把"血室"同"胞宫"联系得最为密切，这种容器感也最形象。

《素问·灵兰秘典论》曰："心者，君主之官，神明出焉。"正如明代张景岳所注"心为一身之君主……脏腑百骸，惟所是命，聪明智慧，莫不由之"，这种表政治概念的隐喻在中医语言中很常见，如可以将"督脉"译为 governorvessel，形象地体现了 controlling 或 dominating 的符号感。"冲脉"（thoroughfare vessel）的称呼也是一种隐喻，指示出其循行十二经、调节十二经气血的功能，来自维基百科（Wikipedia）对 thoroughfare 的解释是:A thoroughfare is a road connecting one location to another…The term may also refer to access to a route, distinct from the route itself. 对于"冲脉"而言，thoroughfare vessel 这种译语从形式到意义都非常贴切，而不能仅仅单从"冲"的字面意思去理解和翻译。

"釜底抽薪"是中医的一种治疗方法，好比抽去锅下柴草以降低温度，意指从大小便泄热之意。所以键入 expelling heat by purgation 的解释性翻译最为清楚，以便读者理解其内涵。

"母病及子"（disorder of mother-organ affecting child-organ）是运用五行相生的母子关系，来说明五脏之间的病机传变，如木生火、肝属木、心属火、肝为心之母、心为肝之子等五行关系。由肝病的传变发展而引起心病即母病及子，类似的还有"子盗母气""子病及母""子病犯母"等，都是指疾病从子脏传变给母脏，用于阐述五脏虚损性疾病互相影响的病理，皆可译为 disorder of child-organ affecting mother-organ。由于 mother 和 child 的出现，读者可以据此推断出所属和上下级关系。

《素问·征四失论》曰："不知比类，足以自乱，不足以自明。"中医语言就是一种通过类比推理形式而得出结论的基于隐喻认知的语言，其所用的水、火、土、金、木是隐喻的，表病因的六淫、七情是隐喻的，表病机的上热下寒、表寒里热是隐喻的，藏象的君主之官是隐喻的，中药的四气五味是隐喻的，方剂的君臣佐使是隐喻的，治则治法的"热者寒之，寒者热之"也是隐喻的。中医学基于隐喻认知的理论和语言现象比比皆是，我们将在本书修辞一章详细阐释隐喻辞格的英译策略和基本路径。这里首先明确一点，即基于中医语言与西医语言的迥异性，它们对生理、病理、临床治疗等使用不同的表达范式，笔者主张，在处理包含隐喻在内的各种修辞翻译时特别要注意对形式和结构的分析、对意义的诠释，进而构建动态的、合理的译语形式。

三、意义的沟通互动

英国语言学家威尔斯曾说："跨语言翻译是一种特殊的传播。"目的在于强调翻译研究应充分考量其传播的重要属性和范畴。奈达的 Translation is communication（翻译即传播）和符号学家查尔斯·皮尔士的"传播即意义和观念的传递过程"

等说法也明确了可以打破语言文字隔阂和文化壁垒的翻译是人类传播手段之一。就中医典籍翻译的本体特征而言，意义的生成与建构至关重要，其归根结底应该落实到译语意义的生产、交换与协商过程中，以将文本意义有效传递给目标读者。从理论上来说，中医典籍文本的意义建构可以使得读者在清晰文本含义的同时，不是仅仅处于阅读的边缘地带，而是能够达到理性认知，参与意义生产，甚至实现二次术语化，进而潜移默化地将融入其中的意义内涵传输给受众，完成意义传递的终极归宿，实现意义与价值的转换。

（一）场域与意义

传播学"场域论"可以追溯到格式塔心理学代表人物库尔特·考夫卡和传播学、场论创始人库尔特·勒温的"心物场"，在考夫卡筑造的"心物场"（psycho-physical field）理论中，人类的心理活动被定义为"心理场"即自我和"物理场"即环境的结合，环境又可以分为"地理环境"和"行为环境"两方面因素。在曾为考夫卡同学的库尔特·勒温看来，"心理紧张"决定着人的心理和潜在行为因素，"生活空间"是人的行为发生的心理场域，人与环境构成一个共同的动力整体，从而蕴涵了整体－结构与动力－功能的统一。从西方库尔特们的传播学场域概念来观视中医翻译，不难看出西方的场域论同样适用于对中医翻译传播中文本意义生成及意义建构的阐释；融合中华文明涵盖的"三个自然"和西方的"场域"理论共同观照中医翻译，建构中医翻译中意义生成的"三个场域"，可以更清晰的揭示在典籍文本翻译传播中，意义及其形式建构与"生成场域"的互动互依关系，更可以确立翻译与传播学结合研究的视角，以意义传播为研究核心，从传播学"场域观"研究视角为中医翻译提供基点和动力，在全球化语境下找出中西方不同领域理论的内在联系，进行可能的对话与衔接。

关键在于，如何把握中医文本意义的完整的翻译生产与构建过程，把握意义生成的基本特征和形态，这需要仔细考量其语词和文本意义产自哪些场域，进而确保意义在翻译构建中具有整体性、准确性、实效性及价值传播的特点，使得传播者脱离语言形式的羁绊，进而汲取知识以寻找到准确的意义建构形式。中医典籍翻译的意义生成与构建亦如此。如前所述，中医翻译有着其他翻译范畴不具备的特殊性，中医药学和中医文化与中国传统哲学一脉相承，中医翻译不但涉及传统的医学体系、概念术语及诊治方法，且关联到两种存在明显差异的文化内涵和思想观念。词语和文本只有在其作用的文化背景中才有意义，因而中医翻译不仅仅是语表指称意义的转换，更是两种文化的移植和介入。比如，《素问·脉要精微论》中有"诊法常以平旦，阴气未动，阳气未散，饮食未进，经脉未盛，络脉调匀，气血未乱，故乃可诊有过之脉"，如果译者在处理这些涵盖儒家、道家、天人合一观、养生观等哲学思想的中医术语如"气""阴阳""经脉""络脉"等词语或相关语句时，遣词造句、语法结构、修辞等翻译形式既能符合译语的行文规律，又能渗透出言简意赅的中医源术语的符号特点及文化内涵精髓，这乃是最终目的。进一步说，如在翻译中不忘翻译的归宿点即意义传播，切入传播学鼻祖拉斯韦尔提出的5W论，上升到意义层面，进而深入到思想和精神领域，这才是翻译传播学研究的内在范畴，也是中医翻译的最高境界。

由此，对比中西"形不同，意相似"的意义的源头，探索中西文化的契合点，在中西各自不同的传播学"生成场域"视角下对比意义生成与构建的"场域"及其相依、相接关系，是确保中医源语信息准确传递的根基。在当前中医药国际传播大趋势下，这为中医译者决定中医翻译理论、目的及翻译策略的选择提供了"地理-自我-行为"等进行交互作用的"场域"。

在传统文化中，"天地四方曰宇，往古来今曰宙"的说法于汉唐时期就逐渐构成以"万物自然""物性自然"和"妙造自然"为核心的中华宇宙文化观，这为民族文化价值体系构架及意象、形式及美学构建和传播奠定了扎实的"场域观"哲学基础，同时也为我们认识和理解西方传播学中的意义生成场域、过程及内在特征提供了相应的对比理论依据。基于"场域观"来构建针对中医语词和经文的相应的译语形式，能使译语读者体察到其历史、医理和文化内蕴，并对这种基于文化语境来驱动文本意义及形式生成方式有所认知。

医道植根于文化，中医学是中国传统文化的缩影；文化载体于语言，中医语言彰显了"天人合一"的哲学思想、"援物比类"的引喻结构、"内外相合"的整体理念。传统文化的"自然场域观"为有效整体的中医翻译和传播，为全面把握典籍文本的意义生产和翻译再创造、掌控译语意义构建的基本形态和特征，为主体有效传播及受众正确理解提供了丰沃的土壤。

下面笔者从物理场域、心理场域和心物场域三个维度予以说明。

春秋时代的《文子》《亢仓子》曾提到过"天地之自然"即第一自然——一个拥有自身规律、富于变化的物象世界，它是一切意义生成和传播的"物理场"和源头，它滋生了传播动机，是艺术与非艺术传播中意义建构的"第一生成场域"，它将为传播内容和意义生成提供形形色色的物质性建构材料；同时也成为辨别传播文本或传播内容是否具备真实性及风格属性的参照系。事实上，物理第一生成场域即"自然场"是受众审阅文本的形式与内容真伪、美丑的客观坐标系。

在当前中医伴随中国文化进行世界性推广传播的趋势下，原本就葆有源自"万物自然"即"物理场域"的时代、地域色彩的中医典籍文本的翻译建构亦应据此有所提炼。以"象"为表，以"实"为里，可以化为中医翻译传播的重要形式，即内容、意义和文本形式及翻译创作动机应首先考虑来自物理场域的大环境背景；意义建构所必需的翻译形式，无论是通过"纪实"还是"妙造引申"都应源自第一自然场域。唐代画家张彦远曾述：凡是艺术形式务须"详辨古今之物，商较土风之宜，指事绘形，可验时代"。由此，翻译文本的形式和意义构建应如在艺术传播中一样，具有自然场所指代的形式感、表象性和有序性，为后续的美学建构即"妙造自然"提供可能性。

以《黄帝内经》里有深刻阐述的"阴阳学说"为例：《素问·上古天真论》有"上古之人，其知道者，法于阴阳，和于术数""二八，肾气盛，天癸至，精气溢泄，阴阳和，故有子"等论说。其中"法于阴阳"中的"阴阳"代表传统哲学意义上的阴阳概念，所以 yin and yang 的拼音形式保留了意义的建构空间，Veith 在其译本中也增加了 the two principles in nature 的注释；而"阴阳和，故有子"中的"阴阳"指男女交媾，copulate 一词简洁直接。又如《调经论》篇有"夫阴与阳，皆有俞会，阳注于阴，阴满之外，阴阳匀平，以充其形"。其中，"夫阴与阳，皆有俞会"的"阴与阳"经过与"俞会"的网织，建构成"阴经与阳经"即 yin channel (meridian) and yang channel (meridian)"。再如"夫邪之生也，或生于阴，或生于阳。其生于阳者，得之风雨寒暑；其生于阴者，得之饮食居处、阴阳喜怒"一句，"邪之生"意为"邪气"，所以"或生于阴，或生于阳"可据此为 yin pathogen and yang pathogen，"阴阳喜怒"的"阴阳"可以构建成 sexual activities 或者 copulation 等形式。由此，在源语形式一致的"阴阳"一词进入目标语的意义生产过程中，译者首先要完成"阴阳"的意义建构；事实上，其文字内涵的解码根本上来源于第一生成场域即源语语境所提供的意义指代和思想精髓，如上文对"阴阳"一词的意义解构就完全依赖于文本语言的医理和文化背景和古代哲学思想。

心理场也可称为第二自然，它是一切传播中意义建构的思想源泉和内涵"提炼场"，对于翻译而言，是译者"稀释"文本词汇的密度，赋予文本一种个人精神性语旨及进一步提高译本可理解性的有效途径；它给文本与符号表征的能指结构注入了意识、观念和审美理念，是促使其意义建构与生成的"心理场域"。正如英国学者 Basil Hatim 在 Discourse and the Translator 中所指出的"译者的观念和精神圈养着材料的意义生产，对同一版本的文字和结构不同意义的阐释及翻译受制于不同传播者，取决于他们不同的历史观和审美观"。意义所蕴含的"道"决定着传播中意义建构的基本走向和价值取向，是传播者对材料实行由具体到概括、由个别到一般、由实到虚的本质的认识和掌握。如用场域理论观照，译者的意义构筑与价值判断在很大程度上由译者的个体需求和他的心理环境相互作用的心理场决定，并且涉及译者个人的主观经验，至于其意义建构能否成功，取决于它与"意义的潜势"相贴近的程度。

不可避免的是，译者在处理文本词汇及语篇的过程中，在某种程度上，都反映出自己的态度精神，即使在风险被降到最低的医学文献中，这种翻译思想取向也会悄然潜入。鉴于中医语言独特的风格色彩和语义内涵，特别是作为中医经典中阐释医理的重要手段——比喻修辞法的运用，其文学色彩浓重，译者在处理篇章结构或本体与喻体转换的过程中会不可避免地融入个人思想和感情色彩，基于主观认识取此去彼、取喜去恶，由此呈现出具有不同的语言特点、意义建构及文本风格的翻译形式。以《难经》第八难的译文为例：

八难曰：寸口脉平而死者，何谓也？然：诸十二经脉者，皆系于生气之原。所谓生气之原者，谓十二经之根本也，谓肾间动气也。此五脏六腑之本，十二经脉之根，呼吸之门，三焦之原，一名守邪之神。(《难经》)

李照国《难经》版译文（2008）为：The eight issue: The pulse over Cunkou was normal,(but the patient) died. What is the reason? This is the answer: All the twelve Channels are connected with the origin of Shengqi. The so-called Shengqi refers to the root of the twelve Channels. (The root of the twelve Channels) means the active Qi between the kidneys which is the foundation of the Five Zang-Organs and the Six Fu-Organs, the root of the twelve Channels, the gate of respiration, the source of Sanjiao and the god against the Xie.

可以看出，译者在译入语词汇选择上秉承了保留中医语言和文化特色的倾向性，对于中医术语目地性的采取汉语拼音形式，如 Cunkou，Shengqi，Sanjiao 和 Xie 等，传播者的主体地位和倡导民族性原则的英译意图表现明确，确保了源语语言传达的文化精髓和传播诉求得以忠实再现；且结构紧凑，"长镜头"路径清晰，原文短小精悍的句子形式仍体现在译语中，同时在源语语篇和译语语篇之间尽可能地做到形式和内容对等，遵循了奈达提出的 formal equivalence（形式对等）和 dynamic equivalence（动态对等）的翻译策略，受众预期效果良好。译者的思想和阐释通过译文不仅与源语达到了内涵层面上的对等，而且最大限度地再现了符号信息，通过译者的心理选择保证了术语的隐喻性体现及其通过这种跨界互动中的话语权。

再看 Bob Flaws《难经》版译文（1999）：

Difficulty Eight says: The inch mouth pulse may be level, and still may be death. What does this mean? Answer: All 12 channel pulses are tied to the origin of living qi. What is spoken of as the origin of living qi is the root of the 12 channels. It is the moving qi between the kidneys. This is the root of the five viscera and six bowels, the root of the 12 channels, the gate of inhalation and exhalation, and the origin of the three burners. Another name is the spirit guarding against evils.

Flaws 版译文语气平实委婉，措辞相对简洁，术语英译虽摒弃了拼音形式，但与源语交际目的较一致，译文的指代和意义建构形态完整。如果我们承认，意义是语篇作者与接收者之间协商的产物，那么 Bob Flaws 在预设意义处理和隐喻意义的传递上均考虑到受众特别是西方读者在阅读中的内心感受，采用了表现出译者的意义和价值判断的译语如 inch mouth，living qi 和 three burners 等简单直接的词汇翻译形式，特别是对应"守邪"的 evils，西方文化色彩浓重，直接勾勒出"寸口脉"的隐喻作用。

至于"心物场"，其强调将熔铸成信息的承载体即林林总总的符号或"意象"及其文本遵循一定的美学理念构成有传播意义的文本，有机对接形式与内容、外壳与内核、表象与意义；文本经过译者的创造性思维使所要传递的意义寓于形式建构之中，达到完美的匹配，形成三国时期王弼所谓的"象者所以存意"状态。

翻译文本"意象"通过译语形式，其实不必拘泥于抽象而概括的语言及其符号的模式化和同一性，而须有利于表现传播中意义及其形式与美学建构的个性化与独特性。具有"虚实相生"性质的中华文化或中医文化的意象，须依附于媒介文本并经过传播渠道被受众解读，进而生成完整的符号意义或化为译入语的意象形式，表现出丰富多彩的美学建构特征。

因此，在中医典籍翻译中译者须顺应原主体及受众的认知模式和审美心理，与二者达成美的共识。换句话说，如果译者在翻译过程中获取了审美化的高峰体验才能具有特别的意义。毋庸置疑，中医文本翻译的意义建构所以具有生命力，是源于可以彰显"形神合一，形不离神"哲学思想、"援物比类"等隐喻模式的中医语言。譬如，中医以"末"指人的四肢，《左传·昭公元年》说："风淫末疾，雨淫腹疾。"同时中医标病或标部，也称之为"末"，如《灵枢·寒热》："鼠瘘之本，皆在于脏，其末处于颈腋间。"这些都体现了中医"师法自然"的引申比喻的惯性思维模式，中医翻译者或传播者需要把形式与意义有机融合在文本的整体构建中，从而使得文本具有"美妙"的外在与恰当的内涵意义，使读者完整地体验出作品的意义、倾向与审美共鸣。

中医传统深奥的哲学思想和工整美妙的语言形式是翻译活动中译者发挥主动性和创造性的桥梁，也就是说，主体在意识到潜在表意效果的前提下可以赋予译文一种积极的"生命特征"，而不必一直拘泥于对原文的物理的真实性的解说，使目标语受众从信息需求和价值观念及审美精神上接受、认同它，同其所表达的意义达到完美的匹配，进而把握翻译传播的话语导向。正如清代刘熙载在《艺概》中说："按实肖像易，凭虚构象难。"不论难易，中医传播和中医翻译传播的意义和价值则殊途同归，即实现其意义构建和传递进而完成价值的生产与转换。

综上所述，中医典籍翻译作为新时代中医对外传播活动的重要组成部分，实质是文本意义的建构、生产与流通。意义的生成场域存在于客观、主观和交叉空间内，只有基于传统哲学思想的"意义建构"使得具有潜在意义的文本被受众解码后，才可能完成其终极意义的生成与传播；而中西"形不同意相似"的"场域观"对于全面把握其完整的意义生成形态和特征至关重要。事实上，具有"虚实相生"性质的中医"意象"符号的翻译意义建构和生成不同程度地受到"场域"的规约作用，其不仅影响译者对译语形式的选择与重构，而且也限定了受众对传播文本的意义生成与价值转换的理解和认知。"场域观"为中医翻译提供了基点和动力。

（二）意义与情感

在翻译中，情感是译者对文本的一种比较固定的态度，表现为与人的个性、道德、经验、思维或认识等有关的各种体验之中。概括而言，译本不同的情感结构必将导致不同意义的透出与流露。翻译中文本情感结构的重要作用主要表现在四个方面：第一，情感是译者适应文本形式的心理工具；第二，情感能激发翻译行为的动机；第三，情感是翻译活动的组织者；第四，情感是译本交流的重要手段。

显然，中医典籍译本所包括的内在意义结构须熔铸在相适宜的外在形式结构中，凭借符号形式、符号色彩与语篇结构链显现的文本建构而存在。其中，意义涵盖的思维、认识、理念、观念等情感体系都隐匿于文本形式的建构中，从而成为具有重要影响的"潜在意义"形态。中医典籍作为与西方医学未接触交融前的医著文本，其中很多形式符号和"取象比类"的意象符号不仅是意义表达的媒介，也是情感表述的重要载体，也可以称之为情感符号，其翻译的意义结构与情感结构原则上应相依共存，具有统一性与互动性，即译语不同的意义表述源于情感结构的差别，不同的情感表述源于对内在意义系统甄别的变化。中医典籍翻译的内在意义生产须附着在情感结构的调整中，进而实现翻译意义的符号化、意象化与情感化，以此更利于受众读解和文本流通。

因此，如何准确理解和把握情感与意义的整合构建具有重要意义。同时，鉴于不同译者对中医文本的差异性认知，中医典籍译本将呈现出时间动态性和视角主观性的特征。在此，笔者拟就中医典籍中情感与意义的翻译处理进行简要列举。

中医典籍在中医发展史上起到了重要作用，对现代中医临床实践和思维体系与理论基础的奠定有着深远的影响，很多典籍文本成为具有里程碑意义的经典巨著。中国古代医家在表达抽象的生理病理机制时，运用了大量的基于中国传统哲学思维模式的情感概念，包括充满情感意义的语词和情感隐喻思维模式，以便把抽象的实践经验和模糊的临床感受具体、形象、富有色彩地表现出来。由此，中医典籍呈现出大量包含情感意义与形式的语言风格。以《黄帝内经》为例，其基于形神合一、天人相应所体现出来的整体观构建了完整的中医药学体系，在书中多种葆有情感意义和情感结构的描写与阐述中，很多章节都出现了含有情感意义的语词、句段或葆有情感隐喻的描写，来阐述生理、病理、治则治法及养生等理论。在跨语言交际过程中如何有效地将其投射在译语中是很值得商榷的。请看：

猝风暴起，则经水波涌而陇起。(《素问·离合真邪论》)

When the violent gale arises, white surges will occur in the river like ridges and furrows.（吴氏父子）

夫芳草之气美，石药之气悍，二者其气急疾坚劲，故非缓心和人，不可以服此二者。(《素问·腹中论》)

Most drugs of fragrant flavour are hot in property and most medicines of the stone kind are violent, and both of them are urgent, swift, firm and vigorous . They can by no means relax the body and spirit of a man.（吴氏父子）

在阐释抽象深奥的医学理论时，原文的"猝风暴起""芳草之气美"等充满情感色彩的文学化的表达方式不仅蕴含了丰富的情感结构和文化意义，也成为中医语言风格的一大特点。吴氏译本的用词如 violent gale、surge、fragrant flavour 等都具有较强的渲染力，凸显了源语的视觉冲击力。其中，gale 意为 strong wind，especially at sea，加上用来描写 a lare sea wave can rise high and roll forcefully 的 surge 一词，既刻画出源语"经水与天地寒温变化之间相对应的关系"的物质形态，又展现出译者对其形、声、色等表象符号的认知。再如：

啬啬恶寒，淅淅恶风，翕翕发热。(《伤寒论》)

Huddled aversion to cold, wetted aversion to wind and feather-warm heat effusion. (Nigel Wiseman）

中国人是以象形思维为主的民族，中国人定义一个物象往往会用非常形象的东西来比喻或指代。恶寒是什么样子呢？就是啬啬的样子，冷得啬啬发抖的样子就是恶寒，淅淅的样子就是恶风，如此这般。中医典籍就大量使用"取象比类"的手法来举凡阴阳、五行、脏腑、精、气、神、津液、性味、归经、经络、六淫、气化等概念和范畴。在中医学术体系中，作为一种积极的因素，审美意识和情感影响着我国古代学者和医者对客观事物的认识过程及对中医知识与现象的理解。对此，魏迺杰（Wiseman）采用了 huddled、wetted、feather-warm 来详尽描写太阳病恶寒发热的症状，力争从形式、意义、音韵、节奏感和韵律感等多方面来反映原文，句式工整，生动活泼，且其在译语中所塑造的"象"完全符合目标语读者的认知和审美标准，比如用意为 crouch or draw together 的 huddled 与 aversion to cold 搭配，表现出"啬啬发抖"的形态，用 wetted 给予 aversion to wind 以具体的意义取向和感受，同时使用 feather-warm 来描写 heat（发热）的程度，并赋予其色彩。

确实，中医典籍很多语词都表现出情韵、情感和情境，渗透出中国传统美学对整体意境的创造这一色彩。那么，翻译时如何折射出原文的文体风格和情感，这是不同译者发挥意识形态与价值观的创造过程。有的译者选择了形象生动、雅致或华丽的风格，有的译者选择了基于对原著思想的阐述而生发的朴素平实的说明或叙事风格。比如罗希文对上文"啬啬恶寒，淅淅恶风，翕翕发热"的翻译似乎更基于后者：He feels chill and fears wind, uneasy because of a fever，语句短促，体例严谨，语义明确，但对"啬啬、淅淅、翕翕"等语词缺乏符号代入感，没有使用类似 huddled、wetted、feather-warm 等修饰词汇。笔者认为，这实际更适用于中医对外传播的早期阶段，当时的西方读者对中医知识体系和语言体系非常陌生，翻译重点在于对中医文本知识的传授，目的在于促使读者更迅速地理解和把握其语义内涵。但不同时代的读者，由于所受文化熏陶的不同，各自的阅读经验和期待视野也不一样，正如现代学者许骏所说，任何译作都是时代的产物，具有时代特征。所以，中医译者需首先确定好其翻译目的、语言风格、翻译原则与策略，以便更好地服务于当今社会的情感需求。

中医典籍中很多文学色彩浓重的语词不可遏制地带有作者的情感，其语词形态或风格都具有鲜明而强烈的摄取力量，其在译文中也理应拥有这种色彩丰富的意义表达形式，这要求译者的认识格调尽量贴近原文作者，充分理解中医典籍"以形传神"与"以形传情"的精神，才能贴近或实现译文符号形式、意义与情感构建的基本重合。当然，如同魏迺杰和罗希文不同的翻译风格，大多中医典籍译者的翻译趋向和风格自然也有所不同。这一方面源于他们对中医典籍浓厚的文化、文学色彩的不同理解，另一方面也与译者遣词造句的特点、翻译风格与情感表达方式有着很密切的关系。其中，译者对源语意义的加工会在有意无意之间带有自己的情感标记和情感色彩，并且会通过语词、句式、篇章、文体等层面展示或流露出来，一般情况下，这也会被读者所感知。渗透着情感内涵的译语的形式与意义合二为一，这成为意义表述和文本风格创造的一个重要途径。在此，以《素问·汤液醪醴论》中的一段话为例：

帝曰：上古圣人作汤液醪醴，为而不用何也？岐伯曰：自古圣人之作汤液醪醴者，以为备耳！夫上古作汤液，故为而弗服也。中古之世，道德稍衰，邪气时至，服之万全。帝曰：今之世不必已何也。岐伯曰：当今之世，必齐毒药攻其中，镵石针艾治其外也。帝曰：形弊血尽而功不应者何？岐伯曰：神不使也。帝曰：何谓神不使？岐伯曰：针石道也。精神不进，志意不治，故病不可愈。今精坏神去，营卫不可复收。何者？嗜欲无穷，而忧患不止，精气弛坏，营泣卫除，故神去之而病不愈也。

这段话主要讲述了汤液醪醴的制备和用途，并以古今对比，反映了疾病发生、病谱增加与"生物－心理－社会"因素密切相关，强调影响疗效的关键是神气的作用和"标""本"的关系。以吴氏父子和 Veith 版译文为例：

Yellow Emperor said: "In ancient times the rice soup, turbid wine and sweet wine prepared by the physicians were used in sacrifices or entertaining guests but seldom used in treating disease, and why was it so?" Qibo answered: "In ancient times, the rice soup, turbid wine and sweet wine prepared only used in contingency, so, they were rarely used in treating disease. In middle ancient times, the people paid less attention to health-preserving and their bodies became weaker, but when the exogenous evil took advantage to invade after some rice soup, turbid wine or sweet wine were taken by the patient, the disease was cured."

Yellow Emperor asked: "In nowadays, when people contract disease, although some rice soup, turbid wine or sweet wine were taken, the disease is not surely to be cured, and why is it?" Qibo said: "In nowadays, when people contract disease, it is necessary to treat them with medicine internally or with acupuncture stone pricking or moxibustion externally to cure the disease."

Yellow Emperor said: "when the body of the patient is declined, his blood and energy are exhausted. why is it that the treating is ineffective?" Qibo said: "This is because the spirit of the patient can no more play the role it should play."Yellow Emperor asked: "What do you mean by that?" Qibo said: "The acupuncture and stone therapy can only conduct the blood and energy, but can do nothing to the spirit and consciousness of the patient. If the spirit and the energy of the patient are disappearing, his will and consciousness are dispersing, the disease can by no means be cured. Since now the patient's spirit is declining, and his energy is dispersing, the functions of his Rong-energy inside of the vessels for nourishing the whole body and the Wei-energy outside of the vessels for moisturing the skin and striae can no more be recovered. The reason of the disease being developed into such a serious condition is the patient's excessive indulging of sexual desire, together with endless anxieties to worry his heart, so as causing his spirit and energy be on the wane, his Rong-energy in blood exhausted, and the Wei-energy diminishing. Since his spirit and energy are divorcing from the body, his disease will not be cured."(吴氏父子)

　　吴氏在 20 世纪 90 年代移居美国后，在美从事中医临床与教学工作，其在 1997 年出版了《黄帝内经》英汉对照全译本，文中无注解，必要时采用拼音加括号内注释的方法，如膻中 DànZhōng (indicating pericardium)、劳风 Lao Feng (wind syndrome when being overstrained)、前阴 anterior yin (external genitals)、脾瘅 Pidan(heat and wetness in spleen)、枢持 Shuchi (the axle of pivot)。这是吴氏版译本的一大特点，拼音化保留了中医专有概念范畴的独立形式，又力争通过最简洁的译介成功再现语词的确切含义，语义清晰完整，给读者减少了阅读阻滞。更为重要的是，译文通过多元化的翻译方法和路径充分保留了原文的语感，如对原文的"上古圣人作汤液醪醴"和"自古圣人之作汤液醪醴者"的重复，并没有作简单省略或指代，而是使用 the rice soup, turbid wine and sweet wine，且在形式上多次进行重复，似乎"多此一举"，但这恰恰反映了吴氏对源语言形式与意义的理解、尊重及其深厚的语言文化底蕴。整版译文一气呵成，风格秀丽，语义饱满，谆谆教导和解释的情感色彩跃然纸上。

　　The Emperor said: "In ancient times, although the sages prescribed soups and hot water, the lees of wine and sweet wine as medicines, they did not know how to use them. Is this the case?"

Ch'i Po answered:"From older times the sages prescribed soups, liquids, the lees of wine and sweet wine and medicines, but their special emphasis was on the preparation. Thus from older times these soups and liquid medicines were prepared but not swallowed as medicines.

"In medieval times, when morality deteriorated, these medicines were first taken at the time when evil influences appeared and they worked very effectively."

The Emperor said: "The present generation should not be like the medieval world."

Ch'i Po said: "The present generation must respect the poisonous medicines, which assault the diseases within their bodies, and they should hold in awe acupuncture and treatment with moxa, which cure the diseases of the external body."

The Emperor asked: "When the body is worn out and the blood is exhausted, is it still possible to achieve good results?"

Ch'i Po replied: "No, because there is no more energy left."

The Emperor inquired: "What does it mean, there is no more energy left?"

Ch'i Po answered: "This is the way of acupuncture: if man's vitality and energy do not propel his own will his disease cannot be cured.

"Nowadays vitality and energy are considered the foundation of life; in order to keep them flourishing they must be protected and the life-giving force must rule. When this force does not support life, its foundation will dissolve, and how can a disease be cured when there is no spiritual energy within the body?"(Veith)

与吴氏版译文相比，Veith 更倾向于对文本做形式的明晰化处理，即使用更为简单的语词形式和句式结构来直接描述源语内涵，只从意义着手，基本不保留源语符号特征，目的是让读者一目了然，迅速理解文义。这种缺失感情色彩和符号特征的译文虽然实现了直接传播医学知识和信息的目标，但也因为摒弃了原文含蓄淡雅的风格而变得直白起来。当然，这同译者对源语"象"的能指与"意"的所指而建构的外在形式和表述结构有紧密的联系。事实上，译本的内涵建构与译者的情感、思维、认识和理念等诸范畴休戚相关，译文所呈现的美与丑、真与假、喜与悲等情感的不同质地，与译语形式的构成要素有很大关系；在不同的情感风格中，译语文本携带了不同的意义形态与风格表现，而且，这种形态构建下的译语文本在思维方式、交流内容等方面显现出来的个性特征和总体风貌特别会带有译者的情感印记。

第八章　中医典籍语词分析与翻译再现

　　一篇译文的好坏，与语词的翻译水平有着十分密切的关系。词汇翻译看似简单，实则不然，仅凭词典的"对号入座"是远远不够的，所谓词义辨识，指的就是要正确理解中文词义与英语词义，并解决二者的对应问题。从严格的语言学翻译原则讲，两种语言之间绝对的同义词是不存在的，词典所呈现的词义往往是孤立的一般意义，而置于语境中的词义既受到上下文的制约，还会受到具体情境的影响；换言之，词的意义是在具体的上下文中体现出来的。因此，译者的主要任务就是处理好两种语言即源语言（source language）和译入语（target language）的关系，包括语词形式与意义的转码，对原词意义的准确理解和推敲，从而进行正确选词是重中之重；译者务须仔细推敲，去芜存菁，准确把握语词精髓，才能译得贴切而精当。

　　中医典籍翻译更是如此。中西医虽均以研究人体生理、病理和健康为目标，但在思维、情感、认知、诊治手段等方面却存在巨大差异。鉴于独特的医学理论和文化背景，其不但涉及传统的医学体系、概念术语及诊治方法，而且关联到两种迥然不同的文化内涵和思想观念。近年来，随着中医药成为传统文化"走出去"的代表符号之一，中国学者更加意识到中医语词翻译管理的必要性和迫切性。语词和文本只有在其作用的文化背景中才有意义，因而中医典籍中的语词翻译过程不仅仅是语表指称意义的转换，更是两种文化的移植和介入。如前所述，中医语言同中医理论一样，既古老又复杂，其基本概念和语词范畴主要涵盖了中国古典文化和传统哲学思想、传统医学体系和日常生活。中医学与中医古典哲学水乳交融的结合造成的中医概念的歧义性及语言本身的模糊性和虚化性造成的译语的不统一，给翻译者和读者带来了"混乱"。

　　意义是语词信息的内涵，译者对语词语义解析和转码的过程就是意义生成与建构的过程。中国清代学者王夫之曾把"意义"喻为"意犹帅也，无帅之兵，谓之乌合"。从词义对应的角度来看，完全相当的只有一些已经得到通译和认可的专有术语，更多典籍中的语词都不能在目标语中找到几乎完全对等的匹配词，或者会出现意义的多元化等问题。一般而言，中医语词翻译之难主要在于一词多义、缺少对应词、中医概念的臆测性和定义的模糊性、认知差异和文化障碍等复合性因素。比如，针对源语形式一致的"阴阳"一词，译者首先要完成"阴阳"的词义辨析及翻译意义构建，使其潜在内涵被解码，从传统医学视角传达出"阴阳""形""质"等变化的古代哲学思想，以此保证译语形式与意义更为明晰。

一、语词体系与范畴

语言是人类活动的载体，是不同国家、不同民族的思想的表现形式。中医和西医是在两种不同的文化土壤里孕育而生的两种医学体系，表达了不同的医学理念。中医理论由于受到中国古代哲学思想和传统文化的深刻影响，形成了独特的理论体系，由此也决定了中医语言有其自身的特点，而这种特点将在很大程度上影响中医翻译。所以，要从事中医翻译必须尊重中医语言特色，客观、全面、辩证地来看待中医语言特点，并根据这一特点来确定中医翻译的原则和方法，力争最大化地保留中医特色，真正起到跨文化交际的效果。值得重视的是，中医词汇结构严谨、内涵丰富、言简意赅、韵律优美，融专业性、复杂性、民族性和文化性为一体，可说是一个多层次、多结构的多元化系统。

学者肖平曾总结了中医典籍的语词特点：词以字现，集字为句；术语形象，博喻巧譬；句子短小，言简意赅。为了掌握这些语词的表述特征，我们必须先清楚一下语言学的基本语法知识，即语素、词、短语、句子的内涵，毕竟以汉语表述的中医语词的表述形式也不能脱离汉语言学基本的语法单位。我们知道，汉英两种语言在语音、词汇、语法和修辞等方面皆有自己的特点。比如，英语最小的语言单位是词（word），有词无字，故西医英语工具书多为词典而非字典；反观汉语，其最小的语言单位是字，先有字后有词。语素是汉语中最小的有意义的单位（单音节、双音节、多音节），是能够自由运用的、最小的语言单位，能表示一个完整的、确定的、同其他词相对独立的概念（单纯词、合成词）。短语也称词组，是词和词组合成的语言单位。句子是由词或短语构成的语言单位，能表达一个相对完整的意思。这里面值得研究的是语素和词的特点。汉语语素有 2 个特点：

①最小，不能再分割了；②有意义。词语有 2 个特点：①能够自由运用，词本身具有一定的语法功能，可以独立地、自由地用来造句，能自由地从一句话换到另一句话里去；②词本身就是一个整体，表示一定的意义（包括词汇意义和语法意义），不能再分，如果再分，不是没有意义，就是成了另外的意义。

（一）中医语言特点

1. 专业性

鉴于中医知识体系的独特性和其所依赖的中国传统文化背景，中医在疾病的分类、诊断和治疗上自成一脉，与西医大相径庭，其典籍包含大量的特色化的医学术语，即所谓的专业性术语和概念，是世界上独一无二的。先哲们通过观象察候，以语素、词（单纯词、合成词）、短语、句子来生动刻画各种临床表现及诊疗方法，以此来鉴别、诊断、治疗、评价、预后等，从而形成了丰富多样的中医术语群。这些语词在西方人听起来十分陌生，在西方语言或西医体系中几乎找不到匹配词。这种特质为一种文字转换为另一种文字的中医翻译活动增添了极大的难度。譬如：阴阳、五行、经络、津液、营卫、虚实、表里、精气、血逆、风邪、热闭、相生、相克、气机、心主神明、肝主疏泄、气病及血、奇恒之腑、肾开窍于耳、六淫、四诊合参、八纲辨证、腧穴、三焦、命门等。这些专业术语与中国传统哲学和文化交织在一起，或者在英语中根本找不到对应语，或者只能部分对应，或者字面对应而意义不同。

并且，中医典籍中的语料既有来源于上古医书中的词语，也有来源于其他典籍文献的词语，以及一些特有的新词、后人讹误添加或类推仿造的词语。比如，我国传统上对以《黄帝内经》为代表的中医经典的研究，从齐梁时代《素问训解》到清末著作，基本都采用训诂方式，以解释词义为提纲，或基于医理知识的字词解释，或对医理鲜有阐发而主要从事校勘、诠释等，这些历经多朝代、多世纪的词义训诂给这些具有强大专业性的语词又增添了十足的复杂性。比如，《黄帝内经》为医书，其中的"经"字与儒家通称的"六经"是否一样，翻译时是否有区别？再如，《生气通天论》里"风客淫气，精乃亡，邪伤肝也"中的"淫气"是指"邪气"pathogenic qi 还是如全元起所注解的"阴阳之乱气"derangement qi？不同的意义阐释必然会形成不同的翻译形式，由此在译语中也构建出不同的意义空间。

2. 民族性

中医译者不仅要对语言形式进行转换，还要把中医学所蕴含的医理和文化意义传递出来，以便西方读者接受和理解中医学医理的同时，能够更好地接受和认同我们的民族文化。实践证明，如果译者不认真研究中医语词，不对其进行深层次的语义透析，那么在翻译时就很可能犯以点带面、以形取义的错误。仍以《素问》为例，其单字共 1851 个，文字总数约 10 万字，字词之比为 1:54，单字按法则而组词，语法关系复杂，非西医术语所能比拟，西医术语结构单一，不外乎是名词或名词加修饰语，中医术语则不然，大方向上至少有 6 种结构：并列、偏正、动宾、谓补、主谓（宾）与介宾等。学者杨明山曾提及中西医术语最大区别便是有无动词，西医术语一般没有动词，偶见动词亦已形容词化，如 "后天免疫缺陷" acquired immune deficiency 中的 acquired，而中医术语中动词频现，并且具有丰富的内涵和意义。

不可否认，中医语词处处渗透着我国古人的哲学观念、伦理道德观念、文化传统甚至生活习俗等特性，葆有深厚的民族文化性，完美地实现了表层结构和深层意义的统一，其翻译若摒弃了中国传统文化和传统中医药文化的这一特定语境，则无法将源语的符号信息和深刻的文化内涵统一到译语中。比如之前有译者将意为 "痰浊阴滞以致肺气不宣而失音" 的 "金石不鸣" 译为 solid bell can't ring，虽然保留了源语的符号特点，却令人不知所云，世中联《中医基本名词术语中英对照国际标准》将其译为 muffled metal failing to sound，语义虽然仍不十分清晰，但裹有与 "肺" 相关联的 metal 一词，再辅以 muffled（less loud or clear），在形式塑造和语义构建上有所推进。

医道植根于文化，中医学是中国传统文化的缩影；文化载体于语言，中医语言彰显了 "天人合一" 的哲学思想、"援物比类" 的引喻结构、"内外相合" 的整体理念。可以说，传统文化为在中医典籍翻译中全面把握意义生产和翻译再创造、掌控译入语意义构建的基本形式和特征提供了丰沃的土壤。

我们以 "气" 为例。源自汉代《论衡·自然》中的 "天地合气，万物自生"，认为气是构成宇宙万物的基础，而《素问·四气调神大论》亦言 "天地气交，万物华实"。因而，中医学中天有风气、寒气、湿气、燥气、火气，基于 "天人合一" 提出 "天邪发病，多在上"；地有水气、雨气、土气，提出 "地邪发病，多在下"；人体有心气、肝气、脾气、肺气、肾气等，提出 "人邪发病，多在中"；在治则上指出"可汗而出之，可涌而出之，可泄而出之"。又如，中医以阴阳为诊断总纲，将疾病属性划分为阴（yin）和阳（yang），将疾病发生部位分为表（exterior）和里（interior），将疾病性质分为热（heat）和寒（cold），将疾病类型分为虚（deficiency）和实（excess），把一些病因归结为六淫即风（wind）、寒（cold）、暑（summerheat）、湿（dampness）、燥（dryness）、火（fire），在诊治方法上有四诊即望（inspection）、闻（listening and smelling）、问（inquiry）、切（pulse taking）等。在解释五脏的生理特征及相互关系方面，中医运用了古老的五行学说，用五行配五脏，如肝属木、心属火、脾属土、肺属金、肾属水，由此衍生出相生相克的关系。此类事例不胜枚举，中医语词不但丰富多彩，其所蕴含的研究价值也是不言而喻的；但如前所述，中医语词很难在英语中找到专门的对应词，这种全新组合是一项具有挑战性的工作。由此，基于汉语言的知识，了解中医语词的表述类型，掌握其结构特征是进行中医翻译与研究的前提。

3. 医哲结合性

中医学是在中国古代哲学思想的影响下，通过长期的临床医疗实践逐步建立并发展起来的一种独特的医学体系，以中国古代哲学思想中的两种宇宙观和方法论即阴阳五行学说为总纲。历史学家顾颉刚说："阴阳五行是中国人的思想律，是中国人对宇宙系统的信仰。"儒家学者很早就涉足阴阳五行理论的形成和完善的过程中，并且逐步使之具有空间与时间方面的意义，不仅用其来解释天体运行，而且解释人间社会的变化。中医学用阴阳学说来阐释生命的起源和本质、生理、病理、病因、病机和诊治等，促进了中医学理论体系的形成和发展。阴阳学说贯穿于中医学的理法方药中，并一直为中医临床实践提供着有效指导。五行学说则运用了金、木、水、火、土五行相胜（克）来认识和解释五脏（心、肝、脾、肺、肾）、五腑（胃、胆、大肠、小肠、膀胱）、五体（筋、脉、皮、肉、骨）、五窍（口、鼻、目、耳、舌）、五华（面、唇、毛、发、爪）、五声（哭、笑、歌、呻、呼）、五神（魂、魄、神、意、志）、五志（喜、怒、思、忧、恐）等，进而配伍用药，调节身体平衡。这种医哲结合的特质使得哲学用语进入中医学语言中，令中医语词富有大量的哲学语言特点，这给中医翻译特别是典籍翻译带来了相当程度的挑战。对于西方读者来说，这种陌生的医学符号伴随着陌生的认知思维特点，更是加大了距离障碍，对他们而言，这甚至成为一种新的语言符号。

4. 模糊性

模糊性即不确定性，是人类语言的基本特性之一。中医语言形式普遍言简意赅，对西方读者而言，其词语所指范围的边界大多是不确定的。譬如，中医学的盛、衰、虚、实等语言描写就没有明显的科学量化指标，意义指代非常模糊；中医学所指代的脏器不仅指代解剖形态，还具有人文功能的内涵，如反映脏腑关系的十二官，其整体意义内涵的延展空间十分不清晰；某些语词概念意义也不十分清楚，比如历代医家对中医藏象学说中特有名词"三焦"的认识就不完全一致，对"三焦"解剖形态的认识，历史上有"有名无形"和"有名有形"之争，即使是有形论者，对其实质的认识也有所不同。有人认为"焦"即"膲"，指有形的人体脏器，有人认为"焦"为无形之气，能腐熟水谷，也有人认为"焦"字当作"樵"字，樵，节也，指人体上、中、下三个节段或三个区域。

造成中医语词意义内涵模糊的根本原因在于：它与以科学形式的概念范畴及理论来反映医学对象，如细胞、细菌、病毒、器官、组织、神经、代谢等西医学是完全不同的。中国传统文化对中医的外部形式进化和内在认知建构的模塑作用是巨大的，中医所反映的对象依赖的是中国特殊的人文文化形式，如反映脏腑关系的十二官，心为阳中之太阳，脾主谋略、传道之官；反映药物类别的上中下三品；反映治则治法的引火归原、提壶揭盖、培土生金、逆流挽舟、逸者行之、补母泻子；反映生理的上焦如雾、中焦如沤、下焦如渎；反映病机的气郁化火、子盗母气、母病及子、土壅木郁、金实不鸣；其他如司外揣内、阴阳互根、五行相生、气血化生等，无一不是中国传统文化的产物，而这种人文文化所模塑出来的概念具有很强的意义上的灵活性和模糊性，可以具有多元化的解释性。

这种概念、范畴的模糊性给翻译带来一定困难。很多情况下，译者需要明思辨理，翻译时既要最大化保留原文的符号形式、内涵和风格，又要兼顾目标语的表达习惯和读者的文化背景，尽量遵循形式与意义的动态对等原则，在译语中保持形式与意义的有机结合，进而实现两种语言的有效转换，完成文本信息的有效传递。

（二）语词的基本结构

1. 单纯词

单纯词是指由一个独立成词的语素构成，只表示一个意思，不能拆开，单个音节不表示意义，只有几个音节合起来才表一个整体意义；从语音的角度描述，词义和各音节之间没有任何的意义联系，词和语素的外延是重合的，一个语素一个词，语素既可以是构词的成分，又可以单独成词，并可以组成词组。如中医用来表述症状的"热"heat、"冷"cold、"汗"sweat、"栗"chill，又如"神水"humor、"瞳子"pupil 等均属单纯词；其他如一些药名"川芎"chuanqiong、"海金沙"haijinsha、"葛根"gegen 等，或病名如"疟疾"malaria、"劳风"cold due to overstrain、"休息痢"recurrent dysentery 等也都属于单纯词。

从语音形式看单纯词，可以分为单音节、双音节和多音节语素。顾名思义，单音节语素即由一个音节组成的语素，如"实"excess、"虚"deficiency、"盛"exuberance、"衰"debilitation、"燥"dryness、"滞"stagnation、"升"ascending、"睾"testicle、"舌"tongue、"泪"tear、"肌"muscle 等。双音节语素即由两个音节组成的语素，两个音节合起来才有意义，多见于器官的名称、穴位名称和中药名称，如"胞宫"uterus、"阴道"vagina、"月事"menstruation、"瞳仁"pupil、"后阴"anus、"腠理"interstice、"康复"rehabilitation、"精明"eye 等；一些中药名如"蜈蚣"centipede、"蛤蚧"gekko、"石斛"dendrobium、"樟脑"camphor、"麝香"musk、"地龙"earthworm、"朱砂"cinnabar、"大黄"rhubarb 等等。多音节语素是由三个音节或三个以上音节构成的，主要由一些中药名和某些腧穴名称组成。根据世中联的术语英译标准，腧穴名由汉语拼音和代码表示，一些中药如"蒲公英"dandelion、"亚麻子"linseed、"紫河车"placenta、"小茴香"fennel、"自然铜"pyrite、"珍珠母"nacre、"冬虫夏草"cordyceps 等名称都是由多音节构成的。别值得一提的是，有一些中药名的翻译形式需要译者仔细考量，比如，张仲景医籍中曾出现过一个药物名称"白鱼"，表面看是复合词即"白色的鱼"，实际并非如此，它描述的是一种蠹食衣帛又色白似鱼的虫子，并非白色之鱼，翻译时只能充当一个语素的单纯词，给予一个相应的英语名称或以拼音形式来突出其物名化。

从翻译角度看，无论是单音节、双音节或是多音节的术语单纯词，在目标语中最好或仅能有一个对应词，这是由术语的"单义性"及其翻译的"专一性"原则决定的。作为术语，每个概念基本只应具有唯一的一个名称，所以只应确定一个与之相对应的规范性的英文名称，尽量避免"一词多译"的情况。针对中医术语的"一词多义"，我们可以根据其概念意义内涵的不同而分别定名。

2. 合成词

合成词是由两个或两个以上的语素按照一定的关系构成的词，其中，各语素间的结构构成方式有所不同。

（1）并列式

并列式合成词是指由两个具有并列语法地位和功能的语素组成的词，语素之间的关系是平等、并列的，不分主次，也称"联合式合成词"。根据语素的意义关系，大致可将其分为同义并列、反义并列。

同义并列合成词是由两个或以上理性意义相同或相近的语素构成，两语素处于同一意义范畴，意义相关，构成新词的词义或是两个语素意义的简单罗列，或是相互补充、相互融合而成，如水液、怵惕、伛偻、惊骇、肿满、膹郁、混浊、震颤、疼痛、强直等语词；如"暴腹胀大者，为欲解。脉如故，反覆弦者，痉"中的"反覆"，《说文又部》认为"反，覆也"，"反覆"为同义联合词，意为"重复再三"。"诸涩枯涸，干劲皴揭，皆属于燥"中的"枯涸"一词也是由两个意义相同的语素构成，指多因风燥伤于皮表而见患处皮肤干涩干燥。再如"本草"一词，"本"的原始意义就是根，植物的根、枝、叶等药用部分，而草则泛指植物，即以最常见种类作为整体的代称，本、草组合成词，最简单的意义就是根根、草草。再如《灵兰秘典论》有"膀胱者，州都之官，津液藏焉"，《决气》有"营气者，泌其津液，注之于脉，化以为血"，其中，"津液"一词可视为类义联合词，是由饮食通过胃、脾、肺、三焦等脏腑的共同作用而形成的营养物质，意为体内水液。"津"较清稀，分布于肌肤之间以温润肌肤；"液"较黏浊，分布于关节、脑髓及孔窍等。

反义并列式合成词是由两个理性意义相反、义位对立的语素构成，在中医术语中尤为丰富，一般是成对发生和成对运用，具有依存关系。如"呼吸动摇振振者，不治"，其中，"呼吸"即为反义联合词，指呼气和吸气。《说文·口部》曰："呼，外息也。吸，内息也。"我们可以按照语素的义位和意义分为"反向"和"反义"两种。例如：言脉象"上下左右之脉"，言气机"古非出入，则无以生长壮老已"，言刺法"前后相应，逆从得失，标本相移"等。其中，"上下""左右""出入""前后"均为反向的关系义场。此外，意义上彼此相反的二元词语构成的阴阳、沉浮、虚实、寒热、升降、吐纳、表里、开阖、盛衰、顺逆、固泄等，都在中医用语中获得了特定的语义空间和使用模式。对此，中医译者需要通过对语源的考究及语言符号的内部结构来明确词语的理据性，并据此给出阐释，译语才能拥有存在的合理性。

（2）偏正式

偏正式合成词由两个有主次之分的语素构成，其中一个语素用来描写或限制另一个语素，起修饰、限制作用的语素被称为偏语素，被修饰、限制的语素被称为正语素。这种偏正式合成词大致分为两类，一类是在主词前加一个限定或修饰的成分，例如重身、细脉、文蛤、大寒、水蛭、心气、内毒、总按、风证、复方等；另一类是在单纯词后面加一个大类名，例如蝗虫、桂枝、芫花等。从翻译角度讲，译者需要仔细探究主词的意义来源和命名理据，更要将翻译重心放在对主词形式的合理构建上，力争实现译语的术语化，如对上述语词，翻译时尤其要考量和明晰身、脉、蛤、寒、蛭、气、毒、按、证、方、蝗、桂、芫等正语素即主词在译语中的对应形式。

国内学者高晓薇在《中医翻译研究》一书中将偏语素从功能上进行了划分。有些偏语素表示颜色，如白前、丹参、黄芪、赤硝、乌扇、紫参、黑疸等。有些偏语素表示性质，如温疟、湿痹、生葛、寒气、平人、生姜、干血、甘草等。有些偏语素与程度大小有关，比如清邪、浊涕、大汗、小腹、太阳、少阴、大便、大邪、微汗、微邪、小腹、阳毒、阴毒等。还有些偏语素表示领属关系，比如与"气"为领属关系的有母气、子气、正气、真气、心气、胃气、脾气、肾气、血气、肝气、胆气、肺气、中气、暑气、元气、谷气、清气、疝气、邪气等。此外，有些偏语素还表示时间关系，如冬月、春月等。有些偏语素表示地点如海藻、川乌、皮水、越婢等。有些偏语素表示部位如韭黄、蛋白、葛根等。有些偏语素表示状态，比如平脉、迟脉、重舌等。有些偏语素表示数量关系，比如三焦、半夏、五脏、五善、五常、六腑、六极、百病、百合、寸口等。还有些偏语素表示方位，比如上焦、上关、中焦、后顶、后阴、表邪、外寒等。

（3）动宾式

动宾式合成词是指由一个动作和授受对象构成的合成词，即两个语素之间是支配关系，前一个语素表示行为动作，后一个语素表示受这个行为动作支配、影响的事物。这类合成词在中医的治则治法中常常出现，比如破瘀、盗汗、调经、健脾、解表、止咳、化痰、清热、温肾、滋阴、消食、散结、出汗、转筋、瞑目等。目前学界对此类动词设置了比较统一的译语形式，如"清"clear、"止"stop

或 arrest、"散" dissipate、"温" warm、"滋" nourish、"解" resolve、"化" resolve 或 transform 等，笔者将在本章高频动词一节中加以详细示例。

（4）主谓式

主谓式合成词是由一个名词和名词发出的动作或表现的状态组成的合成词，表陈述关系，后一个语素是对前一个语素加以陈述说明的。例如头痛、气滞、皮焦、心悸、筋缩、汗出、口噤、气冲、肠痹、血瘀、心愦愦、寒凝、耳胀、虫积、痰蒙、气脱、虫积等。对此，译者应基本根据译语的成分和结构要求来选择，或使用动词构成主谓关系，或使用形容词来限定或修饰主词，如"气滞"一词可根据其在译语中所做成分或译成句子 qi stagnates，或译成 stagnant qi，或译成名词词组 qi stagnation；"痰蒙"一词或译成句子 phlegm clouds，或译成 clouding phlegm，或名词词组 phlegm clouding；"虫积"一词或译成句子 worms accumulate，或译成 accumulating worms，或名词词组 worms accumulation 等。需要说明的是，除了独立句子外，笔者更赞同选用 qi stagnation、worms accumulation、phlegm clouding 等用名词做定语的译语形式，比包含形容词或分词的表述更为规范，也使得译语的文体色彩更符合科技术语的基本形态。

（5）补充式

补充式合成词是指一个语素对另一个语素进行补充说明，包括谓补式和状中式两种。谓补式合成词常以"动词＋补语"的形式出现，比如润下、炎上、亢盛等；而状中式合成词常以"状语＋动词"的形式出现，比如不仁、相杀、急下、顿咳等。对此，翻译时会以形容词或副词来表明其状态、方位或其他关系，如"润下" moistening downward、"顿咳" whooping cough、"炎上" flaming upward 等。

（6）重叠式

用一个或两个语素重叠构词的方法即重叠式，如愠愠、绵绵、翕翕、栗栗、淅淅、忽忽、惋惋、惕惕、苍苍然等。这些重叠合成词具有非常生动的表现力，是用来摹写人或事物形态和情状的一种修辞方法。《素问·灵兰秘典论》里有"消者瞿瞿，孰知其要，闵闵之当，孰者为良"，《灵枢·通天》里有"念然下意，临临然长大"，《素问·至真要大论》有"顾闻上合昭昭"，《素问·阴阳类论》有"上合昭昭，下合冥冥"，《灵枢·卫气》有"阴阳相随，外内相贯，如环之无端，亭亭淳淳乎，孰能穷之"。与汉语表达不同，英语有避免重复表述的特性，因此，我们很少会看到两个或以上相同的英语词汇并列排序，那么如何翻译这类重叠语词是学界经常讨论的问题，不同译者的观点和翻译方法也有所不同。有的译者主张在译语中尽量体现这些葆有丰富修辞色彩的语词内涵，如将上句中的"临临然"译成 tall，solemn and modest，其中 tall 呈现其外形，solemn and modest 揭示此词所葆有的语义内涵和属性，这种观点目前也受到学界的认可。

（7）附加式

附加式合成词是由主词加上后缀语素如"然""家""者"等构成的合成词，比如黯然、惭然、湿家、咳家、虚者、闭者、脉者等。对带有"家""者"的语词，大多数译者会选用定冠词 the 来指代或限定，表一类事物或一类人，如 the deficiency、the block、the channel 等。对用来描述其形态的用词如"然"字等，有时会以形容词来呈现以修饰或限定。

3. 词组

词组是指由两个或两个以上的词语组成的语法单位，按照内部关系或结构形式的不同，学界一般将其分为并列、偏正、动宾、主谓、动补、介宾、连动、复指等结构形式，中医语词也可以按此进行分类。

（1）并列结构

并列词组又叫联合词组，一般是由并列的两个或两个以上的二字词组构成的短语。如表实里虚、饮一溲二、阴虚阳亢、五脏六腑、津亏血瘀、苦温燥湿、司外揣内、气滞水停等。

（2）偏正结构

偏正词组是指由定语或状语加中心词，按修饰关系由"偏"（修饰语）和"正"（中心语）组合而成的短语，这类结构形式在中医概念中最为常见。如先天之本、寒热格拒、呼散之气、日晡发热、精气学说、大肠实热、寒热错杂、妊娠腹痛、髓海不足、胆腑郁热等。

（3）动宾结构

顾名思义，动宾词组是指由动词和宾语组成，按照支配关系构成的短语，如清热、主神志、通窍、通调水道、交通心肾、调和营卫、补益心脾、清化暑湿、升举中气、泌别清浊、攻逐水饮、分消上下、祛风痰等。

（4）动补结构

由动词或形容词加上补语组成，按照补充关系构成的短语，如发热不止、不得偃卧、汗出漐漐然、百病生于气、胎动不安、泻下如注、得神者生等。

（5）主谓结构

由主语和谓语组成，按照陈述关系构成的短语结构，如风邪伤卫、手足厥冷、头汗出、心中澹澹、水湿停滞、暑入阳明、脾气不升等。主谓结构可以分为主谓宾结构和主谓状结构两种。主谓宾结构实际上相当于一个完整的句子，如热入心包、邪伏膜原、湿伤脾阳、肝气犯胃、风寒束表、气病及血、脾统血、风邪伤肺、阳损及阴、形胜气等。主谓状结构一般是指谓语动词的前面有一个修饰语，如心火上炎、胃火上升、母子相及、肝阳上亢、湿热下注等。

（6）介宾结构

由介词加上宾语组成的短语，如以法统方、以毒攻毒、以左治右等。

（7）复指结构

复指指的是由两个意思基本一致的词汇构成的短语，如固崩止带、飧泄不化、但寒不热、升降沉浮、别异比类等。

（8）连动结构

由两个或两个以上的动词或动词短语连用而成的词组，用来表示主语连续发出的动作，动作之间存在目的、方法、因果和动作先后等关系，位置一般不能调换。如脾热多涎（因果）、食则汗出（先后）、退翳明目（目的）、溲而便脓血（因果）、破瘀通经（目的）、滋水涵木（目的）、寒凝气滞（因果）、热结旁流（先后）、虚则补之（方法）等。

二、一词多译

一词多"义"是语言的普遍现象，同一个词汇在不同的语境中，其词义可谓千差万别，如"打"在汉语中就有打、打鱼、打喷嚏、打工、打球、打招呼、打柴、打字、打交道、打趣儿、打冷战、打鼾、打赖、打分、打量等上百个词语，中医语词亦如此。鉴于中医语词的多义性和歧义性，以及东西方对一个事物属性与功能认识的差异性，根据不同的语境斟酌其意义，基于"一词多义"确保"一词多译"的准确性和规范性，这是中医翻译的一个重要过程，也是每个中医译者都会面临的挑战。简而言之，中医一个术语或概念在不同的语境下会有不同的内涵，我们要根据上下文正确理解词义从而正确选词。

譬如，汉语中表示"病"含义的词有各种不同的表达方式，相应的英语形式显然也迥然不同，有 illness、sickness、disease、disorder、ailment 等。从语义看，"疾病" disease 是一个广义词汇，西医指在一定病因作用下自身调节紊乱而引发代谢、功能、结构异常，而中医是以阴阳五行作为理论基础，以辨证论治为治则，通过望、闻、问、切四诊合参的诊法，分析出来的病因、病性、病位、病机及五脏六腑、经络关节、气血津液的变化。我们比较以下示例：

表证病位在表，故病程尚在初期，病情较浅。

As the exterior pattern indicates that the position of the disease is in the exterior, the disease is in its initial stage and relatively mild.

中医认为许多疾病由病邪所致，其中 disease 这个词没有特殊暗示意味，可以用来表示一般性的"病变""疾病""重大病""传染病"等任何种类，如"肺病" lung disease、"性病" sex disease、"皮肤病" skin disease 等。

百病皆生于气。

All diseases result from qi disorder.

"百病"在汉语中并不代表一百种疾病，而泛指"所有疾病"的数量，从而译成 all diseases。此句中的"气"是指来源于气的运行失调或异常，译成 qi disorder，以区别于"构成人体和维持人体生命活动的最基本物质"的气（qi），更清楚地把由于气机紊乱或气血失调的致病内因说清楚，目标语读者对语义也不会产生迷惑和混淆。

问诊主要是通过对话方式了解病情发生、发展与当前主要症状。

Inquiry is supposed to question the patient about the onset and expansion and present symptoms of the illness.

相对于 disease 来说，illness 和 sickness 特指某次或某种不健康状态或病症。illness 略正式一些，表示人体机能的损伤、内在虚弱、慢性疾病或精神疾病等，暗示病程较长，比如 After a long period of illness, she stopped work（一场大病之后，她停止了工作），The layperson cannot really understand mental illness（外行不完全了解精神病）。sickness 则暗示一种暂时的身体不适，有时特指恶心想吐，比如 He felt a wave of sickness come over him（他感到一阵恶心）。

阴盛阳衰指阴寒内盛导致阳气衰弱的情况。

Yin exuberance with yang debilitation refers to the disorder of abundance of yin coldness leading to the deficiency of yang qi.

其中，将"情况"一词译成 disorder，显性表明失调、紊乱或障碍等含义，而 ailment 多指微恙即轻微的、不太严重的小病，如 I don't have even the slightest ailment（我什么毛病也没有）。

所以说，如何在中医术语英译中准确选词，则需要译者能够深入分析源语所指，透彻领会其内涵，做到"知己知彼"。我们不妨再看汉语"止"字，《广韵》曰："止，停也，息也。"医学上有止泻、止咳、止痛、止血等众多表达，但仔细推敲，其深层涵义也不尽相同，有的强调"停止"，有的侧重"缓解"，有的侧重"使平静"。在翻译时，我们须找到不同的英语对应词，一方面能够准确传达源语语义，鞭辟入里，另一方面又能添加文字色彩，别具匠心。试看：

止泻 preventing the diarrhea　止吐 arresting the vomit　止痛 alleviating the pain
止血 stopping the bleeding　止痒 relieving the itching

我们再看动词"泻"，可以在英语中找到 remove、expel、purge、clear away、discharge 等对应词。不同的英语词汇所突出强调的重点也略有区别。purge 更侧重"净化""排泄"的意思，所以可以用于"泄泻"之义，expel 更强调"排出异物"，clear away 意为"扫荡干净"，语感最强，而目前最为通用的 discharge 则突出"释放"或"排出液体"等含义。虽然大多数情况下可以互相换用，但从语言学、翻译学和目标语读者的使用习惯来看，越是将原义和译语形式和意义辨析清楚，越有利于中医文本交流和传播。

泻火 expelling the fire　泻肺 purging the lung pathogen

泻水 discharging water retention　　泻肝 purging the liver heat

泻热 expelling the heat

我们再看动词"利"，可以在英语中找到诸如 induce、normalize、excrete、relieve 等对应词，并且有时需要进一步将词义引申，据此选择与语义搭配的动词。如：

利湿 excreting the dampness　　利尿通淋 diuresis and stranguria relief

利水消肿 diuresis and edema alleviation

利气活血 promoting the circulation of qi and blood

利胆 normalizing the secretion of the bile

上述示例中的"利"的语义各不相同，有的表"有利于"，有的表"缓解"，有的表"促进""提升"，据此可以分别译作表示"有利于排泄"的 excrete，或译为表示"缓解"的 relief、alleviation，或译为表示"促进"的 promote，而在"利胆"中可以将其进一步译为 normalize（正常化），当然，也可以理解为"促进胆汁分泌"这一意思，译为 promoting the secretion of the bile。

可见，在特定语境中，最具体、最鲜明的译语形式才能准确表达原文内涵；为了不产生歧义，与上下文协调，我们要在正确理解和正确释义的前提下具体而明确地选择译语。再如，《素问·生气通天论》的"六合之内"，有翻译者将之校注为"东西南北上下"而成 six directions，而有译者基于"四时"而成 four seasons。《素问·气交变大论》曰："通于人气之变化者，人事也。"这里"人事"指的是"随四时阴阳变化的人体活动"，可简译为 human activity，而《素问·疏五过论》的"凡此五者，皆受术不通，人事不明也"指的是"通悟人间之事"的 human affairs。此类事例在中医典籍翻译中不胜枚举。

孔子曰："名不正则言不顺。"事实上，中医许多语词和英语词语之间无法存在简单的一一对应关系，意义范围可能重叠，可能交叉，这不仅仅是由于中医语词的多义性，英语同样也存在多义性，英文词典中一个单词下面的多个义项就可以证明这一点。鉴于汉语的意义成分通常获自语境，中医语词的意义确实会经常随着语境的变化而变化，形成了一个词在不同复合词中或在不同语境中需要不同的英译形式，而这种缺乏标准的变化常常会令西方读者感到译文艰涩难读。那么，囿于中医语词的多义性，我们在中医典籍翻译过程中要依循如下两条基准：

第一，植根于语言背景的概念理解可以指导临床实践，可以为标准化的译语形式提供严格的语义框架，从而使译者有章可循；厘清概念，真正理解其精髓，以此保证译本的标准化和规范化。所以，翻译时要遵循源语语境，尽量统一术语的概念范畴，定义恰当。

比如：中医术语"里寒"和"里热"中的"里"与"表""外"相反，目前大都采用表示"内"的 interior，可译为 interior cold、interior heat。但也有其他例外，比如《素问·刺腰痛》有"肉里之脉"，《素问·至真要大论》有"里急暴痛"，这个"里"实际上是以隐喻手法指代"腹部"这个本体，转换为 abdominal pain 似乎更为恰当，以此兼容源语内涵和目标语语义的双重指代，忠实再现了源语语义的同时，又可以最大程度上减少西方读者去查询该语词含义的次数，有利于文本阅读的通畅性。再如，中医的"热"字在"热药""热剂""热服""热结""热极生风""热迫大肠""寒热往来"中的涵义各不相同，我们在翻译时更要厘清概念，不可望文生义、一概而论。具体而言，"热药"指中医里具有热性或温性、能够祛寒的药，如附子、肉桂、干姜等，由此可译为 hot-property medicinal；"热剂"亦如此，可译为 hot-property formula；"热服"相对"冷服"而言，也侧重温度上的"热"，可译为 to be taken hot；"热极生风"是病证名，多因邪热炽盛，伤及营血，燔灼肝经，使筋脉失其濡养所致，所以基于"热邪"而译为 extreme heat (pathogen) producing wind；"热结"亦如此，可译为 heat (pathogen) retention；"热迫大肠"可译为 heat (pathogen) distressing large intestine；"寒热往来"是少阳病正邪相争所出现的热型，指恶寒时不发热，发热时不恶寒，恶寒与发热交替出现，定时或不定时发作的情况，这里的"热"指"发热"，可译为 alternating chills and fever。

中医典籍行文风格凝练、词语艰深且兼具多样化和特殊化，这成为翻译传播中的最大障碍；具有高度浓缩性的大部分中医词汇虽都处于人类语言的共核之中，但其翻译与传播不但涉及独特的医学知识体系、临床诊疗实践及医学用语，还关照到中西方两种迥异的文化理念。译者需要更多的专业知识和语言知识来审视这些表述生理和病理机制的语词意义的细微差异。当前有些文本对一些具有传统文化特质与思维认知特质的语词和语句的翻译，不仅没有再现中医语言的特点和神韵，而且在一定程度上出现了语义偏误，甚至产生了不良的影响。所以说，中医典籍翻译的着眼点要凸显其专业性特点，对原文的解析要专业、表达要准确，不能任意改变或歪曲原文。学界急需正确认识典籍翻译过程中形式和意义建构的重要性，通过规范化的翻译和传播手段重建中医典籍的"形意张力"，这是一个具有挑战性的任务。

实践表明，中医基本概念所包含的多义性确实成为中医文本对外译介与交流传播的屏障。比如，就四诊之一"闻诊"而言，含有"听"和"嗅"两层具体内容，在翻译中需准确规范地表达 auscultation and olfaction 或 listening and smelling 才不致歧义。如"冲任之脉起于胞内，阴阳过度则伤胞络"的"阴阳"，如果离开了中医药文化背景，就无从令西方人理解其意指 sexual intercourse 而不再是哲学意义上的 yin and yang。另如，体现五行隐喻用法的"水不涵木"failure of water to nourish wood，实际上是指肾与肝的关系 failure of the kidney to nourish the liver，这些都需要在译语中以适当的形式与意义构建路径明晰地表达出来，不可模糊，不可"三心二意"，更不可以为了迎合西方读者的喜好而随意篡改原文语义。

客观地说，如果能够实现"形式"与"意义"的完全对等翻译，那么中医在西方的成功传播将早已使得这门传统医学在世界遍地开花。事实是，语言既是桥梁又是屏障，只有极少数中医语词能在翻译中实现"完全对等"，多数只能采取对等而不对等，不对等而对等的一种辩证关系，译者需要仔细权衡，缜密思考，慎重择词，才尽可能实现"对等"。在这个过程中，这种对等关系一定是基于两种语言内涵和社会语境的动态对等，而不仅仅是为了对等而牵强附会地把某些译语形式固塞下来。

第二，在可能条件下，尽量减少目标语对等词的数量，以保证语言的精确性和简约性。对等语的数量越少，就越有利于读者理解和接受。在中医对外传播过程中，译语的数量控制在一定规模内可以更好地促进读者阅读和赏析。

世中联制定的《中医基本名词术语中英对照国际标准》中包含 8 个含有"滑"的语词，如"滑肉门""滑石""滑剂""滑脉""滑精""滑胎""滑苔""滑泄"等。除了穴位"滑肉门"和草药"滑石"外，其余分别译为 lubricant formula、slippery pulse、spontaneous seminal emission、habitual abortion、slippery coating、efflux diarrhea。经语义考证，我们知道，"滑剂"表示"用性质滑利的药去掉凝及结于体内的有形之邪"之义，本着突出"润滑"作用的出发点，可选择 lubricant 一词。"滑精"因表示"不因梦而精自出"，可译为表示自发或自动的 spontaneous。

除了这两个词略有侧重之外，其余各词皆有"光滑"之义，不妨在单一译本中统一为 slippery 一词。当然，世中联的术语标准已经在标准化、统一化、系统化上做了很大努力，否则，其他表示"滑"的译词也会出现如 glossy、smooth 等，而这些词在不同的中医翻译类词典中确实也可看到。笔者非常赞同在单一译本中尽可能减少对应语的数量，虽然这意味着要损失某些内涵，但确实可以有效节约读者理解的时间和空间，如果迫不得已，也可以通过注释或其他更多样化的形式给予阐释或呈现。

无论怎样，翻译的最终目的是为了传播某种形式的知识和文化，通过翻译编码变成译语符号及文本来传达意义，意义建构的出发点应该是附着于一定的形式结构被传播、交流和解读。中医翻译亦如此。中医典籍文本中的语言形式和意象，都是意义的携带者，需要译者的编码转换来建构译语的形式和意义，用以反映和诠释信息文本，传递情感，乃至在译文中建构、生成和传递意义。因此，无论是"一词多义"还是下面的"词义引申"等情况，译者需要牢记的是"意义建构"是基本前提和基础工程，"意义建构"既要考虑到原作又要兼顾读者，所以在"对等"的基础上实现"动态性"，特别是要兼顾原作和读者的"二维性"，这是将形式建构的"能指"与意义建构的"所指"有机结合的最佳途径。

就中医典籍翻译而言，无论译者如何审视、辨析、判断，最终提供的译本既要涵盖中医语言的显性形态，又要传递其实体和内涵，这种内涵突出的特征就是中医理论认知思维和中医文化精髓。作为中医文本的隐性形态，这种认知和文化的"意义"建构与中医语言的"形式"建构同等重要，译者作为传播主体，唯有将二者一并置入文本的翻译流程，才能更好地实现中医典籍翻译的最终目标，其形式与意义建构才能称为"既是一种客观现象，又是一种文化或精神的足迹"。因此，笔者在本书各章节特别是语词、篇章、修辞和文化等篇章里列举各种示例，以此和读者一起探讨如何将"形"与"意"、"物质"与"精神"结合在一个动态体中，使译文能具备与源语"对等"的形式外壳与意义内核。

由于中西哲学体系对"语言"这一基本传播媒介的看法有所不同，西方思维的重要特征之一便是重视语言与语言分析，视其为理性依据，而中医话语表达仍贯彻了中华文化特有的形象思维范式即"取象比类""立象以尽意"的修辞特性，并且中医对疾病的理解就浸润着文化，这些恰恰给中医典籍语词翻译的正确性与普适性带来不确定性。诸如《黄帝内经》《难经》等中医典籍大量运用了"取象比类"修辞手法来阐释医理，向称奥雅、言简意赅、风格警秀、匠心独运，为我们描绘了一个以人体生理、病理、治疗及养生康复为核心框架的隐喻认知世界。比如《素问·举痛论》"惊则心无所倚，神无所归，虑无所定，故气乱矣"句中用词生动丰满，动词"倚""归""定""乱"等词语生动地写出了受惊后心悸动荡、神无所归的情形。《灵枢·岁露论》中更有"诸所谓风者，皆发屋，折树木，扬砂石，起毫毛，发腠理者也"这样给人印象深刻的句子，也有"人有重身，九月而喑""女子不足二节，以抱人形"这样讳而有致、雅而不俗的用词。由此，如何实现两种语言的形式与意义的转换是需要我们认真思考的。

再如，如果我们不把中国封建官场等级制度映射到人体各大器官的各司其职来理解中医概念的隐喻性，就很难让西方人理解《灵枢·五癃津液别》所说的"五脏六腑，心为之主，耳为之听，目为之候，肺为之相，肝为之将，脾为之卫，肾为之主外"纳入"君主之官"的主宰精神思维的心之功能。再如《灵枢·营卫生会》有"余闻上焦如雾，中焦如沤，下焦如渎，此之谓也"，"雾""沤""渎"隐喻性地揭示了上焦的升华蒸腾、中焦的消化吸收、下焦的排泄沟渎作用。如果我们不能从语言与认知视角很好地解构与诠释，则很难令目标语读者准确理解本体和喻体之间的关系。可以说，如何使得中医典籍中潜在的隐喻意义通过"语言符号"转化为现实意义，通过有效的形式与意义建构展示其独特形态、性质和走向是中医语词翻译的重中之重。

在这种情形下，我们首先需要根据上下文逻辑关系、修辞关系、隐喻关系和文化背景，探微索隐，从语词固有含义出发，加以具体化或抽象化的引申，充分、准确地表达原文含义。比如，《素问·厥论》曰："脾主为胃行其津液者也，阴气虚则阳气入，阳气入则胃不和，胃不和则精气竭，精气竭则不营其四肢也。"文中的"行"transport、"虚"deficiency、"入"excess、"不和"discomfort、"竭"exhaustion、"营"nourish 的"物"与"名"所指在译文中均有延伸。其中，"行"指"传送"transport 而不是简单地"行走"，比对"阴气虚"deficiency of yin qi 的"阳气入"，"入"翻译为 excess 而并非表层结构的 entrance。特别是本义"营垒"的"营"字，《灵枢·经脉》有"骨为干，脉为营，筋为刚，肉为墙"之说，认为经脉如"其气来沉以搏"之营垒般稳固，而在此则显示与"营气""营血""营阴"一致的"营养作用"即 nutrient。

古人说："千变万化之中，具有一定不易之理，活泼圆机，非语言所能解说，在学者心领神会而已。"中医极富抽象性与模糊性的语词、独特的语法和句法特征都要求译者一方面合理借鉴和利用目标语词汇，一方面需依循译语的句法结构，以使译文清晰易懂。如前所言，如果机械性翻译"大汗"和带下医"为 great sweating 和 doctors underneath the skirt，就过于"直译"了，西医中的概念对等词汇 profuse sweating 和 gynecologist（妇科医生）更能令西方读者一目了然，知其所指。再看下例的句法结构：

> 呼出心与肺，吸入肾与肝，呼吸之间，脾也其脉在中。浮者阳也，沉者阴也，故曰阴阳也。(《难经》)

为使西方受众理解和接受与其认知形态迥异的医学知识，我们不妨对译文结构进行编排：

The heart and the lung govern exhalation and the kidney and the liver govern inhalation. During the mechanism, the spleen is also manifested by the pulses. The floating pulse pertains to yang and the sunken pertains to yin, therefore, which is called yin and yang.

这种由短句变为长句、主谓匹配的排兵布阵可以使句子紧凑、严密、清晰，符合西方科技用语的表达习惯，且更有效地反映出英语语言的节奏和韵律，便于西方受众阅读。

水火不济 incoordination of the kidney (water) and the heart (fire)
培土生金 to reinforce the spleen (earth) to strengthen the lung (metal)
木火刑金 fire of the liver (wood) impairing the lung (metal)

实践表明，中医基本概念所包含的隐喻性确实成为中医翻译和对外传播的屏障，由于其在表达时把主体和客体当成统一的事物同时陈述出来，译者须根据引申的含义和具体情况而定。我们看上述体现金、木、水、火、土五行的涵义引申，其分别指代肺 lung、肝 liver、肾 kidney、心 heart、脾 spleen，也正如"水不涵木" failure of water to nourish wood，实际上是指肾与肝的关系，可译为 failure of the kidney to nourish the liver。正如唐代白居易所说："以意象为骨，以意格为髓。"彰显了"天地合气，命之曰人"的哲学思想、"援物比类"的隐喻结构、"内外相合"的整体理念的中医语言有一套匠心独具的术语概念和表达范畴，也成为中医药"表里""形神""虚""实"相生的外在形式。中医语词引申的多数意义是隐喻性的，根据意义表达与意义创生的需求，以"源语导向"为基础进行"破译""对译"是行之有效的策略，前提是"言能否尽意"。任何形式的中医文本翻译都需要以反映它们原本和传统概念的方式来表达，没有概念损失或意义歪曲。再如：

平治于权衡，去菀陈莝，微动四极，温衣，缪刺其处，以复其形，开鬼门，洁净府，精以时服。(《素问·汤液醪醴论》)

其中，"缪刺其处"即《素问·缪刺论》中"缪刺，以左取右，以右取左"的刺络法，"开鬼门、洁净府"是中医治疗水肿病的方法，"鬼门"即指汗毛孔 pore，"开鬼门"即是发汗的意思，《素问》多处将针刺之穴位称为"门"，如"以开其门""推阖其门""外引其门"等，事例不胜枚举。"净府"是指膀胱 bladder，"洁净府"即是利小便的意思。对此，我们在翻译时需要在符号能指的基础上明确其所指内涵，不致招致歧义或有损中医科学性。译文如下：

The proper treatment should be based on the condition, focus on eliminating the stagnated body fluid, slightly moving the four extremities, putting on more clothes and needling the opposite of the affected part to make the body be back to its normal appearance. Having resorted ot diaphoresis and diuresis, edema and distension will be reduced and yin qi will restore its normal circulation in time.

译文把"开鬼门"译为发汗 diaphoresis，"洁净府"译为利尿 diuresis，这种西医用语揭示了源语语义并符合读者的认知思维，但原文的比喻色彩难以在译文中再现或引发联想，确实是一种遗憾。因此，也有诸如李照国等译者致力于保留源语符号性而生成如下译文：

The treatment of this disease should focus on restoring harmonization and eliminating stagnated water (just like cutting grasses). (The doctors should) slightly shake the limbs (of the patients), ask the patients to put on more clothes, (use the method of) Miuci (needling the opposite side) to restore the original physical condition (of the patients). Besides, (the therapeutic methods for) opening Guimen (sweat pores) and cleaning the Jingfu (the bladder) can be used (to eliminate the retention of fluid). (In this way), the Jing (essence) will flow normally.

中医语言的特点与汉语的表达习惯都决定了有些意义只是悬浮于字里行间而没有明确表达出来，这些承载了传统文化和中医文化特质的"民族化"或"中医化"的语词使得我们在翻译中不得不推本溯源，关照其内涵，揭示其主客体的关系，从而使译文准确，读者明白。事实上，由于语义内涵的不同，特别是意义引申的复杂性，更容易使目标语读者发生解读错误，从而导致译语对应词的匹配差误。其实，不管哪一种变化，如果读者不知道其本身存在着语义内涵的变化，只从字面上求解，也就是我们所说的"望文生义"，就会造成这种差误。由此，译者要在上下文即语境中得到意义方面的支持，将对"义"的考察贯穿在整个翻译过程中，这是中医典籍翻译研究对象的属性决定的，也是其翻译工作的特点所决定的。

三、翻译色彩

基于中医植根于我国传统哲学与文化的特质，中医语言利用意象和隐喻构建语词文采是不争的事实，很多语词除了承载专业性理论和临床知识外，还兼具奥雅醇美、言简意赅、辞格巧妙的形式特点，要想在翻译中把它们的"色彩"和"情调"译出来非常困难，译者需严谨处理其遣词造句、修饰、修辞或辞藻等特质。我们以著名中医翻译家魏迺杰对身体中"热"一词的翻译为例。中医里表"热"的词汇有很多，如"气血两燔"的"燔"意为"营血分热邪盛"blaze;《伤寒论》中的"身灼热"指的是"发热壮盛，身如烧灼"scorch;"蒸蒸发热"则指内热持续向外蒸发 stream;《素问·六微旨大论》里的"火曰炎上"有温热、升腾的特性 flame upward;"心火内焚""心火内炽"则指心热过盛、心神受扰 deflagrated burn。再如"神"字也可以根据中医语境分别释义为 human spirituality、mind、spirit、divinity 等不同形式，当然语义也各有侧重。正如古代翻译家鸠摩罗什说："改梵为秦，失其藻蔚，虽得大意，殊隔文体，有似嚼饭于人，非徒失味，乃令呕哕。"如何在翻译中考虑到其"文体"，保留或体现源语的艺术"色彩"或"文采"不仅需要译者具有"吟安一个字，捻断数茎须"的苦心琢磨，更需要译者熟悉原文的历史和文化语境，具备深厚的中西文化底蕴和扎实的语言基础。更有傅雷的"神似说"的翻译思想为此证明，神似即"传神达意，得其精而忘其粗，在其内而忘其外"。我们在进行中医典籍翻译时，决不能忘记在形式与意义的建构基础上发展"神似"的翻译色彩，"神似"与"形似"应浑然一致，即使不能两全时，也不能仅仅囿于字面，而应在"形和"基础上，力争实现两种语言的"意和"与"神合"。

（一）用词生动

中医经典语词向称奥雅、言简意赅、匠心独运，可以说是把词用得活泼形象、有声有色。如《素问·阴阳应象大论》有"故清阳出上窍，浊阴出下窍；清阳发腠理，浊阴走五脏；清阳实四肢，浊阴归六腑"，句中五个表示不同走向的动词准确、恰当而动态。《素问·举痛论》有"惊则心无所倚，神无所归，虑无所定，故气乱矣"，句中的"倚""归""定"生动地描绘出受惊后心神无所依托或安定的情形。我们在翻译中应尽可能准确、恰当、灵活地使用目标语展示出源语的词汇、结构特点，上句可译为：

故清阳出上窍、浊阴出下窍；清阳发腠理、浊阴走五脏；清阳实四肢、浊阴归六腑。（《素问·阴阳应象大论》）

Thus the clear-yang moves upward into upper orifices of the body while turbid-yin moves downward into the lower orifices. The clear-yang permeates through the interstices while the turbid-yin flows through the five viscera . The clear-yang fortifies the four limbs while the turbid-yin recedes to the six bowels.

惊则心无所倚，神无所归，虑无所定，故气乱矣。（《素问·举痛论》）

As fright can lead to the loss of the mind (palpitation), the non-belongings of the spirit (mental distraction) and the instability of the thought, qi is in disorder.

同样一个词汇，有时可能译得言简意赅，有时可能译得繁琐拖沓，有时可能译得有声有色，有时可能译得循规蹈矩。中医翻译虽不像文学作品，十分讲究"文采"与"情趣"，但在遣词运字方面也应有讲究，力求在准确表述原文语义的基础上体现出源语的用词特点和色彩。譬如：

曰：脉有轻重，何谓也？然：初持脉，如三菽之重，与皮毛相得者，肺部也。如六菽之重，与血脉相得者，心部也。如九菽之重，与肌肉相得者，脾部也。如十二菽之重，与筋平者，肝部也。按之至骨，举指来疾者，肾部也。故曰轻重也。（《难经·五难》）

The pulses can be taken heavily or lightly. What is the reason?

First, the pulse can be taken just as heavy as three beans at the level of the skin, which is marked by the lung. As heavy as six beans corresponding to blood vessels indicates the heart. Nine beans at the level of muscles represents the spleen. Twelve beans fitting into sinews indicates the liver. The pulse that can be pressed all the way to the bone and touched with a swift beat represents the kidney. This is the reason for the light and heavy pressing.(Bob Flaws)

本段译文用词准确，语言明了，行文简洁，条理清楚，在翻译中对"持、得、平、按、疾"等词汇没有"望文生义"，而是根据语源的真实含义，选择恰当的英语对应词真实再现这些词义。特别是对具有文化色彩的"三菽"的处理，"菽"专指大豆，古亦作"叔"，"三菽"并非形容脉搏的重量而是指按脉时所用力度如三粒大豆的重量，六菽即按脉用的力度如六粒大豆的重量，以此类推。事实上，本段量化了切脉时运用指力的大小，从以上译文可以看出，"脉有轻重"就译为 The pulses can be taken heavily or lightly 而不是 The pulses are heavy or light。其次，翻译时发挥了译语的语言优势，进一步炼词炼句，比如"得""平"两个字从语义讲是相似的，指出"相对应"和"相协调"的对象，即"肺、心、脾、肝"。因此，不妨在 at the level of 的直译基础上，适当调换以避免过于重复，采用 corresponding to、fitting into 等稍具描绘感的译语，加上 with a swift beat 等词语使得译文不仅准确，而且形象生动，与原文色彩相得益彰。

春有鸣条律畅之化，则秋有雾露清凉之政。春有惨凄残贼之胜，则夏有炎暑燔烁之复。（《黄帝内经·气交变大论》）

If there is seasonable gentle breeze in spring, there will be normal coolness of brume and dew in autumn.If there is the awful overwhelming of the pathogens in spring, there will be flaming overheat in summer.

充满描绘色彩的名词和形容词令此句负荷了一定的情感色调，在翻译时确实要考虑到语词的情感意义，即在译语中能传递某种感情或思想、态度的意义，或者至少要与原文风格搭配，力争语言生动活泼，结构紧凑，增加译文的可读性，而不是平铺直叙，乏善可陈。"鸣条律畅"形容春风和气、惠风畅鸣，"之化""之政"都表现时令正常，"惨凄残贼"形容寒凉、肃杀、伤害生物的秋气，"之胜""之复"突出表现了占据主动、力量强大。为了观照原文所用词汇的文学色彩，我们不妨在译文中也运用一些描写性的形容词或名词，如 gentle breeze、awful、flaming 等，读起来有意境、有趣味性，也使译文应和了钱钟书先生笔下的"化境"之说。

对于中医典籍翻译而言，探求如何在准确可信的前提下尽可能生动再现"语言美"是一项绕不开又必须认真研究的一个问题。译者应首先着力于词语、句子和篇章的存在形态、信息结构及功能分布等方面的分析或解剖，力争构建翻译的审美信息，加以描写，加以表现，在目标语中实现最优化的词语搭配即 optimized collocation of words，使之不仅可以"意会"，也可以"言传"，不仅实现文字的对应转换，也实现跨语言的文化转换。

（二）声韵优美

根据现代认知语言学和心理学研究，高达 87% 的语言意义由人的视听感应力首先加以接受并传给大脑，语言越是"悦目""悦听"，就越有利于读者接受和意义传播。因而，翻译的最终目标之一不但要满足读者的视觉需求，也要满足他们的听觉感应。换言之，韵律优美的语言会产生一种语言的视听感性。为了更好说明这一点，我们不妨先举一个"局外之例"，以雪莱著名抒情诗《西风颂》（Ode to the West Wind）中的几句为例：

O wild West Wind, thou breath of Autumn's being

Thou, from whose unseen presence the leaves dead

Are driven, like ghosts from an enchanter fleeing,

Yellow, and black, and pale, and hectic red,

Pestilence-stricken multitudes:O thou

Who chariots to their dark wintry bed

The winged seeds, where they lie cold and low,

Each like a corpse within its grave, until

Thine azure sister of the Spring shall blow

可以看出，英文韵律优美，节奏清晰，音韵和结构的精良安排产出语言的视听感性，特别是其中低回调词，如 being 和 fleeing，dead、red 和 bed，low 和 blow 的押韵更加衬托出作者幽深强烈的情怀。雪莱在运用传统音韵的同时，还通过平行的句式结构、整齐的排列、严谨的格律来抒怀，使得《西风颂》非常具有音乐的格致美，打造出"西风以摧枯拉朽的巨大力量扫除破败的残叶，搅动着浓云密雾的强烈撼人的意象性特征"。虽然中医典籍翻译不同于诗歌，但由于一些中医典籍中的词语及句式结构的特殊性，如对偶、排比、叠音、回环等修辞手法使得我们在翻译时不得不考虑到它的声韵形态，如寒极生热，热极生寒（《素问·阴阳应象大论》）；治之要极，无失色脉，用之不惑，治之大则（《素问·移精变气论》）；数者腑也，迟者脏也。数则为热，迟则为寒。诸阳为热，诸阴为寒（《难经·九难》）。这些句子读起来平仄谐和、抑扬顿挫，匀称对偶、回环和谐韵的修辞方式令人"意尽而余韵悠然"。

自古以来，我国学者在作品中对声音的选择就给予了高度重视，其中特别强调声韵对表达含义和情感的重要性。声即声调，韵即韵律，单音节（monosyllabism）形式的汉语是声调（tone or tone group）语言，准确地说，是字的升调和降调决定了部分意义，调与韵的声音意义和字面意义相结合，会给文章带来无限的"意象"空间，从而赋予作品充实的意义联想和"言外之意"。古老的中医语言也继承和发扬了这一特点，在表达中非常重视声音韵律的和谐。我们知道，相对于汉语这个有着四声声调的语言来说，英语特别是现代英语并不存在中文的

inflexion（转调，曲折变化），而只能通过语调（intonation）和重音（stress）的变化来表意（A rising or falling tone in the parts of the sentence determines much of its meaning），比如 you can't make it 是一个陈述句（declaratory）还是一个问句（interrogative），强烈依赖于音尾是升调（rising）还是降调（falling）。

基于这些观点，我们在中医典籍翻译中要重视实现目标语的视听感性，努力通过语言审美和意义传播的功能结合，使得形式、意义与审美相得益彰，应和目标语读者的感性认知，这也更有利于"以象表意"的符号转换和传播。再看下句：

长川草偃，柔叶呈阴，松吟高山，虎啸岩岫。（《素问·六元正纪大记》）

本句描绘了草、叶、松、岩等四种形态，如平川野草低垂，柔嫩树叶外翻，高山松涛吟唱，虎啸于山峦，用来形容木郁开始发作的征兆；用词生动仿真，使人如临其境。当我们仔细考究时，会发现其平仄音调的律动性和规律性，如：

长川↑草偃↓，
柔叶↓呈阴↑，
松吟↑高山↑，
虎啸↓岩岫↓。

由于其基本采用对等匀称的音调和音节即升降－降升、升升－降降，读起来抑扬顿挫，时高时低，动感悠扬。翻译时也要考虑到译文音调的对等表现力：

Grasses on the land hang ↓，
Soft leaves turn over ↑，
Pine trees on the mountain chant ↓，
Tigers between the stones bluster ↑。

hang 与 sing、over 与 bluster 词形与韵律的对等，加上降－升－降－升的声调，使得译文声音谐和，文采奕奕。在汉语中，韵是字音的尾声，刘勰《文心雕龙·声律》说"是以声画妍蚩，寄在吟咏，吟咏滋味，流于字句，气力穷于和、韵。异音相从谓之和，同声相应谓之韵"，即表达思想感情的作品的好坏寄托在吟咏上，诗歌的味道从句子的安排中可以流露出来，感受全在"和"与"韵"上：不同字调相应称为"和"，同声的字相应称为"韵"。《淮南子·说林训》曰："异音者不可听以一律，异形者不可合于一体。"显然，英语不能完全与汉语这种节奏感与均衡感相媲美，但语音也是一种重要的表意手段，正如索绪尔所说：词音仅是语义的外在形式。英国学者 C.L.Wrenn 在《The English Language》中指出：

In English, though the process of reduction of inflexion and its consequences has reached nothing like so far as the so-called monosyllabism of Chinese, and therefore intonation does not play so fundamental a part in the syntax of the language, intonation has, nevertheless, a very important and far-reaching role. A rising or falling tone in the parts of the sentence determines much of its meaning.

英语语调的各种变化及发展，使之可以表达出需要词形变化才能释放的语义内涵和情感色彩，由此，我们在中医翻译中也不妨从"声调"与"谐韵"等方面切入，即重视译文的韵律感，精心选词，协调声音，安排韵律。正如清代唐彪在其《读书作文谱》中所述："段止势尽处以抑扬顿挫参之，使意尽而余韵悠然，更得平仄谐和，句调协适。"这种音韵修辞原则不仅适用于汉语作文，也给翻译指出了选词炼字的方向。《灵枢》有文：

阴阳和平之人，居处安静，无为惧惧，无为欣欣，婉然从物，或与不争，与时变化，尊则谦谦，谭而不治，是谓至治。(《灵枢·通天》)

The people with balanced yin and yang live in quietness, without fear, withoutrejoice.They conform to the law of nature, without dispute.They change with seasons.Beingrespectable, beingmodest.It is the best way to reason but not to force.

原文在描绘"阴阳平衡"之人的特质时，除一连串的四字结构所表现出来的结构美之外，可以看到语流语调的交叉融合、升降平仄的转换起承，使之抑扬顿挫，读起来朗朗上口，语调基本遵循降－升－降－升的转换，如：居处安静↓，无为惧惧↓，无为欣欣↑，婉然从物↓，或与不争↑，与时变化↓，尊则谦谦↑，谭而不治↓。再看译文：in quietness↓，without fear↑，without rejoice↓. the law of nature↑，without dispute↓. Being respectable↑，being modest↓. 无论是尾音的韵脚，还是想象中的音调，基本在符合原文语义的前提下做到降 - 升 - 降 - 升，更有 fear 和 nature、quietness 和 rejoice、seasons 的押韵，另目标语读者也能感受到"有目的而为之"的翻译手法并融入文本的情感氛围中。

（三）二元对立

我们在前面章节讨论过中医语词的基本结构，简要涉及中医语言中丰富的反义联合式合成词，这些形态的语词一般成对发生和成对运用，具有明显的相互依存关系。在此，笔者拟就这些充满哲学语境的"二元对立"给出更多示例。这种对立概念在中国传统文化典籍中如《老子》《易经》等书中大量存在，是中国古代辩证思维的具体体现，也是中医语言现象中的高频形式。中医学将这种注重事物对立、对比的辩证思维引入进来，并且通过"阴阳"等基本概念来阐发病理病机、治则治法的对立统一的辩证逻辑关系。

对此，我们可以按照语素义位和意义分为"反向"即两个不同方面和"反义"即彼此相反的两类。其中，上下、远近、左右、高下、出入、前后均为"反向"的关系场，而意义相反则构成诸如阴阳、沉浮、虚实、内外、升降、顺逆、吐纳、表里、寒热、润燥等形式，形成了"反义"的关系场。此类语词读起来意态灵活，语义明朗，高度抽象和概括的"对立"形式不仅精辟地阐发了其意义和意境，又使读者印象深刻。北京中医药大学钱超尘教授的《内经语言研究》从词性角度对《黄帝内经》170 多对的"二元对立"式词汇进行了统计，下面我们从中选择一些语词来分析和确立其英译形式与意义的建构，从中感悟和理解中医词语及其翻译的魅力。

形容词

寒热 cold and hot　塞通 obstructive and dredging　润燥 moist and dry

正邪 healthy and pathogenic　燥湿 dry and damp　缓急 mild and acute

甘苦 sweet and bitter　盛衰 exuberant and debilitating　清浊 clear and turbid

强弱 strong and weak　深浅 deep and shallow　浮沉 float aand deep

滑涩 slippery and unsmooth　厚薄 thick and thin　迟数 slow and rapid

顺逆 favorable and vicarious

动词

损益 impair and replenish　升降 ascend and descend　开闭 open and block
离合 separate and combine　张弛 strain and relax　往复 come and go
呼吸 inhale and exhale　出入 enter and exit　动静 move and fix
屈伸 flex and stretch　开阖 open and close　聚散 gather and dissipate

名词

表里 interior and exterior　阴阳 yin and yang　上下 upwards and downwards
雌雄 male and female　水火 water and fire　消长 wax and wane
本末 beginning and end　虚实 deficiency and excess

四、高频动词

所谓"高频词"是指在实际应用中出现次数多、使用较频繁的字词。中医语词中有一些单字或词汇出现频率极高，这些字词主要使用在病因病机、治则治法、方剂或针灸等方面，代表一个概念、一种证型、一种治法等，其内涵和意义很固定，多数字词只有一种含义，少数有可以引申的含义，但并不复杂深奥。如果西方读者能够清楚这些高频字词的基本翻译形式与意义，并将其固定下来，则非常有利于他们阅读中医典籍及各种文献。重要的是，作为中医翻译者需首先弄明白这些字词的确切含义。早期由于学科分野或翻译队伍自身知识结构缺陷或译者对目标语认识的差误等原因，导致相关翻译错失较多，要么只求义通，不求甚解，要么顺文敷衍，不求真解。当然，这也许和古人在文本中的"言简意赅"有关系，以至于我们在理解时出现分歧。

在此，笔者从中医典籍语词中总结和归纳出一些高频动词，并参考世中联《中医基本名词术语中英对照国际标准》一书给出英译形式，以供读者辨析缮读。

1. 生 generate，engender，originate

阳生于阴 yang originating from yin　阳生阴长 yang generating with yin growing
木生火 wood generating fire　土生金 earth generating metal
生化 generation and transformation

2. 主 govern，dominate

肝主谋略 liver governing design of strategy

肝主血海 liver governing sea of blood

肝主疏泄 liver governing the free flow

肝主生发 liver governing growing and dispersion

肝主身之筋膜 liver governing tendons and ligaments

肾主纳气 kidney governing qi reception

肾主水液 kidney governing water

肾主先天 kidney governing innateness

胃主降浊 stomach governing descent of the turbid

胆主决断 gallbladder dominating decision

心主血脉 heart governing blood and vessels

3. 和（调和，和解）harmonize

和法 harmonizing method　和血 harmonizing the blood

和剂 harmonizing formula　和解表里　harmonizing exterior and interior

和解少阳 harmonizing lesser yang　调和气血 harmonizing qi and blood

调和营卫 harmonizing nutrient and defense

清热和胃 clearing heat and harmonizing the stomach

和胃降逆 harmonizing stomach and descending the adverse (qi)

和血息风 harmonizing blood and extinguishing wind

和营生新 harmonizing nutrient and regenerating (tissues)

4. 化 resolve（化解），transform（转化）

化腐 resolving putridity　化积 resolving accumulation

化火 the transformation into fire　运化 transportation and transformation

化湿药 damp-resolving medicinal　化痰开窍 resolving phlegm for resuscitation

化痰平喘 resolving phlegm and relieving asthma

化瘀散结 resolving stasis and dissipating mass

健脾化浊 invigorating spleen and resolving the turbid

消食化滞 promoting digestion and resolving (food) stagnation

化气利湿 transforming qi and draining dampness

少阴热化 heat transformation of lesser yin

肝阳化风 the transformation of liver yang into wind

5. 健 invigorate

健脾伏阳 invigorating the spleen and reinforcing yang

健脾利湿 invigorating the spleen and draining dampness

健胃止吐 invigorating the stomach to stop vomiting

健脾燥湿 invigorating the spleen and drying dampness

健胃清肠 invigorating the stomach to clear the intestines

6. 清 clear

清法 clearing method　清营汤 Nutrient-clearing Decoction

清肾火 clearing kidney fire　清相火　clearing ministerial fire

清热润肺 clearing heat and moisting the lung

清化暑湿 clearing summerheat and resolving dampness

清热生津 clearing heat and generating fluid

清热解表 clearing heat to release exterior

清肝泄火 clearing the liver to drain fire

清暑益气 clearing summerheat and replenishing qi

清营祛瘀 clearing nutrient aspect and dispelling stasis

清化热痰 clearing and resolving heat phlegm

7. 伤、损 damage，injure，impair

伤津 damage to fluid　伤脾 impairing the spleen　伤胎 fetal impairment

伤阳 damage to yang　伤阴 damage to yang　怒伤肝 anger impairing the liver

久立伤骨 long standing injuring bones

伤津动血 hemorrhage due to damaging fluid

伤损筋骨 injuring bones and sinew

在翻译含有"伤"的语词中，我们经常会将对应词转化为名词来使用，如名词形式的 damage、injury、impairment 等。

8. 止 stop，relieve，arrest

益气止汗 benefiting qi and relieving secretion of sweat

敛肺止咳 astringing lung and relieving cough

固涩止遗 stopping enuresis and emission with astringents

止血行瘀 arresting bleeding and absorbing clots

祛风止痒 expelling wind and arresting itch

化痰止咳 resolving phlegm and relieving cough

镇痉止抽 relieving convulsion and stopping tremor

理气止痛 moving qi to relieve pain

9. 补 tonify

补法 tonifying method　补阳药 yang-tonifying medicinal

补火助阳 tonifying fire and assisting yang

补气摄血 tonifying qi and controlling blood

补益心脾 tonifying and replenishing heart and spleen

补中益气 tonifying middle and replenishing qi

补肺固卫 tonifying lung to consolidate defensive qi

补血养肝 tonifying blood and nourishing liver

补母泻子法 mother-organ-tonifying and child-organ-reducing method

10. 固 consolidate, secure

固胎丸 Fetus-Securing Pill　固冲汤 Thoroughfare-Securing Decoction

固精缩尿 securing essence and reducing urination

固表止汗 consolidating exterior and stopping sweating

固冲止血 securing the thoroughfare to stop bleeding

11. 解 release, resolve, remove

解表 releasing exterior　解毒散结 removing toxin to dissipate the mass

解肌退热 releasing flesh to subside fever

解表散寒 releasing exterior and dissipating cold

解郁泄热 resolving depression and discharging heat

辛温解表 releasing exterior with pungent-warm

12. 理 regulate

理中丸 Middle-Regulating Pill　理气健脾 regulating qi and invigorating spleen

理气和胃　regulating qi and harmonizing stomach

理气宽中 regulating qi to smooth middle

理气止痛 regulating qi and relieving pain

13. 润 moisten，lubricate

润苔 moist coating　　润下 moistening purgation
润肠通便 moistening intestines to relieve constipation
润肺止咳 moistening lung to relieve cough
润而不腻 moistening but not slimy
润燥化痰 moistening dryness and resolving phlegm
轻宣润燥 moistening dryness by light diffusion

14. 疏 soothe，disperse；舒 relax

疏风清热 dispersing wind and clearing heat
疏肝解郁 soothing liver and resolving depression
疏肝利胆 soothing liver and promoting bile secretion
疏散外风 dispersing external wind
舒筋活络 relaxing sinew and activating collaterals
疏风散寒 dispersing wind and dissipating cold

15. 通 dredge，open

通剂 formula with dedging effect　　通鼻窍 relieving stuffy nose
通腑泄热 dredging bowels and discharging heat
通经活络 dredging channels and activating collaterals
通利小便 dredging and promoting urination
通淋排石 dredgingstranguria and expelling stone
通络止痛 dredging collaterals and relieving pain
通窍活血 Orifice-Openning and Blood-Activating Decoction
通调水道 dredging and regulating water passage

16. 祛 dispel

祛湿 dispelling dampness　祛风化痰 dispelling wind and resolving phlegm
祛邪截疟 dispelling pathogen to prevent malaria
祛瘀软坚 dispelling stasis and softening hard mass
祛瘀通络 dispelling stasis to dredge collaterals
温中祛痰 warming the middle and dispelling phlegm

17. 犯 invade

湿热犯耳 dampness heat invading ear　风热犯表 wind heat invading exterior
风寒犯肺 wind cold invading stomach　肝火犯胃 liver fire invading stomach
风湿犯头 wind dampness invading head　瘀血犯头 static blood invading head

18. 温 warm

温燥 warming dryness　温法 warming method　温下药 warm purgative
温里法 warming interior method　温补肾阳 warming and tonifying kidney yang
温经散寒 warming meridian and dissipating cold
温阳利水 warming yang and excreting water
温中止呕 warming middle to arrest vomiting

19. 滋、养 nourish

滋水涵木 nourishing water to moisten wood
滋养肝肾 nourishing liver and kidney　滋阴降火 nourishing yin and reducing fire
滋阴潜阳 nourishing yin and subduing yang　滋而不腻 nourishing but not slimy
滋阴清火 nourishing yin and clearing fire　滋阴息风 nourishing yin to subside wind

20. 益 benefit，replenish

益胃汤 Stomach-benefiting Decoction   益火补土 replenishing fire to tonify earth

益气活血 replenishing qi and activating blood

益气摄精 replenishing qi and consolidating semen

益阴固表 replenishing yin and consolidating exterior

补肺益气 tonifying lung and replenishing qi

益气聪明汤 Qi-Replenishing Sharp and Bright Decoction

21. 宣 diffuse，ventilate

宣剂 diffusing formula   宣痹汤 Impediment-Diffusing Decoction

宣痹通络 diffusing impediment and dredging collaterals

宣表化湿 diffusing exterior and resolving dampness

宣肺化痰 ventilating lung and resolving phlegm

宣气化湿 diffusing qi and resolving dampness

宣肺止咳 ventilating lung and relieving cough

宣散风热 diffusing wind-heat

宣毒发表汤 Toxin-Expelling (removing) and Exterior-Relieving Decoction

22. 泄、泻 discharge，purge，drain，diarrhea

泄剂 purgative formula   泄泻 diarrhea   寒泄 cold diarrhea

濡泄 soggy diarrhea   泻肺汤 Lung-Draining Decoction

泻火剂 fire-purging formula   泄热存阴 discharging heat to preserve yin

泄卫透热 purging defensive aspect to relieve heat

泻南补北 purging the south（fire) and tonifying the north (water)

泻热导滞 purging heat and removing stagnation

通腑泄热 dredging bowels and discharging heat   泻下如注 pouring diarrhea

23. 消 disperse

消法 dispersing method　消风散 Wind-Dispersing Powder
消痞化积 dispersing (abdominal) mass and resolving accumulation
消痰平喘 dispersing phlegm and calming panting
消痰软坚 dispersing phlegm and softening hardness

24. 升 ascend，elevate，raise

升降散 Powder for Ascending and Descending
升降出入 ascending, descending, exiting and entering
升举中气 raising middle qi
升清固涩 elevating lucidity to consolidate astringents
升清降浊 elevating lucidity and descending turbidity
升阳除湿汤 Yang-Ascending Dampness-Dispelling Decoction

五、字格

中医语词大多来自中医古籍，以单字为主，在此基础上发展为双字、三字、四字等字格结构。在此，笔者以四字格结构来例举说明。

四字格，即由四个字或由两个双字格组成的词组，是中医用语的一种非常重要的语言形式，许多核心术语的表达形式都是四字格，如整体观念、辨证论治、天人相应、精气学说、五脏六腑、八纲辨证、未病先防等。可以说，从固定术语到一般用语，从诊断用语到治疗用语，四字格代表了中医语言风格，在中医语言中发挥了重要作用。如表治则治法的语词有清热凉血、解表散寒、宣肺止咳、补母泻子、交通心肾、滋阴降火等；用来描写阴阳的语词也有阴阳消长、阴阳互根、阴极似阳、阳损及阴、阳虚上浮、阴阳两虚、阴虚阳亢、阳盛阴衰、阴阳转化、阴阳失调等，数量众多，表达力丰富。从音律角度来讲，四字结构读起来铿锵有力，朗朗上口，富有乐感，在汉语中形成一种独特的音乐美；从语义学角度来讲，四字格结构整齐，言简意赅，内涵丰富。因此，如何翻译四字格形式的中医语词语是非常值得探讨的一种语言现象。

（一）语义的逻辑性

大部分中医四字格结构都由并列的两个"二字格"词组构成，如"泻南补北"由"泻南"和"补北"组成、"表实里虚"由"表实"和"里虚"组成、"升清固涩"由"升清"和"固涩"组成，但它们彼此的语义关系并不像表面结构那么简单，各词素之间存在着紧密的逻辑关系，这种关系完全由语义内涵来决定。我们知道，英语隶属于欧洲语系，受西方重逻辑，重分析的思维影响，极其重视句子成分之间的逻辑关系的清晰表达，在行文用词上对逻辑关系的体现相当直接明了，而汉语则习惯以上下文的语义来表明衔接关系。如"阴虚内热"指的是阴液亏虚所导致的发热，从而"阴虚"和"内热"是一种因果关系，从逻辑上具有主次性，可译成 yin deficiency with internal heat；"表实里虚"指的是同时存在的两种病变，逻辑上是并列关系，译成 exterior excess and interior deficiency；"升清固涩"中的两个词格"升清"和"固涩"之间表一种目的关系，可译成 elevating lucidity to consolidate astringents。正如刘宓庆所说："表层结构相同是靠不住的，不仅内容上很可能不一致，逻辑形式上也很可能不一致。"所以，确定中医语词内部结构之间暗含的逻辑关系，深入理解其含义，对构建合理的译语形式非常重要。

确定字格成分之间的语义关系主要分为两个步骤，第一步是分析理解术语内涵。在汉语里，一个词的词性是由其在句子中的意义所决定的，由此在一个中医词语中，每个词素的词性由每个词素的意义所决定，只有准确把握术语内在含义才能正确选择其英译的结构形式。第二步是要归纳到结构层面上，根据语义关系确定其合理的译语结构。以"水停气阻""滋阴息风"和"阴虚风动"等词为例，对其词格内部结构关系的分析和确立对译语形式有着隐性的指导作用，如果将其都理解为并列关系，则译成 water retention and qi obstruction, nourishing yin and extinguishing wind, yin deficiency and wind stirring，这样是否恰当呢？"滋阴息风"是以滋阴为主，消除因阴虚而动风的一种治疗方法，强调通过滋阴的手段来达到息风的效果，如此，则译为 nourishing yin to extinguish (subdue) liver-wind 为最佳；"水停气阻"指水液停贮体内，进而阻碍脏腑气化升降的病机，由此可构建成一个具有伴随属性的英译形式更为适合，即 water retention with qi obstruction；而"阴虚风动"则指肝阴亏虚，虚风内动，如果仅用 and 来连接，那么这种因果关系则难见一斑，wind stirring due to yin deficiency 显然更能凸显译语的意义建构能力。

（二）结构的合理性

每个四字格内部的词素之间都存在一定的语义和逻辑关系，按照这种关系，我们可以将其分为以下几种具体结构，并根据结构特点来构建合理有效的翻译形式。

1. 主谓宾结构

四字格中第一词素为名词（词组）主语，第二词素为动词谓语，第三词素为名词（词组）宾语。例如：热入心包 heat entering the pericardium、肾主水液 kidney governing water、肝气犯胃 liver qi invading the stomach、湿伤脾阳 dampness damaging spleen yang、燥气伤肺 dryness qi damaging the lung 等。以上翻译形式实际上是将其动词加上 ing，从而形成名词结构，如不然，也可完全按照主谓宾结构形成一个句子，如热迫大肠 heat distresses the large intestine、气病及血 qi disease affects the blood、热灼肾阴 heat scorches kidney yin 等。

2. 动宾结构

由动词和名词（词组）组成的词组，如"和解少阳"一词，《中医大辞典》解释为：和法之一，为疏通表里，治疗少阳病的治法，可译为 harmonizing the lesser yang，泌别清浊 separating the clear and turbid，通调水道 regulating the waterways，调和脾胃 harmonizing the spleen and stomach，交通心肾 coordinating the heart and kidney，和解表里 harmonizing and releasing the exterior and interior。

进一步来看，动宾结构又可以分为动宾＋方式状语及动宾＋目的状语的两种常见形式。方式状语一般用 with 或 by 来表示，比如，实则泻之 treating excess by purgation、轻清宣化 clearing and dispersing with lightness、泻下攻积 removing accumulation with purgation、先急后缓 treating the acute before the chronic 等。目的状语一般用动词不定式来表示，如发汗解表 promoting sweating to release the exterior、宣肺止咳 diffusing the lung to suppress cough、制酸止痛 inhibiting acidity to relieve pain、增液润下 increasing humor to relax bowels、化湿行气 resolving dampness to move qi 等。

3. 联合结构

在翻译中多用并列连词 and 来连接前半部和后半部的并列关系，比如中医治法中出现的 79 条联合结构词组，在汉语语法中都是两个动宾词组的联合，前后两部分是并存的，表示同时运用两种治疗方法或者同时针对两种病症或不同部位的病邪，没有从属之分。如"清营透疹"一词，《中医大辞典》将其解释为"清营分热结合透疹的治法"，前后两部分结构相同，可译为 clearing construction and out-thrusting papules。其他还有凉血散瘀 cooling the blood and dissipating the stasis、祛暑化湿 dispelling summerheat and resolving dampness、上寒下热 upper cold and lower heat、阳亡阴竭 yang collapse and yin exhaustion、清热生津 clearing heat and engendering fluid 等。

4. 偏正结构

偏正词组是指修饰和被修饰的结构关系，在翻译中可以用名词直接作定语，也可以用 of、in、between、with、in 等介词来链接，比如：先天之本 root of innate endowment、吸聚之气 gathering qi、寸口诊法 wrist pulse-taking method、辨证论治 treatment with syndrome differentiation、水火相济 regulation between water and fire、脾胃湿热 spleen-stomach dampness-heat 等。

在偏正结构中，特别要提出下面两种动宾形式，一种是表方式或手段关系的词组，即中心语是谓语动词，修饰语是状语，一般用 with 或 by 来体现，如"辛温解表"，《中医大辞典》解释为：是指用性味辛温的药物发散风寒，解除表证的治法，可译为 resolving the exterior with warmth and acridity。另一种是表示目的关系，可以用动词不定式来表示，如"温肾纳气"，《中医大辞典》解释为"用温性药物补助肾阳以治疗肾不纳气导致的虚喘证的治法"，可翻译为 warming the kidney to promote qi absorption。这种偏正结构广泛地存在于中医为数众多的表述治疗方法的语词中。

（三）意义生成趋向

1. 衔接性

中医字格结构的突出特点是简明扼要，译语也应尽量保持这一特色，在词形上做到精炼和简洁，一气呵成；同时，为了较好地实现信息的双向传递，准确再现原文所含信息，应保持和遵守一定的回译性原则。例如"阴不抱阳"，指由于阴的病变而使阳失去了依靠而发生的病变，常见的译法有 Yin cannot keep yang well、failure of yin to sustain yang、yin's failure to hold yang 等，这些翻译形式都有可取之处，但李照国所译 yin failing to maintain yang 似乎更胜一筹，其结构更为简洁清晰，也符合英语惯用的修饰成分即分词结构作后置定语，且信息密度和逻辑顺序与原语相同，具有明显的回译性。

2. 深化性

由于中西方文化背景和语言结构的不同，一种语言形象进入到另一种语言中可能会意义不清，因此在基本符合回译性原则的前提下，体现原文所承载的信息内涵，进而表达原文的意义和意趣也是很重要的。例如"金实不鸣"在中医语言中的意义很明确，若译为 solid bell cannot ring 则很难为西方读者所理解，世中联术语翻译标准中的 muffled metal failing to sound 似乎更为明确一些，而将其语义深化，译为 hoarseness due to attack by external pathogenic factors 则意义最为清晰，只是源语的符号标记被损耗了。又如"风起喝偏"一词指的是风中经络引起面神经瘫痪的病症，可译为 facial paralysis due to pathogenic wind，译者不能也不应该望文生义，即使融入译者的主观解释和情感，也须根据原文来构建译语形式，使译语形成与源语语义关联的表达倾向，增强译语的立体感和稳定性。

3. 借用性

尽管中西医是两种不同的医学体系，但二者皆旨在揭示人体的生理和病理现象，正因于此，对于部分表述形式和意象指代都很特殊的字格结构，译者可选用西医中已有的词语做替代性翻译，如"下利清谷"就可以对照西医词汇 diarrhea、"白虎历节"可译成 acute arthritis 等，其实，这和我们将西医的 heart、liver、spleen、lung、kidney 一直用作中医脏器的对等语是同一种翻译策略。正如李照国所言："词语的形式和内容是统一的，但统一不是没有条件的，这个条件就是语境，离开特定语境，统一便失去基础。而新的译语在新的语言和社会环境中通过交际实现新的统一，从而再现信息。"

目前，学界对于中医语词翻译研究呈现出越来越深入的态势，明确中英两种语言在词汇表达和结构上的差异，遵循中医翻译原则，采用相应的翻译策略和技巧十分有利于中医翻译研究，具有一定的借鉴意义。

六、名词化与静态转换

据维基百科的解释，名词化（nominalization）是指从其他词性的词比如形容词和动词，转化为名词或名词词组的过程，是"用名词来体现本来用动词（短语）或形容词来体现的过程或特征，如动作、行为、变化或状态等"。名词化现象自 20 世纪初逐渐得到各语言学派和研究者的关注，虽然各大流派对名词化做出的阐释和研究角度不同，但实质是一样的，其中功能语言学派对名词化的研究最为系统深入，代表人物韩礼德 Halliday 指出：名词化必定带来语法功能、语义功能和语法类别等方面的改变，名词使用得越多，语篇的技术性就越强。名词化结构可以减少分句和句子的数量，且能用尽量少的词汇呈现大量的信息意义，增加词汇密度，造句较灵活，行文较自然，便于表达较为复杂的思想内容，提高语篇的正式度和客观性。英语的名词化表现形式使得英语叙述呈现静态形式 (static)，而汉语多倾向于用动词来表现动态叙述的语法特征。正如 S.Gramley 和 K.Patzold 所说：Nominalization refers to the replacement of clauses, which contain finite verbs, with complex structures consisting of nouns and noun adjuncts, for example, because English of Science and Technology has a higher proportion of nouns (also prepositions and adjectives)。

中医语词常借用以下形式进入到译语中：①汉语拼音，如 yin、yang、qi、wuxing、tuina 等；②词语意义的专门化，如 exterior、interior、meridian、gate 等，类似普通词语已经游离了原有词义而体现了中医概念的特定含义；③借用西医用语，如 heart、liver、spleen、pericardium、polyhidrosis 等均已被嫁接进中医翻译范畴中，成为典型的中医术语对应词；④通过构词法或仿造法形成的新词汇，如：electropuncture、psychosis、emaciation 等。一方面很多中医术语本身就是名词，另一方面，中医语词常使用主谓和动宾结构来表达病因、病机、治法等，在中医文本翻译中名词化结构的翻译形式确实符合英语语言和科技文体特征的要求，使表述变得更加客观冷静，体现出中医学的科学性和客观性，同时还可以增强字句的连贯性和可读性。整体而言，中医典籍翻译属于科技翻译的范畴，在文体方面属于科技文体，由于科技英语重点在于阐述状态、现象，主要呈现静态特征的名词化结构很符合其文体特征，常用于学术性较强的文献。

（一）名词化的格调

1999 年，李照国将中医翻译定性为一门正在形成的新学科，我们逐渐认识到中医所面临的翻译任务艰巨而复杂，文化差异、语言差异、医学体系不同、术语不同、诊断方法不同、疾病名称不同等诸多差异，给中医词汇和文本翻译带来了种种困难，对中医药对外传播和交流形成了较大的阻碍。众所周知，中医翻译主要是把中文翻译成英文，而中医语词信息量巨大。比如，中医以阴阳为诊断总纲论疾病属性，从发生部位论表和里，从性质上分为热和寒，从发展上看实和虚，诊法基于望闻问切四诊之说，这和西医的显著差异直接反应在中医语言表达和典籍篇章中。随着中医和中医药文化在全球认可度的提升，中医翻译逐步形成了其基本和专门化的语词、句法和篇章结构。

科技英语广泛使用表示动作或状态的抽象名词或起名词功能的非限定动词，而中医翻译应遵循科技英语用语和文体同样的规范要求，为体现中医语词的科学性、客观性和准确性，名词化的译语构建形式凸显出来其重要性。如此句"气滞血瘀指气运行不畅，血流瘀滞的病症"，采用名词化的翻译策略可译为 qi stagnation and blood stasis refers to a morbid condition involving the disorder of the activity of qi and the stagnation of blood circulation。译文充分体现了动词名词化的表现形式，如"滞"和"瘀"分别译为 stagnation 和 stasis，"运行不畅"译为 the disorder of the activity。如此，译文一气呵成，十分具有庄重感。再看下句：

重阴必阳，重阳必阴。在失平衡的极端的状态下可有阴阳互相转化。例如某些急性热病，由于热邪极重，大量耗伤机体元气，在高热、大汗的情况下可突然出现体温下降、面色苍白、四肢厥冷等阳气暴脱的现象，即属于阳证转化为阴证。

The statement in Plain Questions "extreme yin gives rise to yang while extreme yang gives rise to yin" is termed as the transformation of yin and yang in an extremity of imbalance. For instance, in some acute hot diseases, the great consumption and damage of the physical organism vitality due to excessive accumulation of heat may set a sudden collapse of yang qi such as the fall of the patient's temperature, the pale complexion and the cold limbs with high fever and profuse sweating categorized as the transforming of yang syndrome into yin syndrome.

本段译文充分呈现出英语名词化的静态效应。译语既有动词的名词化，如"转化""耗伤""下降""暴脱"分别译为 transformation、consumption and damage、fall and collapse 等；同时，形容词也转换为名词，如"极重"译为 excessive accumulation、"极端的"译为 extremity 等；特别是当这些名词结构结合了被动语态如 categorized as，就更体现了科技英语的文体特征，更为正式和专业。

（二）静态性

1. 术语名词化

中医语词结构常使用主谓或动宾结构来表达病因、病机、治法等，由于大都并不是强调动态变化而更多地是要表现一种状态，所以译文名词化处理方式有助于创造高信息密度的文本，语言简洁又具有语言质感。例如恶寒 aversion to cold、化火 transformation into fire、伤津 damage to fluid、水停气阻 water retention with qi obstruction、热邪传里 transmission of pathogenic heat into the interior、吞酸 swallowing acid、养生 life nurturing 等。其中，aversion to cold 和 transformation into fire 是以名词＋介词的形式搭配宾语 cold 和 fire，形成名词结构；而水停气阻 water retention with qi obstruction 是将动词名词化，形成名词词组＋原因或伴随情况的表达结构，这类结构多为病机术语；swallowing acid 是用动名词＋名词的形式；life nurturing 是动宾结构中的宾语提前形成动名词。值得一提的是，英语词典中几乎每个词都标有词性而汉语词典很少表明词性，在汉语里，词性是由其在句子中的意义来决定的，因此在中医术语中只有准确把握术语内在关系才能正确选择其翻译形式，进而将语义分析结果归纳到语言结构层面上，然后再确定合理的表达形式。名词化就是用尽量少的词汇呈现较多的意义，把本来要用更多词汇或句子表达的意义用少数名词来显示，增加词汇密度，产生简洁和静态感，提升语篇的客观和正式度。

我们再看以下示例：寒热往来 alternation of chills and fever、气机失调 qi movement disorder、经气逆乱 derangement of meridian qi、筋缩 sinew contraction、小腹拘急 lower abdominal contracture、身热不扬 unsurfaced fever。这些名词化结构均来自于汉语的主谓形式，根据语义和表达的需要选择了不同形式的名词化结构。针对中医大量的字格结构，比如"子盗母气"disorder of child-organ affecting mother-organ、"解表散寒"releasing of exterior and dissipation of cold、"外感发热"external contraction of fever、"寒极生热"generation of heat resulting from extreme cold 等，很多情况下，名词化的翻译形式可以简化其形式，这也可以说是对翻译技巧的一种驾驭和把握。另如"肌肉消瘦"一个名词 emaciation 足以明确，"舍体失养"是

指营养不良，名词 malnutrition 就能够表述清楚，"天行瘟疫"可以用 pestilence，事实上，这种比照西医的翻译方法也是名词化表述的一种路径。

2. 语篇静态化

R. Quirk 对语词的静态和动态作如下解释：Broadly speaking, nouns can be characterized natually as "stative" in that they refer to entities that are regarded as stable, whether these are concrete or abstract; Oppositely, verbs can be naturally characterized as "dynamic" in that they are fitted to indicate action, activity and temporary or changing conditions. 韩礼德也提出：语篇的技术性越强，名词化出现的频率越高。我们通过改变词组结构，小句层次及重新组合句子关系使得语篇中的信息结构发生一定的变化，使得结构更加紧凑，关联更密实，语言更简练严谨，逻辑关系体现得更为明确。如"人与天地相参，故五脏各以治时"(《素问·咳论》)可译为 As the human body and the nature are interrelated，the five zang corresponds to each of the seasons respectively。如果使用名词化的表现形式，针对中医文言文的用语特征，我们将其翻译成 Interrelation between the human and nature leads to the respective correspondence of five zang to each of the seasons. 可以看出，原来含有两个主谓结构的复合句被一个含有名词性结构的简单句所替代，语体更加正式，意义更加清晰，内部关系更为紧凑，让原本晦涩的古文所蕴含的大量信息整体呈现出来。再看下句：

六淫为病，其受邪途径多侵犯肌表，故有"外感六淫"之称。而某些疾病，不是外来之邪，是机体内在的病变所致，其表现与外感六淫相类似，则称为"内生五邪"。

可以看出，并列关系的两个句子分别套有因果关系的小句及相应的动词，一般可译成主从复合句，但如果使用名词化结构则可以这样呈现：Exogenous pathogenic factors are termed due to the invasion into the body by six excesses while the pathogenic factors that are triggered inside the body are called endogenous pathogenic factors similar to exogenous factors. 译文对源语语义关系进行了整合，用名词结构翻译"外感六淫"和"内生五邪"，同时将"侵犯肌表"等谓宾结构转换为名词结构，使用相应的介词进行连接；译文重新组合原句成分，使结构关系不同于原语篇，从不同的角度表达了相同的意义。这种信息结构的重新构造能够充分体现出隐喻内涵，译语的名词化特征也会使句子的意义重心发生一定的变化，但逻辑关系体现的将更为明确。比如，出自《素问·生气通天论》的"阴阳离决，精气乃绝"，我们可以将含有动词的主谓词组转换为名词形式来拓宽译语的结构篇幅视野，可译为 Dissociation of yin and yang will lead to qi exhaustion。

（三）避免过度名词化

名词化的使用毫无疑问能够使行文结构整齐、客观、正式并且符合英文的句法习惯，近年来有关名词化的讨论也经常出现在功能主义类型的文章中。但是，这种形式上的"技术化"特征如果处理不当会使译文显得晦涩，反倒会造成一些理解障碍，因此名词化的运用要有"度"。FNT (Functional Nominalization Thesis) 认为：名词化的名词属性是由其名词性功能预期决定的，有些文体需要名词化，而有些则需要动词化，在特定的文体中是否采用名词化是由多种因素所决定。比如"血在脉中循行，内至脏腑，外达皮肉筋骨，如环无端，运行不息"一句，如果按照名词化的翻译策略，可译成 The circulation of the blood in the vessels leads to the viscera in the interior and skin, muscles, tendons and bones in the exterior.It is like a cycle without end and circulates forever。实际上，这样刻意的名词化形式似乎也并没有使译文简化，反而如果将 in the interior 和 in the exterior 分别缩略成副词 interiorly 和 exteriorly，译文似乎会更加生动，构造会更严密。不妨将译文改为 The blood circulates in vessels, reaches the viscera interiorly, skin, muscles, tendons and bones exteriorly. It is like a cycle without end and circulates forever。

总体而言，在翻译病因、病机、中医诊断用语时，名词化构型无疑会使译文更简洁、整齐和庄重；在中成药名、方剂名的翻译中，也可较多地使用名词化。但对于描述功效的用语，应尽量少用名词化，原因在于中医功效语中的"利""清""疏""养"等只有翻译成相应的动词，即 relieve、clear、eliminate、tranquilize 等，才能突出重点，通过动词更好地呈现药品功效。毋庸置疑，翻译不能千篇一律，中医翻译亦如此，该不该使用名词化结构，应当最终取决于译文是否能有效达意，不可过分追求形式。

七、常见的词性转换

词类转换是指在翻译过程中，为了使译文符合目标语表达方式和方法而对原文词类进行转译，主要包含词性转换和词义转换。运用得当，可使译文流畅通达。顾名思义，词性转换就是把原文中属于某种词性的词在译文中转换成另一种词性；常见的有动词转换成名词、形容词、副词、介词、分词等，名词转换成动词、代词、形容词等，形容词转换成名词、副词或短语等。这种方法只是词汇层面的转换，对词义、句法、句义不产生根本影响。

词性转换是句子和篇章翻译中很重要的手段之一，对于中医翻译亦如此。

（一）动词、形容词转换成名词

汉语中存在大量动宾结构、连动结构、兼语式等现象，含义比较抽象的动词出现频率较多，动词主导的句法结构占据优势，而英语名词化倾向更为突出，比如汉语中表现为动宾形式的"流鼻涕"，我们完全可以把它转换为一个名词结构 nasal discharge，这样不但显得紧凑、严谨，而且可以更灵活地安排句法结构。在英译中我们可以把汉语动词、形容词转换成英语名词或名词词组，使之名词化，但其基本意义仍与原有动词或形容词对应。譬如：

学习中医很艰苦，成为一名优秀的中医师需要很长时间。

The study of Traditional Chinese Medicine is very hard, and it takes a long time to become an eminent doctor.

人一呼脉行三寸，一吸脉行三寸，呼吸定息，脉行六寸。

The contents of the vessels flow for three cun with one inhalation and for three cun with one exhalation, thus, within one respiration the contents of the vessels flow for six cun altogether.

精气是构成和维持人体生命活动的基本物质。

Essential qi refers to the essential substance for the constitution and maintainence of the vital activities.

其中，"学习""吸""呼""构成""维持"等动词均在译语中转换成名词study，inhalation，exhalation，constitution，maintainence。如前所述，名词化可以使句法结构更为紧凑、简洁、严谨、专业感突出，因而英语中特别是科技英语、医学英语、法律英语等专业性强的篇章中，名词化现象远甚于汉语。我们可以在从事中医翻译时根据具体的文体及语境要求适度采取这种构词方法。

（二）动词转换成形容词

一些与认知、情感、意识等心理状态相关的动词，可以在翻译时根据语境和词义转换成 be+ 形容词的形式。譬如：

偏阳质的人常常错误地认为自己具有无穷的体力，阳气十足。

The yang type is subject to the delusions of boundless strength and sufficient yang qi.

译文没有机械地按照原句顺序，而是使用 be subject to 对应"认为"一词，辅以 delusions 来说明，读起来一气呵成，形式更具表现力。

（三）名词转换成动词或谓语结构

狭义之神保证了广义之神的实现。

The little spirit ensures that the big composite spirit is on target.

中医认为湿可以成为许多疾病的原因，比如代谢异常、慢性疲劳等。

In traditional Chinese medicine, dampness can cause many illnesses, such as the metabolic disorder, chronic fatigue and so on.

针灸的目的是温通经络、调和气血。

Acupuncture and moxibustion aims at the warming of the meridians and the harmony of qi and blood.

句中的"实现""原因""目的"等名词分别转换成译语的动词 be on target、cause、aims at，从而重新整合了原文语序，这些语词不但符合译语行文习惯和基本特质，而且也是在当代语境下对源语和译语的一种沟通和融合。

（四）形容词转换成名词

掌握的病机越全面，越容易准确辨证。

The more one understands the disease mechanism, the easier it is to identify patterns with accuracy.

症状包括身重、肿胀和浑浊的津液。

The symptoms include the heaviness, swelling and turbidity of fluid.

(with) accuracy、turbidity 等名词形式不但与原文相契合，而且有效平衡了前后结构，避免头重脚轻，形式了一个顺序叙事结构。

第九章　中医典籍语段与语篇的翻译建构

　　语篇（text）是由两个或两个以上的句子组成的语段而形成的语义整体，是在交际功能上相对完整和独立的最大单位。语篇层面的翻译，事实上是在更大的层面上，不受句子和语法约束的表示完整语义的交际手段，强调语言的意义单位而不仅仅囿于形式。其目的是围绕一个论题而传达一个信息完整、逻辑连贯、上下文衔接的完整思想单位，以完成翻译的交际目的。从译者角度看，语篇的层级体系是：篇章、段落、句、子句、词组、词、词素。正如一个单词和句子在不同的地方、语境下可以有不同的含义和功能，如果离开语境，只是分析单词和句子，则无法实现译文在译文语境中的全部功能。在翻译实践中，词是要素，句子是单位，而由语段组成的语篇是语言结构和翻译的最大单位，是最后的仲裁，所有词、词组和句子、语段都要放到语篇这个大环境中，进而通过谋篇立意来综合处理。

　　韩礼德在《*Cohesion in English*》一书中对"语篇"的定义为：

The word Text is used in linguistics to refer to any passage, spoken or written, of whatever length, that does form a unified whole. A text is a unit of language in use. It is not a grammatical unit, like a clause or a sentence. A text is best regarded as a sematic unit; a unit not of form but of meaning.

　　语段是指文章或话语中由语义上互有联系的若干句子组成的语义整体即句群，是大于句子的语言片段。构成语段的各个句子以一定的语言手段组合起来，结构上密切联系，意义上应有逻辑性和向心性。事实上，无论是从语段还是篇章单位来说，译者都应将文本构建成一个整体性原则主导的主体，把所有元素都转化为目标语的新位置，形成读者和译者的交互性．在这个过程中，译者通过选择、创新、创造，拥有了阐释和诠释文本的话语权，可以突破源语段结构的限制，依照翻译目标把握和整合源语形态和结构。

一、语段的逻辑性

中医典籍大都都是古汉语写出的医古文，与现代语言比较起来，其文字结构悬殊、词汇意义霄壤、语法变化径庭，特别是句子之间虽然在语义上紧密关联，却并不使用连接词，上下句的逻辑关系在很大程度上依赖于译者对经文的理解。这样，若完全以单句为基本单位，有可能会使译语语篇在整体语义上出现顿涩、断层甚至逻辑混乱的情况。根据语段层面的翻译基本要求，有条不紊地表达出原文明确或隐含的各种逻辑关系，显性地体现语义的关联性成为不可或缺的翻译任务之一。为有效呈现语段翻译的逻辑性，译者尤其要重视句子间或语段间连接词的使用，而这恰恰也反映出英汉两种语言形合和意合的特点。试看下文：

呼出心与肺，吸入肾与肝，呼吸之间，脾也其脉在中。浮者阳也，沉者阴也，故曰阴阳也。(《难经·四难》)

The heart and the lung govern exhalation, while the kidney and the liver govern inhalation. During the mechanism, the spleen receives water and food essence, which is also manifested by the pulses. The floating pulse pertains to Yang and the sunken pertains to Yin, therefore, which is called yin and yang.

原文除了使用"故"之外，再无其他连接词或起到连接作用的语词和结构，而译文则使用了 while 和 therefore 两个连接词和一个介词 during，以及两个非限制性定语从句关联词 which。如此，通过这种句间的照应手段，即句间的衔接和连贯，把呼吸、内脏、脉搏三者之间的逻辑关系呈现出来。需要注意的是，这种照应在译文中也并非一一对应，而是依照句间关系形成一种动态的形式建构，如 during the mechanism、be manifested by、pertain to 的译文形式实际上在原文中不存在对应的词语或结构。

所谓逻辑关系，体现在语言形式上主要是指时间、空间、因果、转折、条件、递进、比较等关系，而通常使用的语言手段主要包括分词、关联词、连接结构或搭配等，如上文"呼出心与肺，吸入肾与肝"在汉语中没有任何连接词，而是依靠意义上的衔接可以推断出两个分句之间的并列关系及内容上的相反性。译者使用了 while 来表明两个句子间的并列，同时又把些许的转折内涵表达出来。不同译者对上下句之间的逻辑关系的理解和处理是不同的，这主要由于有的译者会向意义方面倾斜，有的译者会向形式或艺术表现力方面倾斜。这种基于逻辑关系处理方式的不同就表现出不同的"译者论"的把关模式和标准，也体现出形式和意义调和的矛盾与统一。以《素问·脉要精微论》的一段话为例：

诊法常以平旦，阴气未动，阳气未散，饮食未进，经脉未盛，络脉调匀，气血未乱，故乃可诊有过之脉。(《素问·脉要精微论》)

The way of medical treatment is to be consistent. It should be executed at dawn when the breath of yin has not yet begun to stir and when the breath of yang has not yet begun to diffuse; when food and drink have not yet been taken, when the twelve main vessels are not yet abundant and when the luo vessels are stirred up thoroughly; when vigor and energy are not yet disturbed at that particular time one should examine what has happened to the pulse.(Veith)

针对原文的短句平铺，美国译者 Veith 多次使用了 and 和 when 来连接，读起来虽略显重复，倒也使得语段连贯通畅，具有逻辑性，而这恰恰是英语语言的显著特征。而且，从 Veith 对译文结构的处理来看，"诊法常以平旦"与"阴气未动，阳气未散，饮食未进，经脉未盛"等分句是并列关系，这种并列关系依靠 It should be executed 来充当关系上的链接形式，并且和语义匹配；同样，之后的 at that particular time 也是既起到逻辑关联的作用，又表现出语义上的逻辑性。

二、语句的翻译整合

汉英两个民族在思维方式与语言呈现方式上都存在着不小的差异，在翻译过程中不可避免地会出现语句的融合或拆分。对于中医典籍翻译来说，为了更清晰地展示原文意义，有时会对一个语段层级内的关联语句进行调整或兼并，将语义综合成一个有机整体，从而使源语和译语的信息安排保持对等和一致。原文语句和语段在形式或意义上的整合在中医典籍翻译中是一种常见的现象，也是中医译者采用的"意译法"中的一种。比如,《灵枢·邪客》中有"心者,五脏六腑之大主也,精神之所舍也",可统译为"The heart is the key of viscera and controls the spirit",沈目南《金匮要略注》中有"五脏六腑之血,全赖脾气统摄",此句可诠释为 The spleen controls the blood of viscera。对此,本书在翻译技巧一章已予以说明,本节侧重于针对语义关系的调整与整合来进一步示例阐述。

(一)意义整合

如前所述,中医典籍的很多语句与译语信息并不能完全保持一致,常见的翻译手法之一就是语句或语段的重新组织或调整,以使语义连贯,重点突出。意义的整合是以调整过程中信息的形式重心来突出译语结构的和谐统一为主要目的而实施的句内和句间调整。下面以《素问·玉机真脏论》中的一段话为例:

急虚身中卒至,五脏绝闭,脉道不通,气不往来,譬如堕溺,不可为期。其脉绝不来,若人一息五六至,其形肉不脱,真脏虽不见,犹死也。(《素问·玉机真脏论》)

本段大意为:如果正气暴虚,仓猝获病,五脏气机闭塞,周身脉道不通,气不往来,譬如从高堕下,或落水淹溺一样,猝然的病变就无法预测死期了。其脉息绝而不至,或跳动异常疾数,一呼脉来五、六至,虽然形肉不脱,真脏不见,仍然要死亡的。

When the healthy-energy becomes asthenic all of a sudden, and the exogenous evil invades the body abruptly to make the five viscera blocked, the channels obstructed, and the communication of air severed, like a man falling down or drowned in the water, one can, in such a sudden affection, hardly predict the date of the patient's death. If the pulse is severe and not coming back, or five or six pulsations in an inhalation, the muscles being disjointed from the body, in this case, even no exhaustion of the visceral-energy is seen, the patient will die soon also. (吴氏父子)

从结构上看,吴氏版译文理顺了语义关系,有分句提前,有分句滞后译出。

通过不同形态的塑造和空间位置的交叉并置与呈现，意图呼唤与源语趋同的思想内涵、心理体验和审美效应。这种在结构和语义上的重组和整合在中医典籍翻译的篇章处理中很常见，特别是 Veith 的译本，更体现出了这种整合关系，如：

Haste and emptiness within the body arrive suddenly. The five viscera are interrupted in their work and become stopped up; the ways of the pulse no longer function and circulate. Breath does not go in and come out, it isto use a simile-like falling and being given over to sinking, and there is no time left at all. The pulses are interrupted and do not flow, as though man were one with death. The breath comes five or six times and then man's physical shape has ceased to exist; the flesh has ceased to sag, but although the pulses of the viscera cannot be perceived it is doubtful whether he is dead.(Veith)

Veith 的翻译手法为当前学界在中医典籍翻译中出于意义整合原则而进行合理地改编提供了依据。可以说，这种整合主要是通过将结构散乱的语词和意群按照语法、句法和文法的规则，加上译者的主观认知进行文本意义的重组或文体风格的重组。问题是，在意义整合的过程中，可能会发生意义的损耗、丢失或者变形，这种现象与一些中医译者的观点是有关系的，他们往往在形式与意义的抉择中会自主或不自主地完全依仗后者，即首选译语意义的整体性，其次是译语文本的可读性，而形式与保持源语意义的完整性则退居其后，这势必会造成译文可靠性和可信性薄弱的后果。笔者在本书中一直强调形式与意义的动态构建，二者并不矛盾，无论是形式还是意义，都要以源语为合理构建译语的模型，尽量避免源语意义的丢失和损耗。由古汉语写成的中医典籍语言精炼，词以字现，结构松散且葆有丰富的文化内涵，因此，译者更需要正确、严密处理语句和语段翻译，以尽最大可能提高其回译性。

（二）情感整合

读者和译者的交流是通过文本意义的构建和传播得以确立，特别是不同译者从不同的传播观念出发，通过对文本素材的意义和情感加工，达到各自的传播目的。在研究中医典籍翻译时，我们会经常识别或感知到译者的思维或情感，这主要在于中医典籍相对于其他科技或西医文本而言，更葆有大量的文化、文学形式，因而会或多或少地侧重于通过情感或审美形式进行意义的传播或交流。中医典籍文本的翻译再现，不仅借助于语词、语句和语段形式与结构，同时还必须依赖中医译者的医理思维认知和文化观点，从而拉近与中医文本距离的贴近感，这是读者在文本阅读过程中也可以感知得到的。译者思维和情感的改变必将改写译语形式，甚而导致意义的变异。试看下文：

中古之时，有至人者，淳德全道，和于阴阳，调于四时，去世离俗，积精全神，游行天地之间，视听八达之外。此盖益其寿命而强者也，亦归于真人。（《素问·上古天真论》

此句意为中古时期，有"至人"在入道修行方面做到了极致，也能让自己回归于天真的浑然天成的境界，劝导人们要增厚自己德行，努力做到修道、悟道、明道，从而能"全道"。源语使用了一系列的动词如"和""调""离""积""游"等，以及非常典型的中医术语名词如"道""阴阳""四时""精""天地""真人"等，来突出"淳朴之德是获得全德，通达于至道的关键所在"这一意义内涵。从中可以看出，源语间葆含赞许称颂之意，这种行文风格和情感如何在译语中表达出来，即如何将情感色彩代入到译语中，将符号媒介承载的意义与形式建构推进到富有情感性的译语构建中，是当前中医翻译界需要思考的问题。在此，我们看一下吴氏版译文的表现手法：

In the middle ancient times, some people who were good at preserving health reaching the level of being a 'supreme man'. They studied and practised the way of preserving health whole heartedly with a pure and honest moral character. They could keep their behaviors and minds to fit the law of the wax and wane of yin and yang and the sequent weather changes of the seasons. They were able to maintain their primordial energy concentratively by freeing themselves from wordly turmoil so as they could keep their physique strong, their spirit abundant, and their ears and eyes acute. They travelled extensively to hear and see things in distant places. This kind of people could certainly prolong their life span. Their level of cultivating health had almost attained the status of a 'perfect man'.（吴氏父子）

首先，译文通过改变词性的形式构造来加强译语符号的情感影响力。可以说，汉语主要通过主谓关系或动宾关系来表"意"与表"情"，上文例句就体现了这种用词风格；而英语主要侧重于使用名词和各种修饰词如形容词、副词等延展形式来表"意"与表"情"。因而，吴氏父子大量使用了形容词和副词，力求凸显源语作者的情感和立场，如 pure、honest、acute、abundant、concentratively、extensively 等，不但使得译语形式丰富起来，而且情感色彩较饱满。

其次，从结构来看，译者基本照应了源语顺序和结构，仅仅是通过重新断句的方法整合出六句话；而且将"至人"a supreme man 始终作为后续语句的主语，不断重复，反复强调，意图唤起读者的重视和共鸣。读者阅读时势必会感知到这种不断重复的手法所隐性地呈现出的译者认知和原作情感。

三、复合性表意的翻译建构

作为兼具知识与文化哲学基因的中医典籍具有说明性和叙事性两层维度的表现形式，由此，中医译者对文本语言、思想、意识的表现手法与对知识、信息的表达手法同等重要，即合理建构译语的外部叙事、说明和内部表意的交叉复合、两相映射，才能传达出源文本的"语言时空"与"哲理时空"，通过文本空间与时间的立体塑造与呈现，表达出葆有文化艺术效果的深奥的思想内涵。本节拟就中医典籍篇章译语建构的向心性、信息传递、互文性、读者导向性及整体布局做进一步阐述。

（一）向心性

刘宓庆在他的《翻译美学理论》一书中明确指出"英语的结构美以内在组织及逻辑之清晰严谨为标志，有别于汉语要求文字之内外工整"。英语是印欧语系，汉语是汉藏语系；英语重"形和"，英语句子内部或句与句之间的连接多显性，结构和逻辑关系应一目了然，因而长句多；汉语重"意和"，句子内部或句与句之间的连接多隐性，少用衔接手段，逻辑关系主要依靠意义表达，因而短句多。由此，篇章组织结构的衔接性和链接手段是谋篇立意的重要方面，是译者在翻译过程中首先要考虑的问题，中医翻译亦如此。衔接的好，则通顺、流畅、连贯；反之，衔接不当，则顿涩、难懂，影响阅读。在中医典籍翻译过程中，衔接同样是译者需要重点转换与调整的必不可少的方面，而衔接的首要目的就是使篇章呈现出语义的向心性，即使语段与篇章通过语词单位或结构单位的处理朝着同一意向集结。这种向心性可以通过多种手段来复合性地实现，如词语匹配、逻辑关联、语段调整等。譬如：

痼冷为真阳不足，阴寒之邪久伏体内所致病症。

An obstinate cold syndrome stems from insufficiency of yang and enduring retention of pathogenic cold in the body.

本句出自《备急千金要方》卷十六，由两个分句组成。可以看出，译者在结构和语词选用上非常注重结构整合和表意向心的整体趋势。其中，"冷"即"寒"，"痼冷"是病症名，译作 an obstinate (difficult to expel) cold syndrome，"为"译作动词词组 stem from，"真阳不足"译为 insufficiency of yang。全句共使用三个介词 from、of 和 in，一方面表意，一方面联接；同时，将句子整合为主谓宾关系，将"真阳不足""阴寒之邪久伏体内"都作为"痼冷"形成的病因。如此，一个完整的语义和链接关系就在对象、翻译角度及释义中表现出来，

鉴于中医典籍语词和句式的特殊性，句意的向心性是我们在翻译典籍句子过程中的一个重要方面，包括以下几个要点：①主语承载了重要信息，一个英语句子要在一个主语的统领下形成主干，一般不要插入其他主语或话题，以免引起句意凌乱。如上句只将"痼冷"作为主语，句首封闭而独立。②译者要不断揣摩所译句子的表意向心性，而语境的把握和判断是形成句意向心的关键。要首先找到中心话题，清晰了解原文所传达意思的中心点，继而从关联的角度来架构英语句子，不能孤立地针对某一句子进行翻译，以免在译文中出现互不联系或主题繁杂的句子现象。如上句就将"痼冷"作为中心点，其他两句作为病因都围绕"痼冷"说明。译者要特别注意句中信息的暗示性，以找到翻译整合的理据。③根据内容的不同，考虑到英语表达的逻辑性和合理性，遵循其表述法则，有机排序。如上文译者对"阴寒之邪久伏体内"的处理，在结构安排上就很有章法，译为 enduring retention of pathogenic cold in the body，它和 insufficiency of yang 共做宾格，使用 stem from 来构建成一种因果关系。④汉语句式结构简化而对称，无拖沓交缠之

感，以中短句居多，即通常意义上的散句、松句、紧缩句、省略句等，中医典籍亦如此。翻译时可以保持英语句式和成分的一致性，特别是内部的一致性。如上句 insufficiency of yang and enduring retention of pathogenic cold 就是将"真阳不足"和"久伏"都译为名词结构，并都使用 of 来做后置定语。如此一来，译文的语言风格统一、前后勾连，结构整齐规划、排序精准。

（二）知识传递的有效性

由于中医完全不同于西医，中医文本所呈现的内容承载了中医学的特色理论体系和实践方针，其以不同的文化形态来反映医学对象，以中国特殊的人文文化形式来反映科学文化，而这就本质而言是矛盾的。正如学者常存库在其《科学文化与人文文化》一章中谈到"医学对象和规律是自然的，全人类在生理和身体结构上是一致的，因而科学文化有其固定范畴和解释模式，但用人文形式来反映科学内容难免会不直接、不准确或不清晰"。由此，中医译者在翻译过程中除了处理译文的篇章结构外，更主要的目标是要准确反映中医文本信息与知识，尽可能地实现读者对其的正确认识和理解，这是翻译难点，也是翻译重点。从篇章角度看，中医典籍翻译的理想单位就是篇章，整体上，篇章处理的有效性包括结构处理的可接受性和信息传递的有效性。

这种信息与知识传递的有效性应该具有普遍性原则，即对于目标语读者来说，其译本可以在人文文化的基础上反映医学研究的医学内容。当然，这种医学内容是出自于对阴阳五行、脏腑经络、病因病机、气门、三焦、君臣佐使等理论范畴的认识。可以这样说，中医学是承载"科学与人文统一"这一辩证关系的科学。由此，中医译本篇章内容的建构也要把握好译本内容相互观照的"度"，坚持中医科学知识与人文知识的统一，寻求一种整体化模式，力争强烈渗透中医学知识与人文信息的内蕴。

在知识传递的过程中，译者要注意以下角度与范畴的搭建：①重视篇章结构的正确布置，符合西方读者的阅读习惯；②中医理论、概念、术语和学说的翻译要严谨科学，争取第一时间实现科学信息的传递及受众的理解；③避免"只见树木，不见森林"，突出中医学人文内涵与中国文化哲学土壤的信息关联，知识与信息传递要使篇章呈现出的形式建构、表述内容、意义形态和风格在一定程度上衬托和反映出中医学体系的民族性表现形式和传统文化内涵。在此以《素问·五脏生成》为例：

心之合脉也，其荣色也，其主肾也。肺之合皮也，其荣毛也，其主心也。肝之合筋也，其荣爪也，其主肺也。脾之合肉也，其荣唇也，其主肝也。肾之合骨也，其荣发也，其主脾也。是故多食咸，则脉凝涩而变色；多食苦，则皮槁而毛拔；多食辛，则筋急而爪枯；多食酸，则肉胝而唇缩；多食甘，则骨痛而发落。此五味之所伤也。故心欲苦，肺欲辛，肝欲酸，脾欲甘，肾欲咸。此五味之所合也。

五脏之气，故色见青如草兹者死，黄如积实者死，黑如炲煤者死，赤如衃血者死，白如枯骨者死，此五色之见死也。青如翠羽者生，赤如鸡冠者生，黄如蟹腹者生，白如豕膏者生，黑如乌羽者生。此五色之见生也。生于心，如以缟裹朱；生于肺，如以缟裹红；生于肝，如以缟裹绀；生于脾，如以缟裹栝楼实；生于肾，如以缟裹紫。此五藏所生之外荣也。色味当五脏：白当肺，辛；赤当心，苦；青当肝，酸；黄当脾，甘；黑当肾，咸。故白当皮，赤当脉，青当筋，黄当肉，黑当骨。

诸脉者皆属于目，诸髓者皆属于脑，诸筋者皆属于节，诸血者皆属于心，诸气者皆属于肺，此四支八谿之潮汐也。故人卧血归于肝，肝受血而能视，足受血而能步，掌受血而能握，指受血而能摄。卧出而风吹之，血凝于肤者为痹，凝于脉者为泣〈滞〉，凝于足者为厥。此三者，血行而不得反其空，故为痹厥也。人有大谷十二分，小谿三百五十四名，少十二俞。此皆卫气之所留止，邪气之所客也，针石缘而去之。诊病之始，五决为纪，欲知其始，先建其母。所谓五决者，五脉也。是以头痛颠疾，下虚上实，过在足少阴巨阳，甚则入肾。徇蒙招尤，目冥耳聋，下实上虚，过在足少阳厥阴，甚则入肝。腹满 [月真] 胀，支膈胠胁，下厥上瞀，过在足太阴阳明。咳嗽上气，厥在胸中，过在手阳明太阴。心烦头痛，病在膈中，过在手巨阳少阴。

夫脉之小大滑涩浮沉，可以指别；五脏之象，可以类推；五脏相音，可以意识；五色微诊，可以目察。能合脉色，可以万全。赤，脉之至也，喘而坚，诊曰有积气在中，时害于食，名曰心痹，得之外疾，思虑而心虚，故邪从之。白，脉之至也，喘而浮大，上虚下实，有积气在胸中，喘而虚惊，名曰肺痹，寒热，得之醉而使内也。青，脉之至也，长而弦左右弹，有积气在心下支胠，名曰肝痹，得之寒湿，与疝同法，腰痛足清头痛。黄，脉之至也，大而虚，有积气在腹中，有厥气，名曰厥疝，女子同法，得之疾使四支汗出当风。黑，脉之至也，下坚而大，有积气在小腹与阴，名曰肾痹，得之沐浴清水而卧。凡相五色：面黄目青、面黄目赤、面黄自白、面黄目黑者，皆不死也。面青目赤，面赤目白，面青目黑，面黑目白，面赤目青，皆死也。

本章讨论了藏象学说的主要内容之一，即通过人体脏腑的外象（表里关系）来推测内脏的病变并可通过调治内脏而达到痊愈。从表述形式看，文本呈现出中医语言的一般特点，即与描写相结合的论述性色彩浓重，专业术语突出，内涵丰富，使用比喻等修辞手法生动形象地描写出"五脏之象，可以类推"的特点和规律；从结构上看，四个段落分别从四个角度围绕主题说明与论述，篇章结构清晰，但以中短句居多，分句关系松散，显得简洁，无拖沓盘复。我们以 Veith 的翻译为例：

The heart is in accord with the pulse. The complexion of a person shows when the heart is in a splendid condition. The heart rules over the kidneys.

The lungs are connected with the skin. The condition of the body hair shows when the lungs are in a splendid and flourishing condition. The lungs rule over the heart.

The liver is connected (in accord) with the muscles. The condition of the finger and toe nails shows when the liver is in a splendid and flourishing condition. The liver rules over the lungs.

The spleen is connected with the flesh. The color and appearance of the lips show when the stomach is in a splendid and flourishing condition. The liver rules over the lungs.

The kidneys are connected with the bones. The condition of the hair on the head shows when the lungs are in a splendid and flourishing condition. The kidneys rule over the spleen.

Hence if too much salt is used in food, the pulse hardens, tears make their appearance and the complexion changes. If too much bitter flavor is used in food, the skin becomes withered and the body hair falls out. If too much pungent flavor is used in food, the muscles become knotty and the finger and toe nails wither and decay. If too much sour flavor is used in food, the flesh hardens and wrinkles and the lips become slack. If too much sweet flavor is used in food, the bones ache and the hair on the head falls out. These then are the injuries which can be brought about by the five flavors.

We know that the heart craves the bitter flavor; the lungs crave the pungent flavor; the liver craves the sour flavor; the spleen craves the sweet flavor; and the kidneys crave the salty flavor. These are the correct combinations of the five flavors, and the state of the viscera can be observed by the appearance and color (of their related external organs).

When their color is green like grass they are without life; when their color is yellow like that of oranges they are without life; when their color is black like coal they are without life; when their color is red like blood they are without life; when their color is white like dried and withered bones they are without life. This is how the five colors manifest death.

When the viscera are green like the kingfisher's wings they are full of life; when they are red like a cock's comb they are full of life; when they are yellow like the belly of a crab they are full of life; when they are white like the grease of pigs they are full of life; and when they are black like the wings of a crow they are full of life. This is how the five colors manifest life.

The color of life displayed by the heart is like the vermilion red lining of a white silk robe; the color of life displayed by the lungs is like the lucky red lining of a white silk robe; the color of life displayed by the liver is like the violet lining of a white silk robe; the color of life displayed by the stomach is like the juniper berry colored lining of a white silk robe; the color of life displayed by the kidneys is like the purple lining of a white silk robe. These are the colorful and magnificent external signs of life of the five viscera.

Each color and flavor belongs to one of the five viscera: white belongs to the lungs just like the pungent flavor; red belongs to the heart just like the bitter flavor; green belongs to the liver just like the sour flavor; yellow belongs to the stomach just like the sweet flavor; black belongs to the kidneys just like the salty flavor.

Thus white also belongs to the skin; red belongs to the pulse; green belongs to the muscles; yellow belongs to the flesh; and black belongs to the bones.

The pulse is connected with the eyes; the marrow is connected with the brain; the muscles are connected with the joints; the blood is connected with the heart; and the breath is connected with the lungs.

The four limbs and their eight flexible joints1 are in use from early morning until late at night. When people lie down to rest the blood flows back to the liver. When the liver receives the blood it strengthens the vision.When the feet receive blood it strengthens the footsteps. When the palm of the hand receives blood the hand can be used to grasp. When the fingers receive blood they can be used to carry.

When a person is exposed to the wind, either lying down to rest or walking about, his blood will be affected. The blood then coagulates within the flesh, and the result is numbness in the hands and the feet; when it coagulates within the pulse the blood ceases to circulate beneficially; when the blood coagulates within the feet it causes pains and chills.

When the blood goes into these three organs [flesh, pulse, and feet] and cannot turn back, its passage becomes empty and numbness and disagreeableness follow.

Man has twelve groups of large ducts or main vessels and three hundred and sixty-four small ducts or 'lob vessels' (经）, and twelve vessels of lesser importance. They all protect the life-giving element and prevent evil influences from entering. When acupuncture is applied it causes evil influences to depart.

At the beginning of an examination for disease one must investigate whether the pulses of the five viscera are interrupted and one must control them. In order to know (the proper time) for this beginning one must first establish which of the ten stems is to be the first month of the year.

The five indications that the functions of the five viscera are interrupted are the five pulses. Headaches and madness are indicated by the lower pulse being empty and slow and the upper pulse being quick and full. When these diseases are examined at the pulse of the foot, it is felt that they are in the region of the lesser Yin and the Great Yang, which indicates that they have also entered the kidneys.

Lack of discernment causes evil. Obscured eyesight and impaired hearing are indicated by the lower pulse being full and the upper pulse being empty. When these diseases are examined at the pulse of the foot, one feels that they are in the region of the lesser Yang and the Great Yang; this indicates that the disease has entered the liver.

When the stomach is too full, dropsical swellings of the limbs, the diaphragm, the ribs and the flanks occur; then the pulse is rebellious below and flourishing above. If these diseases are examined at the pulse of the foot, one feels that they are in the region of the 'sunlight' and the Great Yang.

When there are pains at the heart and headaches the disease is located within the thorax. When these diseases are examined at the pulse of the hands, one feels that they are in the region of the Great Yang and the lesser Yin.

Thus it can be pointed out and distinguished whether the pulses are small or large, slippery（滑）or rough（涩）, light（浮）or heavy（沉）. The external appearances of the five viscera can be put in the same categories.

The five viscera are connected with the five musical notes, which can be discerned and recognized. The five colors can be used for subtle examinations and help the eyes in the examination of diseases, and if one has the ability of combining the significance of the pulses with the significance of the colors a complete diagnosis can be made.

When the pulse has a red appearance and there is an obstinate cough, the examiner says that there is amassed air within (the heart) and it is dangerous to eat at this particular time. The disease is known as 'numbness（痹）of the heart'. It is contracted through external evil influences, causing anxiety and emptying the heart while the evil influences follow into it.

When the pulse has a white appearance and there is a light cough, and the pulse is empty above and full below, the examiner can suspect that there is amassed air within the thorax, causing shortness of breath and a hollow sound. The name of the disease is 'numbness of the lungs' and the external evidences are chills and fevers. This disease is caused through toxicity which influences the inner body.

When the pulse has a green appearance and the pulses at the left and the right hand are pressed down for a long time, the examiner will find that there is air amassed within the heart which descends into the limbs and flanks. The name of the disease is 'numbness of the liver'. This disease is contracted through chills and dampness and is associated with ruptures（疝）affecting the loins; then the feet hurt and the head aches.

When the pulse has a yellow appearance, the pulse becomes large and slow and there is amassed air in the spleen. The examiner will find that there is troublesome gas. The disease is known as 'rupture caused by troublesome gas'. Women too are victims of this disease, which can be contracted through perspiration upon the four limbs when exposed to wind（当风）.

When the pulse has a black appearance the upper pulse is strong and big, and the examiner will find that there is massed air in the small intestines, which is the region of Yin. The name of the disease is 'numbness of the kidneys'. This illness can be cured by bathing in pure water and lying down to rest.

Every disease has a symbol through the variety of the five colors of the pulse. When the surface is yellow and the eyes see green, when the surface is yellow and the eyes see red, when the surface is yellow and the eyes see white, when the surface is yellow and the eyes see black, death will not strike. But when the surface is green and the eyes see red, when the surface is red and the eyes see white, when the surface is green and the eyes see black, when the surface is black and the eyes see white, and when the surface is red and the eyes see green, death will strike.

虽然有些人认为 Veith 的翻译有些晦涩，但 Veith 版译文在学界很有参考价值，这一点是不容置疑的。其译文具有良好的表现力，在源语信息的传递过程中很好地保留了符号表征与意义内涵，基本实现了中医专业信息与知识的有效传递。同时，我们能在字里行间找到中医学科的语言特点与"原汁原味"呈现的手法，这对于一个本土美国人来说难能可贵，对中医在西方的译介和传播产生了积极、直接的影响。

Veith 将原文的四段按照主题分为三十段，一个段落只谈论一个主题对象，这实际也是英语文章的一个显性特征，即一个语段是围绕一个主题的有意义的集结，这和汉语一个段落包含多个主题的形式安排是不同的。以原文第一段为例，Veith 将心、肺、肝、脾、肾分成五段描写和论述，之后将"是故多食咸，则脉凝涩而变色；多食苦，则皮槁而毛拔；多食辛，则筋急而爪枯；多食酸，则肉胝而唇缩；

多食甘，则骨痛而发落。此五味之所伤也"并入一个段落，最后将"故心欲苦，肺欲辛，肝欲酸，脾欲甘，肾欲咸。此五味之所合也"作为第七段；并且，为了和下文照应，Veith 在第七段段尾补入 These are the correct combinations of the five flavors, and the state of the viscera can be observed by the appearance and color (of their related external organs)，从而引出下段的"五脏之气"的主题。如此，译本层次感清楚，语段的目的性明确，语篇所承载的信息和知识以清晰的层级、丰满的信息结构、多维的意义系统予以架构和展示出来。

其次，译文中语句按层级逐渐推进，构建起一个信息集合体，承载了多个维度的知识信息传递系统。在这个组织体系中，Veith 通过逻辑关联、语段调整等手法，以读者能够接收和理解为出发点，通过逻辑推理实现语义的连贯。比如，接近最后的五个段落共用 when the pulse has……开头，形成一个较大的平行结构，呈现出篇章的审美和表达效果的最大化。如此，读者会在头脑中形成 combining the significance of the pulses with the significance of the colors 的一个脉络，得出"能合脉色，可以万全"之理。

目标语文本的信息传递除了语句组织，还包括词语的优选。词语的优选包括形式与意义的匹配，其中形式意象的表现不容小觑。Veith 在处理诸如"青如翠羽者生，赤如鸡冠者生，黄如蟹腹者生，白如豕膏者生，黑如乌羽者生"一类的描述上，基本采取"降维"方式，即减少情感层次和色彩夸张的描写，采用说明手法，最大程度地保留了源语的符号感或喻体，如 When the viscera are green like the kingfisher's wings they are full of life; when they are red like a cock's comb they are full of life; when they are yellow like the belly of a crab they are full of life 等一系列排比句式，读起来虽比源语略显严肃，倒也在一定程度上符合医学文章的特点，容易被接受。我们可以通过细读，来体会 Veith 译本的风格。

笔者认为，Veith 译本之所以受到国内外学界的关注和重视，与她对信息和文体的综合性处理手法有密切的关系。总体来说，其译本在侧重信息有效输出的同时，更观照到了符号意象的合理转换，而这主要通过结构形式的清晰化处理和符号图像的清晰性来实现。整体来看，Veith 的译本语言基本与原文在结构与形式上保持对应，最大化地照应原文的短句形式，保留和体现了原文的语词内涵，且没有增添过多的说明和阐释，这也是 Veith 译本的风格特点。

（三）可读性文本的两个维度

字面上，可读性（readability）指文本内容吸引人的程度、所具有的阅读和欣赏的价值，适合于阅读和接收的程度。中医译本的可读性表现在内容与形式两个方面，对此，目前学界所持有的大致标准是：①用字大众化，通俗易懂，避免艰涩、怪僻的词语。多用特定、具体的字眼，避免抽象、模糊的描写。②文字简洁，条理清晰，避免冗长、倒装的字句。③客观、忠实、朴素地叙述和说明信息与事实。以篇幅较短的《素问·玉版论要》为例：

黄帝问曰：余闻揆度奇恒，所指不同，用之奈何？岐伯对曰：揆度者，度病之浅深也；奇恒者，言奇病也。请言道之至数，五色脉变，揆度奇恒，道在于一。神转不回，回则不转，乃失其机。至数之要，迫近以微，着之玉版，命曰合玉机。容色见上下左右，各在其要。其色见浅者，汤液主治，十日已。其见深者，必齐主治，二十一日已。其见大深者，醪酒主治，百日已。色夭面脱不治，百日尽已。脉短气绝死，病温虚甚死。色见上下左右，各在其要。上为逆，下为从；女子右为逆，左为从；男子左为逆，右为从。易，重阳死，重阴死。阴阳反他，治在权衡相夺，奇恒事也，揆度事也。搏脉痹躄，寒热之交。脉孤为消气，虚泄为夺血。孤为逆，虚为从。行奇恒之法，以太阴始。行所不胜曰逆胜，逆则死。行所胜曰从，从则活。八风四时之胜，终而复始，逆行一过，不可复数，论要毕矣。

《素问》各篇结构逻辑严谨，循序渐进，反复强调"其要一也"，之前的几篇《异法方宜论》《移精变气论》《汤液醪醴论》实际上都是为《玉版论要》作铺垫的，本篇涉及核心内容了，所以要"著之玉版，以久传焉"。以色脉为例，文章论述了"揆度奇恒"（揣测疾病的浅深、轻重、顺逆、分辨常病与奇病的方法）的具体应用，对通过色脉预测病势论述得颇为全面透彻，从岐伯的回答就可窥见一斑，解释出来就是"《揆度》是权衡和度量疾病的深浅的。《奇恒》是说明异常疾病的，《五色》《脉变》《揆度》虽然所指不同，但道理只有一个，就是观察色脉之间有无神气，人体神机的运转是不回折的，若回折就不能运转，人也就失去了生生之机。色脉的诊察虽然浅近，而微妙之处却在于察神机，把它记录在玉版上，以便与《玉机真脏论》参合应用。"

在此，比较 Veith 和倪毛信的译本就可以看出不同译本的可读性效果和可读性程度的不同表现：

The Yellow Emperor said: "I understand that you take into consideration that strange and rare occurrences and those which are constant and regular have different indications and cannot be treated alike."

Ch'i Po answered: "I take into consideration the degree of the disease, and whether it is light or grave, rare or frequent. When I speak about rare diseases I use the utmost effort in following Tao (the Right Way). I discriminate between the five colors and the changes of the pulse and take into consideration whether they are rare or ordinary. I follow Tao in both cases.

"Once the spirit has turned away it will-as a rule-not return. If, however, it should return, it will not improve; thus the moving power of nature is lost. The importance of the calculations of the colors and the pulse is great, although those calculations must be done subtly. These calculations, are written down on precious tablets which are said to contain precious secrets.

"The patient's appearance (color) must be watched high and low, left and right-each where it is most essential. When the complexion is light the patient should be treated with soups and liquid medicines for ten days, and then the disease should disappear. When the complexion is dark the patient must be treated in the same manner for twenty-one days. When the complexion is very dark the patient must be given lees of wine and fermented liquor for one hundred days. When the complexion of the face is young and fresh (and yet the patient does not improve), the treatment should not exceed one hundred days. When the pulse is deficient and tense and the breath interrupted death will occur. When there is a revival of the illness and the pulse becomes slow and vacant death will ensue.

"The appearance and complexion must be watched high and low, to the left and to the right, for each has its significance. When the color rises it indicates rebellion; when it recedes it indicates submission." Woman's right pulse indicates disorder, her left pulse indicates order; man's left pulse indicates disorder, while his right pulse indicates order.

"When serious changes occur in Yang, death ensues, and when they occur in Yin death also ensues, because then Yin and Yang oppose each other. For in regard to medical treatment one must also take into consideration that the two forces in nature can attack each other on unusual occasions and even at regular occurrences. Thus every undertaking must be prefigured.

"When the pulse is seized hastily numbness and lameness ensue, followed by a variation of fevers and chills. When the pulse is isolated it will exhaust the breath, and when the breath is exhausted and empty it will strike at the blood. Isolation is comparable to disorder, while slowness is comparable to order.

"When one follows the right method for the treatment of rare and frequent diseases, one bases it upon the great Yin. If by doing so one cannot overcome the disease it is called 'stubborn,' and when it is stubborn death will ensue. If by following these methods one overcomes the disease it is called 'obedient,' and when it is obedient the patient becomes again lively and active.

"When the eight winds and the four seasons overcome death they restore the body to its original state; but those who are disobedient to the laws of nature are not restored to their original state.

"This is the end of this treatise."(Veith)

译本的可读性主要分为两个维度：一是以译者或传播者的意图为出发点，形成意义生成模式，读者在阅读和理解过程中依循译者而接受明确固定的文本意义，这种模式易于解读和接受；二是译者充分考虑和鉴定了受众群体，基于和读者顺利沟通互动的角度，进行深度解释，从而形成有利于读者深度阅读的意义生成和价值构建文本。可以说，无论从语词选用还是篇章结构上，Veith 版译文应属于前者。其译本数年来一直受到业界关注，相当数量的研究者从用词、结构等不同角度对其做了细致深入的解析。从上述译文可以看出，抛却时代因素，Veith 版译文篇幅短小、用词简洁，大体上观照了原文套路和形式，最大限度地保留了源语的符号色彩，实则难能可贵。Veith 倾向于围绕源语进行固定"场景"的设计和排列，将原文意义作为既成意义来接受，没有过多地创造、创译或深度阐述或诠释，易于读者对源文本意象的理解和接受，这是符合第一类维度的可读性文本。

从语词角度看，Veith 译本用词简洁明快。比如，她将"五色"译作 five colors、"色夭面脱不治"译作 when the complexion of the face is young and fresh (and yet the patient does not improve)、"治在权衡相夺"译作 in regard to medical treatment one must also take into consideration that the two forces in nature can attack each other、"八风四时"译作 the eight winds and the four seasons 等。Veith 版译文确立了明确的意义指向，基本契合原文的传达顺序和言说规律，结构布局符合逻辑，形成单纯、封闭的阅读模式，读者可以追随固定结构和次序来理解原文意义。再如 Once the spirit has turned away it will-as a rule-not return. If, however, it should return, it will not improve; thus the moving power of nature is lost，此句和"神转不回，回则不转，乃失其机"的表达形式和文本意象基本对应，没有进一步的解释和编织，读者可以根据上下文据此推断"回"与"转"的内涵和关系。

而且，Veith 仅在篇章结构上做了分段处理，一个段落围绕一个主题展开论述，这和汉语篇段落结构迥然不同，后者往往在一个段落中开展多个话题或角度的说明或阐述，这也是 Veith 译作的通篇特征。

我们再看倪毛信的译文：

Huang Di asked, "I've heard that the method of duo du qi heng, or differentiation of illness, has many applications. How would one use it?"

Qi Bo answered, "In general, duo du is used to measure the severity and depth of the illness. Qi heng is used to differentiate the nature of the illness. Let me explain from the perspective of clinical application. We start with the complexion, spirit, and pulses. When we observe the five colors and the changes in the pulses, what we are looking for is whether there is any shen/spirit or qi. The qi and blood in the human body are similar to the four seasons. They continue to flow and move forward. If they flow backward, we lose all chance of life. This is a very important principle. On one level, merely feeling the pulses and looking at the colors is superficial. But the real subject we are after is one's shen/spirit and qi.

"The five colors will manifest their significance on different parts of the face. From the relative degree of the color-deep or pale-we can surmise the characteristic of the illness. For example, if we see pale, light colors, illness is still in the beginning stage. By using food and herbal teas, the patient will be fine within ten days. If the color is deep, the illness is severe. Now strong herbs must be used, and the process may take twenty-one days. If the color is very deep, the condition is very severe. Now we have to use herb wines, which will take one hundred days to succeed. If the face is emaciated and the shen/spirit is withered, in one hundred days the patient will die. If the pulse is short and rapid and the yang qi is collapsing, one will also die. If in febrile disease, when the zheng/antipathogenic qi is extremely deficient, the patient will also die.

"Let us also discuss the movement of the color of the face. We must clearly observe such changes. If the color moves upward, this is considered rebellious. If the color moves downward, this is considered in the flow of healing. In females, if the abnormal color appears on the right side, this is considered rebellious. If it appears on the left side, it is healing. In males it is just the opposite. If the shift in colors goes from the right side to the left on a male, or the reverse on a female, this indicates an extreme imbalance of yin and yang and a grave prognosis. At this point one must utilize the techniques of duo du qi heng to measure the depth of the illness and differentiate the symptoms. Then appropriate methods must be used to correct the situation or the patient may die."

Qi Bo continued, "The pulse is an indication of the struggle between the body and the pathogen. When the pulse is irregular, this tells us that the pathogen is strong and the antipathogenic qi is weak. This can also be bi/arthralgia syndrome as in arthritic conditions, or bi syndromes where one cannot walk. This is when heat and cold are struggling in the body. If we feel the pulse is gujue, solitary pulse, this indicates that the yang qi is exhausted. If the pulse is weak and deficient, and at the same time the patient has diarrhea, the yin and blood are injured. In general, if we see the gu pulse the prognosis is not good. If the pulse is only weak and deficient the patient can be saved.

"In diagnosis, utilizing qi heng for differentiation, beginning with the taiyin pulse at the radial artery, we can discern the reference of the four seasons and five elements. When we see that the pulse has an autumnal quality in the spring, that is, floating instead of wiry, or if we see a sinking pulse in summer instead of flooding, this tells us that the five elemental phases are out of balance. We call this rebelliousness and the prognosis is not good. If the pulse flows in its natural cycle, that is, we see a pulse of only the following season, such as autumnal pulse in summer, the condition can be cured. The relationship between the eight winds and four seasons, the flow between one season and another, will all determine the normal pulses in the body. If the four seasons become disorderly, we cannot use this to our diagnostic advantage. One who knows the meaning of this can grasp the principle of duo du qi heng."

倪毛信译本的可读性体现在：基于和读者顺利沟通互动的角度，进行了深度解释，呈现出具有显性和再造意义的"第二文本"。这种文本被法国作家罗兰·巴特称之为"作者式文本"，重在拥有动态开放的意义建构方式，凸显了源文本的被建构性。罗兰·巴特早期著作在阐述语言结构的随意性及对大众文化的一些现象中提供了类似的分析。倪毛信《内经》译本就体现了这种意义建构方式和风格，对原文的文本意义进行了动态的阐述和解读，形成文本意义的扩充和增值，使读者可以在阅读接受和理解过程中，从译本选择性地生成出的意义来更好地进行自发性"诠释"，这使得译者和读者都成为意义的阐释者和创造者。

倪毛信译本通过打破原文结构而进行重建重构及意义的重读或改写，选择性地生产出译本的全新结构和意义，以此显现意义的确定性和透明性。这和 Veith 译本有所不同，后者遵从了原文的"可指性"，接受传播者的意义建构模式并生成文本意义，有时难免会形成意义的不确定性或隐晦性；而倪本以透明出中医隐喻意象的行径呈现出强烈的个人特色，使得目标语读者通过意义阐释的过程将内涵过度隐蔽的"第一文本"解析出来，显现出深层意义，实现译者和读者的互动和视界融合。比如此句 Let me explain from the perspective of clinical application. We start with the complexion, spirit, and pulses. When we observe the five colors and the changes in the pulses, what we are looking for is whether there is any shen/spirit or qi. The qi and blood in the human body are similar to the four seasons. 这种描述方式就呈现出对原文意义的改编，无论是综述、增添或省略的翻译方法都能说明译者在意义创造与生成过程中的主动性和开放性。不可否认，倪在翻译过程中，需要唤起其对中医知识相关的经验积累，把握文本的丰富内涵，以显现深层意义为译本宗旨。将其和 Veith 译本比较一下就更为清晰了：When I speak about rare diseases I use the utmost effort in following Tao (the Right Way). I discriminate between the five colors and the changes of the pulse and take into consideration whether they are rare or ordinary. I follow Tao in both cases (Veith).

由于文化构成、生活环境、翻译理念的不同，Veith 和倪版译文代表着两种可读性文本的独特的意义建构方式。在中医知识与信息的"传"与"受"的过程中，译者通过意义阐释来表达对源语文本的体验，而目标语读者通过翻译意义生成的角度进入传播链。倪版译文中意译、音译出现次数较多，通俗易懂，反映出译者从读者角度出发，易于读者接受，满足西方读者的需求这一构建方向。可以说，其建构方向之一就在于其值于中西医不同的认识主体各自不同的发生学的说明和阐述。由于不同的知识结构，中西医对同一客体信息接收及加工处理产生了种种差别，而这种对客体信息的不同感知和思维，决定了译者在语言转换过程中对其文本不同的建构原则和方式方法，比如，倪经常利用增译对译文进行补充，多用连词 or 引出补充的内容等。

中医典籍翻译在很大程度上需要译者重视中西医学和中西文化知识结构的差异性，这种不同的知识结构体系是影响主体选择信息和加工处理信息的主要因素。倪毛信出身于中医世家，从小受父亲熏陶而接触中医学。国内学者刘跃良曾在文章中就总结过倪毛信的"译者惯习结构"，指出倪基本形成"以聚焦中医学，再现和传播原作中的思想和理念，注重实用，亲近目标读者，提高读者接受度"的翻译理念和翻译指导方针。倪在《黄帝内经》的翻译说明中也强调，他只是从一名临床医生的角度，从中医学及哲学学生的标准及对中医学感兴趣的外行人角度来诠释这一经典，所以其着眼点是向西方传播中医学知识和养生智慧。如此一来，我们对其译本的形式、意义建构方式也就"知所以然"了。他在谋篇布局方面充分考虑到了西方读者的阅读习惯，如在上文中倪就把原本复杂的因人制宜思想清晰罗列，讲解明白，读者更容易抓住在诊治过程中区别性别因素有助于诊断治疗的精髓。倪氏译本更迎合目标读者的阅读期待，并也确实取得了较好的传播效果。

第十章　中医典籍修辞的翻译研究

中医典籍翻译是在向海外传播中医文化的进程中，有助于形成关于中医文化，乃至对中国文化总体认识的重要的组成内容。以《黄帝内经》为代表的中医典籍产生的年代久远，文辞深奥，既有医学的认识价值，又给人强烈艺术美的语言感受，医学知识与艺术欣赏兼备。很多典籍基于古代哲学思想和思维模式，充分运用"取象比类""立象尽意""远取诸物、近取诸身""司外揣内、司内揣外"等方式来完成对天、地、人的认知与阐释，多层次、多角度地运用了多元化的修辞手法来阐释人的生理、病理、诊断、治疗和预防等。因此，全面系统地翻译与研究中医典籍的修辞现象，对于西方读者正确理解和掌握其经义有着十分重要的意义。晚唐著名文学家孙樵在《与友人论文书》云："古今所谓文者，辞必高然后为奇，意必深然后为工。"可以说，把医学知识和生动优美的文体色彩同时通过译语的形式与意义构建而表现出来，是中医译者追求的最高境界。

以《黄帝内经》为例。《黄帝内经》将深奥的医理隐含在简洁准确而生动形象的表达之中，通过"物象""形象""声象""想象"和"意象"等维度的塑造表现了中国古代传统文化的核心概念，极富修辞色彩，是中医典籍中运用修辞的典范；其依据题旨情境，运用了丰富多彩的各种修辞手法来恰当地表现出传统医学的理论知识和临床经验的内容特点，言简意赅，风格警秀，练字的艺术、形象的塑造、谋篇的典雅实为修辞艺术的上乘之作。在之前篇章中我们对中医典籍文本进行了多角度的语言结构分析和解构，而就修辞现象来说，我们需要更进一步地解析其"审美"结构，力求实现从翻译审美到审美阅读的转化。翻译审美的重要意义在于：它是主体获得源语全部审美信息进而获得文本的全部信息的必经过程。换言之，译者在传递了语言结构所承载的全部意义后，要进一步传递超语言结构和审美结构的全部意义。正如刘宓庆所言：Aesthetic sensibility goes side by side with comprehensive faculty in reading，如果缺少了审美价值，则既不能保证读者的阅读兴趣和理解层次，又不足以表现和完成源语言文本的跨文化传播。

基于中医典籍"取象比类"手法的大量运用，其修辞翻译的重中之重包涵两个维度，一是对"象"的解构，包括物象、形象、声象、想象、意象等多重角度；二是基于"象"的翻译而建构的"意象审美"和"意境审美"。事实上，这种"意象'与'意境"的构建与翻译过程中对语言形式的解构并驾齐驱，相得益彰。作为一名中医译者，怎样琢磨、探究中医典籍文本中"象"的象征意义、暗示内涵和隐含意向等"超文本"意蕴是一个重要课题。对于"象"的解构，我们不妨确定以下两点原则即"相关选择"（relevance）和"择优选择"（selectiveness）。"相关选择"是指与源语言的"象"形式与意义相贴近的对应译语，但由于相关译语的选择并不唯一，并且往往"象"的内涵与意蕴丰富，这就需要我们进一步"择优选择"。

本章以几种中医典籍中使用频率较高的修辞形式为例，从《黄帝内经》中采撷示例，来探讨修辞英译形式的相关与择优选择，进而一方面保证意义的动态建构与形式的合理转换，同时又能确保传达出源语的意象和意境的审美效果。需要说明的是，本章参考了班兆贤《〈黄帝内经〉修辞研究》一书中的分类形式，参照李照国 2008 版《黄帝内经》汉英对照、吴氏父子《黄帝内经》英文版及世中联《中医基本名词术语中英对照国际标准》给出的术语英译形式，并适当结合了笔者对中医修辞翻译的观点和经验做出调整。

一、比喻

比喻是一种常用的修辞手法，也叫"譬喻""打比方"，强调用浅显、具体、生动的事物来代替抽象、难理解的事物，即所谓"举他物而以明之也"。作为一种最悠久的辞格现象，学界对此关注较多。据不完全统计，比喻在《黄帝内经》中的运用俯拾皆是，将近300次，可以说是《黄帝内经》中运用频率最高的修辞形式。构成比喻的内容有三个要素：一是本意；二是喻意；三是两事物的类似点。对比喻分类的见解因人而异，大相径庭。在此，基于本体、喻体和比喻词三个成分的异同和隐现，笔者按照传统"三分法"，以明喻、隐喻、借喻三种常见形式来列举说明。

（一）明喻

本体、喻词和喻体同时出现的形式称之为明喻（simile）。常用的喻词有：像、好像、好似、如、有如、如同、恰似、仿佛等。基于明喻中本体、喻体、喻词都须出现的要求，《黄帝内经》中也使用了"如""若""犹""似""象""譬"等字词。据统计，其中"如"字充当喻词的频率最高，这些喻词的英译形式皆可译为 like、just like、as、as……as、as if、as though、similar to 等或诸如动词 seem、appear 等，有时也可根据语境转换成诸如 in accordance with、according to 等介词结构。如：

目裹微肿如卧蚕起之状，曰水。（《素问·平人气象论》）

The slight swelling of the eyelids like dormant silkworms indicates water disease (edema).

夫病已成而后药之，乱已成而后治之，譬犹渴而穿井，斗而铸兵，不亦晚乎！（《素问·四气调神大论》）

The medication after the occurrence of disease and the regulation after the disorder is as late as the digging of a well when one feels thirsty, or the weapons-makingafter the outbreak of a war.

两段译文的重点在于：译文通过关联词观照了英语"依形出意"的特点，建构了明喻句式的理法。需要指出的是：①译文形象地展示了原文的本体、喻体和喻词，保留了"物象"的特征化，如李照国教授之前所说的"译古如古"，这种译文形式充分表达和尊重了原文的意象符号。②例 1 中的"水"需要在翻译时明确为 water disease；根据术语学的单义性原则，以症状为病名的名称加"病"以区别于症状，但翻译时可以不加 disease，如"咳嗽病"cough、"梦游病"sleep walking，而以病因作为病名的则需要加上 disease，如"风寒病"wind-cold disease、"热毒病"heat-toxin disease。③例 2 将"譬"和"犹"作为喻词一起使用，本体和喻体的照应关系更突出，鉴于英语的倾向之一是尽量避免重复，而关联词基本是不可以重复使用的，英译时可以忽略其一。再者，《黄帝内经》中有很多类似这样可以传达出意象美的明喻句式，如何通过喻词的英译来充分转换其内涵情感，进而表现源语的意象美、意境美是一个难点。这种情感色调（shades）在译文中或者通过用词或者通过口气（tone）渗透出来。毋庸置疑，深入挖掘原文内涵，再融入自己的价值观念和审美情趣，寓"意"于"象"，争取在译语中构建出文化和情感符号，让目标语读者能够在阅读中理解或感受（access）到这种异质文化的内涵，是需要我们仔细推敲和斟酌的问题。

> 胞痹者，少腹膀胱按之内痛，若沃以汤，涩于小便，上为清涕。（《素问·痹论》）

Bladder impediment results in the internal pain of lower abdomen when pressed as if affused into hot water with unsmooth urination and clear nasal discharge.

> 形精之动，犹根本之与枝叶也，仰观其象，虽远可知也。（《素问·五运行大论》）

The motion of the forms and the essence are just like the root and twigs of a tree whose shapes can be looked up by observation so as to be cognized.

以上两例的喻词为"若"和"犹"，"若"在《黄帝内经》中充当喻词的频率仅次于"如"。在上例中，"膀胱按之内痛"是本体，"沃以汤"是喻体，意指用手按少腹内痛，好像灌了热汤一样；"犹"也是常用喻词，架构了"形精之动"与"根与枝叶"来描绘出阴阳是通过形精来进行转化，进而说明大地万物与精气的关系如根与枝叶一样密不可分。这种"物象""形象"与"意象"的刻画要求译者在基于文本理解和认可的前提下肩负了更为复杂的翻译目标，即在形式与意义的理解与把握后加上语际审美再现和再创造。因此，示例中的译文形式 as if affused into hot water 和 just like the root and twigs of a tree 基本上把源语中的"象"勾勒出来，在目标语中也完成了所谓的图像和语言符号形态兼备的"象"与"意"合而为一的"立象尽意"的翻译任务。这样，"意"出自于"象"，hot water 和 the root and twigs 的显性指称，一方面忠实于原貌，完成了"拟诸其形容，象其物宜"的语际仿同性功能，另一方面又融入了翻译者的意识而阐释与构建出译语语义。当然，译语语义须符合源语内涵并遵循专业范畴约定俗成的规则，从而形成读者所接受、读解的译文。

（二）隐喻

隐喻（metaphor）即"人类将某一领域的经验或概念特征用来说明另一领域的经验或概念特征的认知形式"，不同于一般性的逻辑推理判断，通常用判断句式直接把本体和喻体的"意象"与"范畴"架构起来，并没有使用喻词进行连接。从语词看，《黄帝内经》中大量的术语，如"上热下寒""仓廪之官""烧山火"、"六淫""君臣佐使"等；涉及治则治法的"提壶揭盖""补母泻子""滋水涵木""开鬼门"等"概念隐喻"丰富了中医语言色彩及内涵；从内容看，范畴化的"情感隐喻"目前成为国内很多学者深入研究的重点。在此，我们主要来探讨《黄帝内经》中主要使用的两种隐喻结构的英译形式：

①"为"句式：笔者主张使用 pertain to、act as、serve as、become、be、mean、stand for 等。

太阳为开，阳明为阖，少阳为枢。（《素问·阴阳离合论》）

The greater yang acts as the opening, the bright yang acts as the closing and the lesser yang is the pivot.

"开"是显露，"阖"是收敛，"枢"是转换。原文用"门"的三种形态将本体的内涵勾勒出来。当门打开之时就为太阳，当门关上时就为阳明，而控制门开关靠的是枢纽，也就是门轴，对于阳经来说，就是少阳。译文使用了 act as 和 be 把本体和喻体链接起来。

故天为阳，地为阴；腰以上为天，腰以下为地。（《灵枢·经水》）

Hence, the heaven pertains to yang while the earth is yin. The part of the body above the waist pertains to yang while that below the waist is yin.

这句话是从自然的三阴三阳类推人体脏腑，人类腰以上、腰以下的五脏都如同天地一样有着三阴三阳变化的六经之气。译者仍然采用了直译法将本体和喻体对比写照，完成了对原文文本的解读，基本满足了翻译止于文本理解这一单一目标。

六经为川，肠胃为海，九窍为水注之气。(《素问·阴阳应象大论》)

The six channels arejust like the rivers, the intestines and the stomach are like the sea and the orifices are the sites where water qi infuses.

人之六经就像自然界的河流，肠胃好像大海，九窍为津液流注的地方，以此为例说明气水之代谢过程，也是中医生理病理诊断的根据。译者的个人理解完全不悖于原意，并简单明了地阐释出内涵。

②"者，也"句式：在翻译中，除①中提到的英译形式，也可根据文内语义关系选择恰当的关联词语。

仓禀不藏者，是门户不要也。(《素问·脉要精微论》)

Having a loose bowel as the granary fails to store is due to the incontinence of the anus just like the failure of portal to guard .

心者，君主之官也，神明出焉。肺者，相傅之官，治节出焉。肝者，将军之官，谋虑出焉。胆者，中正之官，决断出焉。膻中者，臣使之官，喜乐出焉。脾胃者，仓廪之官，五味出焉。大肠者，传道之官，变化出焉。小肠者，受盛之官，化物出焉。肾者，作强之官，伎巧出焉。三焦者，决渎之官，水道出焉。膀胱者，州都之官，津液藏焉，气化则能出矣。(《素问·灵兰秘典论》)

The heart is just like a monarch responsible for mental activity. The lung is a prime minister in charge of administration. The liver is like a general responsible for the generation of strategies. The gallbladder is an official of justice for making decisions. The pericardium is an envoy who can breed happiness and joy. The spleen and stomach are like a granary from which the five flavors can generate. The large intestine is an official in charge of transportation with change and transformation. The small intestine is an official of reception in charge of the digestion of food. The kidney is a powerful official with skills. The triple energizer is a dredging official regulating the water passage. The bladder is like a reservoir with fluids discharged through qi transformation.

我们以"心者，君主之官也，神明出焉"The heart is just like a monarch responsible for mental activity 为例。其意为"心像是君王一样的器官，神明源自心"，但原句并没有使用犹、如、似、若、像等喻词，而是直接把本体和喻体的"意象"糅合起来，进而化隐喻为明喻，使用 like 等词进行链接，同时按照判断句句式采用了 be 结构。

当前，针对隐喻的翻译观点主要有两类：一类是为避免释义不明，有学者赞同陈可冀院士所说的：隐喻性的中医语言翻译时首先要强调准确性，真正传递出中医药的准确信息，避免歧义或模糊。他们主张将本体直接表达出来，一方面增加目标语受众阅读的通畅性，另一方面也使得语义清晰简明。另一类是有学者主张保留原有的文化意象，突出民族化色彩，如上文"仓廪"就译为 granary，"门户"译为 gateway、door 或 portal 等，进而注重通过注释或其他形式做进一步说明或解释。

言简意深而易产生歧义的中医语言形式无不体现了汉语的"意合"（parataxis）特点，所以要根据不同语境和情境来选择恰当的英译方法，但前提是不但要排列"理"，还要展示"情"；要揭示概念和文本隐喻的规律，不可脱离其所在的语言文化语境、历史语境、语篇语境、社会语境等因素。正如《易经》所讲"书不尽言，言不尽意"，先秦圣人庄子也讲"道不可言，言而非道"，这种依赖于直觉、灵感或顿悟的"言不尽意，言而非道"的思维形式完全体现在了中医语言表达中。在翻译时，一方面需要表达清楚的语义和逻辑关系，如单义性、关联词、主从关系安排等，以关照英语"形和"（hypotaxis）的这一显著特点；另一方面，中医翻译不仅是学术问题，更需要有文化深度、文化内涵和情感。原因在于，中医这一特殊的医学模式，是中国传统文化模塑的产物，其许多概念范畴是从中国古代文化哲学中直接移植过来的，很难找到受外来文化因素影响的痕迹。比如，宋代以后文人从医者不可胜数，民间就有一句谚语"秀才学医，笼里捉鸡"，这确实揭示了中医学的知识结构问题。本章探讨的修辞英译恰恰能够与这种葆有文化色彩的"文化倾向性"翻译活动充分契合。

进一步说，笔者认为针对突显隐喻修辞的句式，隐喻理解首先加工字面意义，当字面意义不成立或与语境不一致时，再进入隐喻意义加工层面。隐喻义是在对该表达进行字面意义分析并判断字面意义不成立之后，通过语用和语境推理来获得的。英译时不妨尽显"理"与"情"的文化符号色彩，将本体、喻体有效地组织到译句里，既增加了阅读的流畅性，又充分描绘了中医思想的源头，帮助西方人了解"原生态"的中医概念和文化态势。

（三）借喻

借喻（metonymy）也是《黄帝内经》中经常使用的一个修辞手法，这种不用喻词而直接把喻体当作本体说出来的形式，使得语言形式与主体意图的关系更加紧密。

持雌失雄，弃阴附阳，不知并合，故诊不明。（《素问·方盛衰论》）

The emphasis on the side of females but not on males as the attachment to yang without yin will result in non-accurate diagnosis due to the failure to combine all the aspects.

墙基卑，高不及其地者，不满三十而死。（《灵枢·寿天刚柔》）

With the facial muscles like the wallboard lower than the bones like the wallbase, one will die before thirty.

例句中的喻体"雌雄""墙基""地"等语词直接形象地描绘了本体的"事物的片面性""面部肌肉"和"面部骨骼"。事实上，无论隐喻还是借喻，由于本体的隐藏加上语词丰富的内涵，使得英译工作更为复杂。译者不仅需要解析语言的层次，更要掌握和调动中医专业知识，以明辨"形与意""情与理"。中医典籍中有许多借喻之语，如"净府"借喻膀胱，"鬼门"借喻汗孔等，并且这些借喻语词都逐渐转化成了中医专用术语。再看下例：

岐伯曰：平治于权衡，去宛陈莝，微动四极，温衣，缪刺其处，以复其形，开鬼门，洁净府，精以时服，五阳已布，疏涤五脏。（《素问·汤液醪醴论》）

岐伯说：要根据病情衡量轻重，加以平治，驱除体内水分郁积，轻微摇动四肢并穿温暖的衣服。用缪刺法去水以恢复原来的形态，发汗和利小便，消除水气，平复阴精，输布五脏阳气而疏通五脏。

Qibo said: The treatment should focus on the weigh-up of the condition to eliminate retained water just like crushed grass. Patients should be asked to shake the limbs slightly and put on more clothes, while needled in the opposite side to restore the normal condition. Besides, the therapy of opening sweat pores and inducing urination can be used to flow the essence, distribute the yang qi and cleanse the five viscera.

有译者主张要根据借喻内涵而采用舍掉喻义的方法，即直接将"净府"译成膀胱，"鬼门"译成汗孔，但笔者仍主张在译文中尽量将本体和喻体"若即若离"地契合起来，以照应汉语言的模糊性与象征性。如果将二者彻底脱节，中医修辞中"象"的蕴意则完全被掩盖，丰富的文化"意象"与"意境"则无从谈起。所以，笔者在译文中最大限度地保留了"crushed grass""sweat pore"等形象的对应译文。如此，译文如同原文一样，将深刻的"意"与"象"有机结合起来，使得"形"与"意"不仅在源语中，而且在目标语中得以融合。

二、借代

借代（metonymy）与借喻属性相同，都在于不直接说出所要表达的人或事物，而是借用与它密切相关的人或事物来代替的修辞方法，但更侧重采用实际存在的小事物或事物特征来反映大局面或情况，以此使表达更形象具体。中医典籍中有很多用事物具有代表性的特征、属性或部分来代本体事物的表述，形象鲜明，具体生动。翻译时一般采取由隐性到显性的策略，但不同的译者处理的显性程度不同，有的直接译成本体，有的希望仍然保持源语的符号特征，这样就或多或少地在译语中留有一些借体的形式或仅仅保留借体的意义。下面笔者将中医典籍中出现的主要借代形式及翻译方法予以分类说明。

（一）以事物的明显标志代替事物本身

以事物的典型特征来代替事物，如 Gray hair should be respected，借用 gray hair（白头发）来指代老年人。中医典籍中也有很多这样的语句，虽然隶属医学体系，其所描述的事物特征一般上仍属于人们对客观事物的认识范畴；而就翻译来说，无论这种特征作为一个语义范畴是否具有跨语言的共通性，大部分译者主张在译语中将本体直接描述出来。

故针有悬布于天下者五，黔首共余食，莫知之也。（《素问·宝命全形论》）

所谓"黔首"是中国战国时期和秦代对百姓的称呼。黔"即"黑"的意思，当时的老百姓不能戴冠，黑黑的头发露在外面，所以被称为"黔首"；另一种说法是认为百姓只能用黑色头巾，此句将本体呈现出来即 the common people：

There are five acupuncture methods which have been documented to all, but the common people care for their meal only and try not to understand them thoroughly.

以此观之，刺布衣者，深以留之，刺大人者，微以徐之，此皆因气慓悍滑利也。（《灵枢·根结》）

所谓"布衣"是用最普通的廉价衣服指代"平民百姓""劳苦大众"。下文以 labouring people 反映出译者明显的个人观点，即与"黔首"有所不同，"布衣"更突出受针者为常年辛苦劳作之人，而"大人"则指代"身份高贵"之人，可译为：

According to the principle stated above, the needling to the labouring people should be deep and retained, while to the nobles, the needling should be shallow and slow in that qi in them are rapid and slippery which is apt to induce the abnormal conditions.

大雨时行，鳞见于陆，头顶痛重。（《素问·至真要大论》）

"鳞"指代有鳞的鱼类，翻译时可以直接呈现本体，可译为：

If the heavy rains fall often and the fish appears on the ground, people will feel pain and heaviness of the neck and head.

有些描述是借用了事物的性质来指代事物名称。对此，有些译者在翻译中尝试保留这些词语，即本体和描述其性质的语词同时出现，这样可以一方面呈现解释和描写事物的理据，另一方面也补充和完善事物显性的客观形式。在翻译中，常使用形容词一类的修饰语来限定本体，如：

弗治，脾传之肾，病名曰疝瘕，少腹冤热而痛，出白，一名曰蛊。（《素

问·玉机真脏论》)

If it is not treated again, the pathogen will be transmitted from spleen to kidney causing the syndrome of retention in the lower energizer, and the heat will be accumulated causing pain and white urine. The disease is called the syndrome of tympanites due to the parasitic infestation.

恶气不发，风雨不节，白露不下，则菀槁不荣。(《素问·四气调神大论》)

If the virulent qi retains and the sequence of wind, rain or dew is not regular, the grasses and trees will be withered.

第一句中的"白"指白色的小便，"菀槁"指代枯槁的草木。之前，我们讨论过根据奈达的"对等"思想，即不仅要在形式与内容上保持源语文本和目标语文本的基本契合即形式对等，而且要保持意义功能的"等效"，提供目标语读者熟悉的概念范畴，更接近目标语读者的理解习惯。这种将事物与事物的属性全部整合到译文中的翻译手法，也可以归属到"语境"翻译范畴，如此一来，在译文与原文之间，不是简单的忠实与不忠实的关系，而是一种整体的和谐关系。上文通过 white urine 和 withered grasses and trees 的"形与意"的动态建构，表现出不仅适合原文，也适合译文语境的得体性，达到动态地忠实于原文的目的。

（二）以事物范畴或类别代替事物本身

中医典籍里有些语句是借用本体和借体的所属关系和类别出发，表现出"缺省"的现象，翻译时要注意辨析这些语词的具体指代。譬如：

夫上古作汤液，故为而弗服也。(《素问·汤液醪醴论》)

"上古"二字指代的是上古时候的医师，所以翻译时要将完整的符号形式转换出来，可译为：

The ancient physicians prepared the rice soup only for contingency, but not for treating disease.

愿得受树天之度，四时阴阳合之，别星辰与日月光，以彰经术，后世益明，上通神农，著至教，疑于二皇。(《素问·著至教论》)

其中，"神农"指代《本草》一书，意为"希望你能给我关于树立天之度数，如何合之四时阴阳，测日月星辰之光等方面的知识，以进一步阐发其道理，使后世更加明了，可以上通于《神农》，并让这些精确的道理得到发扬，其功可以拟二皇"，译文如下：

I hope you can tell me the way of surveying the heavens degree, enable me to comprehend fully the mysteries of the four seasons, Yin and Yang, stars, sun and moon, and integrating them with the medical theory and practice which may be promoted and become ever so obvious in the later generations. In this way, the most brilliant skill of medicine which is inherited from Shen Nong's Herbal Classic, and can reach the medical level of the two kings.

对于这种基于某一特定范畴内的互相指代，译者要结合原文提供的话语信息，解读其具体指代，并在译语中给予清晰的形式和意义上的描述与阐释。实际上，在中医典籍翻译的过程中，必须首先为内在意义的生产遴选出合适的符号和叙事特征，并将其转换为译语的符号化，实现译语的意义和意象的结合，从而有利于受众读解和流通。

（三）以事物方位代替事物本身

同样，以事物所在的方位代事物的语词，翻译时也要改变原有概念意义的表达形式，以更好地服务于意义的传达。如下文：

阳明终者，口目动作，善惊，妄言，色黄，其上下经盛，不仁，则终矣。(《灵枢·终始》)

When yangming channels are severing, the patient will have distortion of the face, frightened often and talking nonsense with a yellow complexion. When the hand channels above and the foot below are having the hyperactive beats, the patient will die.

脉盛，皮热，腹胀，前后不通，此谓五实。（《素问·玉机真藏论》）

The vigorous pulse, the hot skin, the distension and fullness of the abdomen and the retention of feces and urine are called the excess syndrome of the five viscera.

中医典籍中经常会有类似的方位词汇出现，绝大部分都指代一个具体的事物或现象。具体来说，示例中的"上下"一词用来指代手脉和足脉，"前后"一词用来指代小便和大便。笔者主张不能顾名思义，牵强地忠实于原文而仅展示方位，如果译为 the upper、the lower 或者 the superior、the inferior，the forward、the backward 都可能引起歧义，甚至误解，如此也就没有达到交际层面动态等效的目的。总体来看，在翻译中，译者应该利用源语境知识解读其内涵，对于原文提供的与字面形式不相一致的意图，要越过字面形式，正确把握原作的意义。正如何自然（1997）所述：翻译就是译意，这个"意"就是原作的意图。对于中医典籍翻译来说，这尤其必要。以原作的意义和意图为出发点，在理解语词内涵和话语结构的基础上，挖掘原文的"弦外之音"，从而成功地实现转译。所以，上文将其译为 the hand channels above and the foot below，feces and urine 等。对于这种符号形式与符号内容在译语中得不到完整体现的情况，笔者认为应遵循约定俗成的规则，在通常情况下与其实际展现的事物内容保持一致，以有利于实际阅读。

（四）以数量代替事物

汉语的数词除了表明数量外，还包含很多其他方面的含义，中医典籍亦如此，其中包含的数量词从不同侧面体现了中医学对人体生命活动规律、疾病及诊断治疗的认识。甚至有学者认为，从研究中医典籍中数词入手，就可以管窥中医学知识和中医文化，典籍中数词的恰当翻译在助推中医学知识和文化在世界的传播进程中的作用也不容小觑。这里我们仅从修辞的借代法着眼，来分析如何更精准地译介这些数量词。

故神脏五，形脏四，合为九脏。（《素问·六节藏象论》）

张志聪注："藏有形之物者，胃与大肠小肠膀胱也。藏五脏之神者，心藏神，肝藏魂，脾藏意，肺藏魄，肾藏志也。盖五味入口，藏于肠胃，津液藏于膀胱，以养五脏之神气，故以形藏、神藏，而合为九藏，以配地之九野、九州也。"据此，"四"指代胃、大肠、小肠、膀胱，"五"指代心、肝、脾、肺、肾，"九"即指以上九脏。翻译时，最好既要记录原文的数字指代，又要实现交际目的，来反映出其具体内容，译文如下：

The four organs which store substances (stomach, large intestine, small intestine, bladder) and the five organs which store the spiritsare aggregated into nine viscera, as is said that heart stores spirit, liver stores soul, spleen stores ideation, lung stores corporeal soul and kidney stores will,

九者，经巽之理，十二经脉阴阳之病也。(《灵枢·周痹》)

"九"指代九针。《黄帝内经》首次记载了有关九针的论述，在其《灵枢·九针十二原》《灵枢·官针》《灵枢·九针论》《素问·针解》中均有大量有关九针的内容。"巽"顺达之意，使用九针除了能使经气顺达流畅外，还能治疗十二经脉阴阳不调的各种疾病。可译为：

The nine needles can be used to dredge the channels and treat yin-yang disharmony of the twelve meridians.

有学者将这种方式称之为"解释性"翻译，就是把要解释的内容融合到译文中，使得译文一气呵成，完整地传达出原文的含义和风格。这种解释性翻译对"借代"修辞翻译的意义很大，明确地通过"镶补"，通常是加几个词，最多一两句话就可以将目标语读者不清楚的背景交代明白，而且基本不会干扰原文句式的排列。

三、摹状

摹状又叫摹绘，仿拟或摹拟，是摹写人或客观事物的声音、颜色和情状的一种修辞方式，使之有形、有声、有色，用来增强语言的形象感和生动性，渲染气氛，增加表达效果。《黄帝内经》中在描述自然、病症或脉象时多处使用"摹状"的修辞手法来承载其"物象""声象""形象"，进而解码"象"意。学界对《黄帝内经》中"摹状"辞格的翻译研究成果并不丰富深入，在此，笔者拟采撷些许示例，从"摹状"的三种形式即摹声、摹色、摹形，来分类考量其英译路径，深入探讨如何把握翻译本质，实现"象"与"意"的转换与融合，以此更清晰地揭示在中医典籍翻译中形式建构与意义生成的互动互依关系。

（一）摹声（onomatopoeia）

英语 onomatopoeia 一词来源于希腊语，意为 to make name，是仿拟事物声响来构词的一种辞格。正如《素问·阴阳应象大论》有"视喘息听声音而知所苦"，"摹声"为中医四诊之一的"闻诊"提供了临床诊病的重要依据。《黄帝内经》很重视运用"摹声"这一语音辞格来来如实表现事物的特点，摹写脉象、脏腑，特别是模拟一些疾病发出的声音，读起来不但有声有色，而且加强感性认识，辅助医者通过具体可感的声音来分辨病情的虚实寒热，做出有效诊断。目前很多中医双语词典和译本将 listening and smelling（听声、嗅味）作为"闻诊"的英译形式之一而为西方读者阅读和理解，语义完整清晰。

大肠病者，肠中切痛，而鸣濯濯。(《灵枢·邪气脏腑病》)

The large intestinal disease is marked by the sharp pain with the gurgling noise.

"濯濯"一词摹拟了类似"断续的咕噜声或气过水声"的肠鸣音。《素问·气厥论》有"疾行则鸣濯濯，如囊裹浆"，《灵枢·胀论》也有"大肠胀者，肠中切痛而鸣濯濯"等类似论述。对此，笔者主张一方面可甄选能体现声音感（咕噜声）的英语象声词 gurgling，以契合中医语言的"声像"色彩，另一方面加入表明概念范畴的提示词 noise 来凸显其"意象"，并彰显语义。事实上，根据相关统计数据，gurgling noise 和 gurgling sound 的搭配形式在英语 gurgling 词群（clusters）中使用频次最高。

是动则病耳聋浑浑焞焞，嗌肿，喉痹。(《灵枢·经脉》)

The abnormality of the channel is marked by deafness with the booming of tinnitus, swollen larynx and throat obstruction.

"焞焞"摹拟了耳鸣音之大。

腹大，亦上走胸嗌，喘息喝喝然。(《灵枢·杂病》)

Paunchy abdomen extending to the chest and throat will lead to the wheezing panting.

"喝喝"摹拟了喘息音。

根据陈望道在《修辞学发凡》一书中所述，"摹声"可分为两类，一是直写声音，二是对于声音所得的感觉，即侧重气氛描写。文中这些叠字象声词的使用可以使得读者对病症产生强烈的真实感，犹如亲耳所听。毋庸置疑，这种通过摹拟声音来加强声律效果，用声音引发联想，以托衬形象或意象是一种非常生动有趣的表达形式，具有心理和情感的社会属性。笔者建议甄选和保留能体现声音感的英语象声词，如上文的 gurgling、booming、wheezing 等；同时适当加入表明概念语义和范畴的提示词，如上文的 noise、tinnitus、panting 等。如此，一则遵循"理"法，语义清晰；二则彰显了低回调声音的美与情，皆俱视听感性，达意传情，契合了中医语言的意象性特征。摹声是中医语言体现了汉语标志化的语言特征之一。由于其不仅关联意义归属，还关联情感内涵，所以译者要高度关注这类用语的微妙的审美与情感信息，努力在英译中为其"理"与"情"提供充分的容载空间。

真肾脉至，搏而绝，如指弹石，辟辟然，色黑黄不泽，毛折，乃死。(《素问·玉机真脏论》)

The appearance of the genuine-kidney pulse, marked by forceful and deep beating, just as snapping stones, with non-lustrous blackish and yellowish countenance and brittle hair, indicates impending death.

文中"辟辟"一词摹拟了"脉象促而坚"的声律效果，用声音引发对"真肾脉如弹石一般沉而坚硬"的联想。《素问·平人气象论》中也有"死肾脉来，发如夺索，辟辟如弹石，曰肾死"。如何将其合理转换为译语，这不仅关联语音归属，还关联意义内涵。比较来看，汉语的摹声词一般直接仿拟事物的声音，而英语大多采用间接方式，以动词为主要摹写形式，如"当当"clang，"隆隆"rumble，"嗒嗒"tap-tap，"噼噼啪啪"clap 等。本句选择 snap 来对应"辟辟"，snap 在牛津词典中意为 to break sth suddenly with a sharp noise，相当于我们所说的啪嗒声、咔嚓声，而且英语中也有 snap your fingers，即"弹指头"这一表述。译文同时也辅以 beating 一词，使语义更加清晰，具有明确的"所指"作用。如此，原文和译语就形成了一个"共象"平面，既保留源语的"声象"，又解码其意义，内在与外在相融合，形成一个完整的"形"与"意"系统。

可以说，《黄帝内经》中这些叠字象声词是一种极其生动的表达形式，可以使读者对病症产生强烈的真实感，犹如亲耳所听，也具有心理和情感的社会属性。英译时不可以忽略语言的情感共性，而应结合描写与阐释，摹其"声"，释其"意"，"以我之有，化彼之有"，寻找译语中形态和意义相匹配的单词，再现《黄帝内经》语词的特色美、异质美。

（二）摹色（color imitating）

摹色是一种描绘事物不同色调的修辞方法；像象声词一样，色彩词也是文学创作中所运用的主要感官词，给人视觉上的冲击。颜色词是《黄帝内经》中经常使用的感官词，中医一般用"摹色"修辞格来摹拟自然界和疾病的颜色，利用色彩唤起人们对事物的视觉感，进而见其色，望其形。"察五色，观五脏"在中医临床诊断中占据了重要地位，中医五色如青、赤、黄、白、黑可转喻为五脏，反映不同脏腑和不同性质的疾病，并与五行（火、土、木、金、水）、五方（东、西、南、北、中）等中国古典哲学观念相对应。在翻译中，除了基本色调转换外，译者要充分注意摹色词的隐喻内涵及不同民族文化对色彩的思维和情感认知。从某种角度看，翻译中对于"色"的语义解析及其在译语中的形式和意义建构也可以反映出译者迥异的翻译策略和价值取向。

《黄帝内经》中的"摹色"大致以两种方式出现：一种是直描本色，另一种是叠合其他辞格如明喻、隐喻、拟人等生成色彩，给人视觉上的冲击。如下句：

赤欲如白裹朱，不欲如赭；白欲如鹅羽，不欲如盐；青欲如苍璧之泽，不欲如蓝。（《素问·脉要精微论》）

The red color should be like the cinnabar wrapped in a piece of white silk with ruddy color, and not like the ochre; the white color is like the goose feather but not the salt with dark dregs; and the blue color is like the jade with luster, but not the indigo.

对此，笔者认为译文需体现和观照以下两点：①颜色转换要贴切，符合最基本的规定性。比如上文"赤"red、"赭"ochre、"青"green 皆对应英语语境中的基本色彩。②仔细斟酌原文色彩和形象范畴，加强"色"系语言转换的有效性和感染效果。比如在《黄帝内经》中主要用来形容身体各部位颜色的"青"，就具有非常丰富的内涵，可指代"绿""蓝""黑"三种颜色，分别用于描写大自然、肤色及头发和眼睛，用于形容肤色时大都表示蓝色。由此，相对于 IlzaVeith 和吴氏版中的 green，李照国将"青"译为 blue 倒也是有理可循。再如"苍"（青色），根据《说文》所载："璧，瑞玉，圜也。"上文将其译为 like the jade（翡翠、璧玉），通过"物像"即 jade 勾勒出像色，具有语言转换的实效性和快捷性特征。原经文接下来也在使用诸如"雄黄""黄土""重漆""地苍"等语词来链接"色""象"与"意"，唤起人们的色彩感，英译时需尽量保持颜色所承载的"象"的原型性（prototype) 和"意"的完整性（integration)，力求在译语中再现符号和文化内涵的本来面貌。

肝疟者，令人色苍苍然。（《素问·刺疟》）

Liver malaria is marked by cyanotic countenance.

"苍"（青色）是从原意"远望的草色"来摹写"肝疟，使人面色苍青（发绀）"。据数据统计，"苍"在《黄帝内经》出现有 33 次之多，如"在脏为肝，在色为苍""肝热者，色苍而爪枯"等，有学者将其视为"青"的形态变体，英译时需根据语境和语义的变换来对应其色。目前与"苍"对应的基本颜色词有 green、dark green、greenish、blue 和 cyanotic（发绀、青紫），或是直接转换为"苍"所代表的物像，如上文的 jade（翡翠、璧玉）。而对于《生气通天论》中的"苍天之气，清静则志意治"，因为 blue 含有同样的原型：sky（天空），而"苍天"是来泛指天空的颜色，所以也可用 heaven 一词来指代"苍"所喻指的"青"色。此句用 cyanotic 直接阐明"面色发绀"之意，简单明了，缺点是失去了"苍"所蕴含的色彩和意蕴。

五气护身之毕，以想头上如北斗之煌煌，然后可以入疫室。(《素问·刺法论》)

After five kinds of qi protecting the body, one can imagine that the Big Dipper is shining over the head, then he can enter the epidemic room.

句中"煌煌"是指北斗明亮、耀眼，李照国将其译为 shining，意为 reflecting, emitting or radiating light，在英语中确有 shining light、shining star 或 shining sun 等词群搭配。不过，界定语义后，笔者认为 shining 不足以反映出"煌煌"所指色彩的鲜明度，为使其概念范畴更接近于源语，可选择 brilliant 或 splendid 等词，其意为 full of light 或 having striking color（耀眼）。

肝热病者，左颊先赤；心热病者，颜先赤；脾热病者，鼻先赤；肺热病者，右颊先赤；肾热病者，颐先赤。(《素问·刺热》)

In the febrile disease of the liver, the left cheek turns red first;

In the febrile disease of the heart, the forehead turns red first;

In the febrile disease of the spleen, the nose turns red first;

In the febrile disease of the lung, the right cheek turns red first;

In the febrile disease of the kidney, the Yi / cheek turns red first;

(Yi: the part lateral to and inferior to the corner of the mouth.)

在面部相应之处呈现出来的"赤"色可以使得医者准确判断发热的脏器。译者在目标语中描摹这些颜色时一方面应准确地反映出色彩，另一方面又要把握色调的内涵和所指。

再以颜色词"青"为例，据其他学者统计，《黄帝内经》中"青"出现了 58 次，但所指却各有不同，如"东方青色"用于形容大自然的颜色，"肝色青"用于形容脏腑的颜色，"臂多青脉"是用于形容筋脉的颜色，"面黄目青"用于形容眼睛的颜色，"颜青""青色薄皮弱肉者"则是用来形容面色等。在 Veith 翻译的《素问》中，"青"基本都译为 green，而有的则索性忽略不译；吴氏父子的译本中则基本译为 green；李照国的译本中有的译为 blue，有的译为 dark green，还有的译为 black。如下例：

东方青色，入通于肝，开窍于目，藏精于肝。(《素问·金匮真言论》)

The east is green in color corresponding to the liver, which opens into the eyes and stores essence into the liver.

青色小理者肝小，粗理者肝大。(《灵枢·本脏》)

When one's skin is blue with compact texture, his liver will be small; when one's textureis rough, his liver will be large.

《黄帝内经》中有很多摹写面部气色的语词和语句，如《素问·至真要大论》有"面赤目黄，善噫嗌干，甚则色炲"，其中"炲"是用"烟气凝积而成的黑灰"来凸显面色之"黑"，可译为 blackish。同样，下文用"漆"呈现"肾足少阴之脉病候"，又描摹出"柴"之"干枯"特征，以凸显疾病轻重及病源之所在。如之前笔者主张，既要描绘其"色"，又要勾勒其"形"，寓意于形，才能实现译语的告知和再现作用。由此，译文将 black, emaciated 和 lacquer 有序排列，使目标语读者从语境中能够大致把握其本意。

是动则病饥不欲食，面如漆柴。(《灵枢·经脉》)

Invasion of pathogenic factors into the channel will cause the hunger without appetite and the black and emaciated complexion like lacquer.

（三）摹形（imitative form）

摹形是用来描述说明对象的形态特征的一种修辞方法，把视觉感受到的形状、样式描摹得具体可感、真切动人。《黄帝内经》主要通过这种修辞手法来描绘物体或人物的情态或脉象，通过局部特征和细节特征，逼真地描写出其大小、形状、颜色和质地等。如何在翻译中将这种带有情感色彩，甚至押韵的描绘转换成目标语言，确实难以把握，绝非字当句对的转换能实现的。我们可以比较一下李照国和吴氏父子的译文：

阴阳和平之人，其状委委然，随随然，颙颙然，愉愉然，暶暶然，豆豆然，众人皆曰君子。(《灵枢·通天》)

The people of balanced yin and yang type (are characterized by) calm and steady appearance, gentle manner, mild disposition, genial expression, kindness, sincerityandelegant behavior. People all regard them as the nobles. (李照国)

For a man of both mild in Yin and Yang type, his appearance is nice, he appears to be obedient, gentle and respectful, he is amiable and pleasant with kind, benign looks, and people call him a gentleman. This is the appearance of the man who belongs to both mild in Yin and Yang type. (吴氏版)

此句连用 6 个叠韵词，生动地描绘了阴阳和平之人的外貌，动态：从容稳重，举止大方，性格和顺，态度严肃，品行端正，待人和蔼，目光慈祥，作风光明磊落，处事条理分明的传神形象，描绘得栩栩如生。我们可以读出来、感知到作者态度的强硬、语气的轻重缓急，原文中的感情色彩和人际意义是应着力传递的一个重要内容，并且其不像术语和概念那样具体实在。如何采用恰当的翻译策略在不同的规范中来实现情感意义跨语言、跨文化的有效传递呢？遵循译文在形式、内容和风格等方面的原则同时，还必须舍形求义，着眼于情感色彩的"动态"建构，努力寻求再现"意义"，让情感意义通过目标语的适当形式得到补偿，从而动态地实现情感意义的有效转换。

上文李照国版译文基本遵循了形式对等原则，原文与译文相互依存，相互转化，塑造出"阴阳和平之人"的鲜明的人物形象，读起来简洁清晰。吴氏版译文以 a man of both mild in Yin and Yang type 为开头结尾，互相照应，目的是为了在译语中同样突出"阴阳和平"之人的素养和举止；从"意义建构"出发而没有拘泥于形式，连续使用了 9 个形容词 mild、nice、obedient、gentle、respectful、amiable、pleasant、kind、benign，突出了较强的感染功能；This is the appearance of the man 处于表达的关键位置，使用的强调句型体现了意义递进的语义，凸显了对"阴阳和平"之人的肯定。从形式上看，译文虽然没有字当句对地匹配原文，但从意义的再现方面与最后的强调句一起较好地传达了原文的真实意义和情感，实现了语篇的号召和感染功能，动态地遵循了翻译的忠实原则。下面再分析一句：

浑浑革至如涌泉，病进而色弊；绵绵其去如弦绝，死。(《素问·脉要精微论》)

此句是来描述脉象的：脉大而急速如泉水上涌者，为病势正在进展，且有危险；脉隐约不现，微细无力，或如弓弦猝然断绝，为气血已绝，生机已断，故主死。"浑浑""绵绵"的摹形修辞法，使医者难以辨别的脉象读起来具体而鲜明。如何在译语中构建这种"形象"感，使人如见其景，是这种修辞形式翻译的重点所在。我们不妨赏析一下几个版本的译文形式：

"When the force of the pulse is turbid and the color disturbed like a bubbling well, it is a sign that disease has entered the body, the color has become corrupted and the constitution delicate. And when the constitution is delicate it will be broken up like the strings of a lute and die. Therefore, it is desirable to understand the force of the five viscera.(Veith)

If the pulse emerges like a rushing spring, this means that the illness is worsening, with a poor prognosis. If initially the pulse is faint, but suddenly becomes wiry, this is a sign of death.（倪毛信）

When the coming of the pulse is strong like water gushing from the spring, it shows the disease is turning to the worse to become dangerous; if the coming of the pulse seems to exist and again not to exist, and its going is like a piece of broken string, the patient will be sure to die.（吴氏版）

厥胸满面肿，唇漯漯然，暴言难，甚则不能言，取足阳明。(《灵枢·杂病》)

The adverse flow of qi that causes chest fullness, facial dropsy, drooling of swollen lips, sudden loss of voice or even difficulty to speak can be treated by needling the acupoints of Foot-Yangming Channel.

"摹形"将形式与意义融为一体，力求通过形态的塑造唤起读者对"形象"和"物像"的认知。笔者认为，鉴于汉语中"摹形"辞格的特殊表现力，在英语中很难找到与其完全匹配的对应词，翻译时可将重点置于语词意义和行文风格的考量上。比如本句中"漯漯"一词在《黄帝内经》中主要用于描绘3种情态：①水湿寒栗。如《灵枢·癫狂》有"风逆暴四肢肿，身漯漯，晞然时寒"。②汗出。如《素问·刺腰痛》有"会阴之脉，令人腰痛，痛上漯漯然汗出。"③肿大流涎。如本句"唇漯漯然"。李照国将"漯漯"译为 drooling of swollen lips，从 drooling（流涎）和 swollen（肿胀）两个维度阐释其意义，特别是 drooling 一词在一定程度上也使其画面感得以释放。

是动则病洒洒振寒，善呻，数欠，颜黑，病至则恶人与火，闻木声则惕然而惊（《灵枢·经脉》）

The invasion of pathogenic factors will cause the following like chills sprinkled with cold, frequent groaning and stretching oneself, black complexion, aversion to other people aside and fire during the onset of the disease and sudden terror upon hearing the sounds made by wood.

"洒洒"原指四散或分散落下，在《黄帝内经》中经常用来摹写寒冷、寒栗的样子，如《素问·刺疟》有"肾疟者，令人洒洒然"，《素问·脉解》有"阳盛而阴气加之，故洒洒振寒也"，《素问·风论》也有"腠理开则洒然寒，闭则热而闷"。为与此意互动，译文使用 chills 和 cold 来表意，用 sprinkled 来摹形。sprinkle 在英语词典中主要有两个义项：① distribute loosely；② cause (a liquid) to scatter。可见，sprinkle 与"洒洒"的语源较吻合，皆通过仿拟其"象"即 distribute 或 scatter 来激发读者共鸣，勾勒出"周身寒栗"即 chills 的样子。

同样，"惕然"一词勾勒出精神惶恐、惊恐的样子，《灵枢·经脉》中有"坐而欲起，目慌慌如无所见，心如悬若饥状，气不足则善恐，心惕惕如人将捕之"。相对于呈现"惕"的语义即 fear 而言，刻画其物像是英译的重点和难点。从众多近义词如 fear、panic、dread、distress、fright、horror、worry 中，笔者遴选了 terror 一词替换李照国版本中的 fear。根据《牛津双语词典》，terror 意为 an over-whelming feeling of fear and anxiety，一方面可以凸显 fear 的强度和程度之重，另一方面又触及 anxiety 的不适感，意义完整，形式贴切，并在一定程度上展现出源语的画面感。

四、比拟

比拟（analogy)是物的人化或人的物化即将人比作物、将物比做人，根据本体事物和拟作事物之间的可拟性，借助联想和想象而形成，运用这种辞格能收到特有的修辞效果：或增添特有的情味，或把事物写得神形毕现、栩栩如生，抒发爱憎分明的感情。比拟具有很强的感情色彩，主要分为拟人和拟物两种形式。《黄帝内经》也经常使用这种修辞格，增加了语言的形象性和生动性。在翻译过程中，译者要注意以目标语读者理解和接受为前提，一方面侧重意义的传递，另一方面侧重语法结构的合理搭配，使得主谓关系、动宾关系等语言层面符合目标语的合理匹配，而不仅仅照应源语的形式搭配。

（一）拟人

拟人（personification）是把事物（包括物体、动物、思想或抽象概念）人格化，赋予事物以人类的行为特点，将事物变成和人一样具有动作和感情的样子，使表达不仅更加生动、形象、具体，又有了拟人化之后特有的具象效果。如下句：

五恶：肝恶风，心恶热，肺恶寒，肾恶燥，脾恶湿，此五脏气所恶也。（《灵枢·九针论》）

Five aversions：The liver is averse to wind, the heart is averse to heat, the lung is averse to cold, the kidney is averse to dryness and the spleen is averse to dampness. These are the aversions of qi of the five viscera.

"恶"是讨厌、厌恶的意思，是人表达出来的一种反感情绪；用于五脏，使其具有人的意识和感情。averse to 表 strongly opposed（强烈反对），用在此处可以生动反映出原句语义和语气，世中联《中医基本名词术语中英对照国际标准》也采用了 averse to 来表"恶"。

岐伯曰：脾者主为卫，使之迎粮，视唇舌好恶，以知吉凶。（《灵枢·师传》）

Qibo said: the spleen governs the defense of the body and the reception of the nutrients. The inspection of the preference and aversions of lips and tongue can indicate the condition of the spleen.

　　"卫"和"迎"赋予脾脏以人的动作即"保卫"和"迎接"，以此来说明其既有保卫人体的能力，又有迎接食粮的功能。同时，赋予唇舌以"好恶"的能动性，读起来形象而生动。译文采用了 defense、reception、preference、aversion 等语词，与原文形式高度匹配，凸显主体的功能取向，在很大程度上将源语意义客观化了。我们不妨再从《黄帝内经》中挑选一个示例来说明。

　　剽其通，针其邪，肌肉亲，视之毋有，反其真，刺诸阳分肉间。(《灵枢·刺节真邪》)

With the passage attacked and the pathogenic factors needled, the muscles become attached to each other. When the pathogenic factors are seen to be removed and the healthy ones have been recovered, the needling should be on the muscles along the yang channels.

　　"亲"属于人的感情色彩，这里把肌肉人格化，赋予其人的意识和情态，使其读起来栩栩如生，表达更加形象化。attached to 在一定程度上能反映出这种亲附致密的关系，且语义明确清晰。只是，在汉语中，"亲"本意为感情深厚、关系密切，如亲属、亲人、亲事、乡亲、亲密、相亲等用语，而 attached to 虽然也表现出一种冷静的客观意识，缺少了源语"亲"所赋予的意味和意境，但是相对于 related 或 next 而言，更多地包含了"爱"的内涵。在英语中也有这样的使用例子，如 She is very attached to her family and friends(她非常热爱家人和朋友)。因此，在中医典籍翻译过程中，译者也要十分注意两种语言情态的语用暗示，并尽可能将意义恰当地体现在译语语境中，保证目标语读者顺利阅读的同时，感知源语的语言和文化内涵。

（二）拟物

　　拟物（zoosemy）包括两类：一是把人当作物来写，使人具有物的动作或情态；二是将甲物化为乙物，当作乙事物来写。拟物这种修辞方式可以给人以形象感、新奇感，使读者展开想象的翅膀，捕捉它的意境，体味它的深意。《黄帝内经》主要围绕"以物拟物"这种方法，使用一些具体描写形式把某些自然现象、生理现象和病理现象描述的有生命、有感情。如：

脾热者，色黄而肉蠕动。(《素问·痿论》)

Spleen-heat is marked by yellow complexion and peristalsis of soft muscles.

一阳独啸，少阳厥也，阳并于上，四脉争张。(《素问·经脉别论》)

One yang channel is exclusively roaring as a result of the reverse of lesser yang together with yang qi, and the four channels are dilated.

"蠕动"一方面把虫子的行为方式转嫁到肌肉的病理现象中，使之形象化，另一方面把抽象的病理现象转嫁于具体、生动的动态描写，对此，译文使用 peristalsis 和 soft 来予以描写，保留了源语的形象性。"啸"本指自然界发出的声音或鸟兽等动物的长声鸣叫，此处用于形容经脉独盛，这种合理的属性转移使得读者一目了然，描写由静变动，并创造某种声音意境，译文使用 roaring 来保留原文的声效感，同时用 exclusively 来加强其能量之大。当然，也有译者使用 vigorous、strong 等直接将"啸"所暗示的"强大"之意呈现出来。我们可以根据目标语在具体语境中的表现而加以选择，使译语既反映源语形式，又表明译者的主观态度。

大家会注意到，《黄帝内经》有时会使用这种"声效"来呈现事物的属性，非常生动而艺术化，如：

腹中常鸣，气上冲胸，喘不能久立。(《灵枢·四时气》)

Thefrequent borborygmus and ascending qi up to the chest results in inability to stand for a long time with panting.

译文中的 borborygmus 和 panting 将"鸣"与"喘"进行了声效处理，虽然在形式上未与原文亦步亦趋，但所体现的意义和语气却能够充分再现原文的语势，也比较容易被英语读者所理解和感知。

五、讳饰

顾名思义，讳饰（taboo）即以中性（或正性）词顶替忌讳词、美化、淡化、讳饰、省略不谈所避讳的事情等。在具体的语言环境中，可以采用不同的方法来表现，只要说与听、写与读的人之间了解说写的对象就可以了。这种婉曲的修辞方式有时是通过隐喻、暗喻，有时通过借代或其他方式来实现，能很好地体现出中国传统哲学与文化温柔敦厚的"情"与"意"，使表达讳而有致，含蕴深沉。根据班兆贤先生所言，《黄帝内经》中经常使用这种修辞格来辅助说明犯忌之事，主要分为"器官""生理现象""病情""死亡"等四种讳饰形式。

（一）形物讳饰

魄门亦为五脏使，水谷不得久藏。（《素问·五脏别论》）

The anus also named as the wastegate is utilized for discharging the waste by the five zang, so the grain and water can not be retained for a long time.

（二）生理讳饰

人有重身，九月而瘖，此为何也？（《素问·奇病论》）

Why some lose their voice after nine months of pregnancy with heavy body?

（三）疾病讳饰

微急为沉厥奔豚，足不收，不得前后。（《灵枢·邪气脏腑病形》）

The slight rapidness (of the kidney channel) indicates the heaviness and coldness of lower limbs and the racing upward (of the abdomen qi) like a running pig as well as the non-flexion and inability of defecation and urination.

（四）死亡讳饰

故能形与神俱，而尽终其天年，度百岁乃去。（《素问·上古天真论》）

Therefore, the harmony of the spirit and the body ensures one's natural span of life and passing away after one hundred years old.

从以上示例可以看出，"魄门"讳饰"肛门"、"重身"讳饰"怀孕"、"前后"讳饰"大小便"、"去"讳饰"死"。基于英语语言的"依形出意"的本质特征，为便于阅读和理解，以上大部分译语如 wastegate、heavy body、a running pig、passing away 等形式均尽可能地展示出汉语符号形式与意义在译语中的建构路径。虽然有些译者主张采用意义建构的方式，在译文中解构和诠释了词语的隐晦内涵，但对"讳饰"这一修辞方法，笔者仍坚持对"民族符号"的偏爱而主张尽可能保留意象的翻译方法，以便于西方读者对中医文化情感的深层次体会。

《黄帝内经》中有不少地方运用讳饰形式，比如"阴器"讳饰"生殖器"，"卵"讳饰"阴囊"，"子处"讳饰"子宫"，"阴阳和"讳饰"性交"，"月事"讳饰"经血"，"后"讳饰"大便"，"水泉不止"讳饰"小便不禁"及"终"、"去"、"尽"、"夭"等词语讳饰"死亡"等。在翻译中，如果我们不能从语言符号形式与认知视角很好的解构与诠释，则很难令西方读者准确理解本体和喻体之间的关系，更谈不上内涵与蕴意。因此，应尽量在译语中保留源语的"物象""声象"或"意象"等语言表现符号的同时，力争实现不同意义的表露，使之不仅达意而且有形，有助于审美立意的传播。

六、联珠

联珠 (anadiplosis)，亦称顶真、蝉联，有人也称其为"链形重复"，是指上句的结尾与下句的开头使用相同的字或词即前后两句头尾蝉联，上下递补，用以修饰两句子的声韵的方法。联珠使表达像链条一样链接起来，结构严密整齐，环环紧凑，语气连绵，音律流畅，引人入胜，在《黄帝内经》中频频使用，特别是在《灵枢·本输》中就出现 63 次之多。这种修辞格不仅表现出形式的逻辑性，整齐的节奏感，从头至尾一气呵成，还具有强烈的美学效果和思想感情。从形式上看，分为直接和间接联珠两种，翻译时可以严格遵守此句型原有结构形式，也可以不拘泥于原有结构，根据语境、语义动态性地建构译文模式。试看：

胃不实则诸脉虚，诸脉虚则筋脉懈惰，筋脉懈惰则行阴用力，气不能复，故为瘖。(《灵枢·口问》)

The asthenic stomach qi will lead to the deficiency of all channels, the deficiency of all channels causing the tendons to become loose and the loose tendons resulting in sexual intercourse difficulty so that qi cannot be recovered. Thus, the muscular flaccidity will occur.

忧思则心系急，心系急则气道约，约则不利，故太息以伸出之。(《灵枢·口问》)

Worry and anxiety will trigger the heart tightened, and qi passage will be obstructed as a result of unsmoothness. Consequently, one has to sigh to breathe out.

第一句中的"诸脉虚""筋脉懈惰"蝉联前后两句，结构紧凑密集，翻译时译者不能不顾及这一修辞形式和微妙的审美信息，因而所示译文也反复了 deficiency of all channels 和 the loose tendons 以观照源语结构。第二句的"心系急""约"在译文中并没有往复回译，译者打破了源语结构，重新排列语序，将"心系急"作为第二小句的原因而与"不利"在译文中整合到一起，以供读者比较。可以看出，这种联珠结构是非常具有语言感性的，它通过这种"丝丝入扣"的结构载体而建构意义和情感，对待这种汉语修辞结构的翻译，译者要充分认识到它的认知心理过程和审美信息，力争在译语中兼顾"情"与"理"的形式构建，择善从优。

寒气化为热，热胜则腐肉，肉腐则为脓，脓不泻则烂筋，筋烂则伤骨，骨伤则髓消。(《灵枢·痈疽》)

The cold transforms into heat. With excessive heat the muscle will be corrupted. With corrupted muscle the pus will be caused. With retention of the pus the tendon will be decayed. With decayed tendon the bone will be damaged. With damaged bone the marrow will be consumed.

此句先后使用"热""肉""脓""筋""骨"五个蝉联词关联六个分句，阐明了痈肿的病因病机及"寒"这一病机的临床证候，如此紧凑结实，令译者务须仿拟原句形态，将源语的"神妙"和"气韵"转换到译语中。本段译文采用 with 架构出一系列排比句型，同时重复前一主词，以观照源语铿锵有力的联珠句式；这段英语句式整齐规矩，时态完整划一，用词简洁明了，读起来也算一气呵成。

气至之谓至，气分之谓分。至则气同，分则气异。(《素问·至真要大论》)
The arrival of qi is called solstice while the separation of qi is called equinox. In solstice qi is the same, and in equinox qi is different.

《黄帝内经》中还有很多类似于上句的表达句式，即用上句中的某个词语或句尾作为隔句的句首，在一定时间间隔后跳跃相承，如上句中第三分句的"至"与第一分句句尾"至"、第四分句的"分"与第二分句句尾"分"间联。译者在翻译时理应采用统一的表达方式指代同一对象，不可轻易换词。

七、谐韵

韵律优美的语言会产生一种语言的视听感性。在汉语中，韵（rhythm）是字音的尾声，如刘勰《文心雕龙·声律》曰："是以声画妍蚩，寄在吟咏，吟咏滋味，流于字句，气力穷于和、韵：异音相从谓之和，同声相应谓之韵。"事实上，英语虽不能与汉语这种节奏感与均衡感相媲美，但语音也是一种重要的表意手段，正如索绪尔所说："词音是语义的外在形式。"由此看来，表达思想感情的作品的好坏一定程度上也可以寄托在"和"与"韵"上。虽然中医翻译不同于诗歌，但由于中医语言特别是一些中医典籍词语和句式结构的特殊性，如对偶、排比、叠音、回环等大量的修辞手法，使得我们在翻译时不得不在词语对应的基础上考虑到它的"音韵"形态。译者如果注意到谐韵的问题，则不仅协调了声音，也推动了英文词语的选择。

我们知道，相对于汉语这个有着四声声调的语言来说，英语特别是现代英语并不存在如汉语中 inflexion（转调，曲折变化），而只能通过语调（intonation）和重音（stress）的变化来表意，即一方面可以通过句子的升调或降调来决断句子的某些含义（A rising or falling tone in the parts of the sentence determines much of its meaning），比如"you can't make it"是一个陈述句还是一个问句，强烈依赖于音尾是升调（rising）还是降调（falling）。另一方面可以通过重音或格律即抑扬顿挫来表示，使用轻读（unstressed）和重读（stressed）来展示一定的情感和含义。

长川草偃，柔叶呈阴，松吟高山，虎啸岩岫。（《素问·六元正纪大记》）
Grasses on the land hang ↓, Soft leaves turn over ↑, Pine trees on the mountain chant ↓, Tigers between the stones bluster ↑。

本句描绘了草、叶、松、岩等四种形态，用来形容木郁开始发作的征兆；用词生动仿真，使人如临其境；当我们仔细考究时，会发现其平仄音调的律动性和规律性，如：长川↑草偃↓，柔叶↓呈阴↑，松吟↑高山↑，虎啸↓岩岫↓。由于其基本采用对等匀称的音调和音节即升降－降升、升升－降降，读起来抑扬顿挫，时高时低，动感悠扬。英译时也要考虑到译文音韵的对等表现力：hang 与 sing、over 与 bluster 词形与韵律的对等，加上降－升－降－升的声调，使得译文达到声音谐和。

进一步来说，我们在翻译时要特别重视目标语读者阅读时可能发生的重音或抑扬顿挫，由此给出语词和句式的最佳译语形式。由此，我们在中医英译中也不妨从"声调""重音"或"格律"等方面切入，即重视译文的韵律感，精心选词，协调声音，安排韵律。

八、回环

回环 (loopback) 就是把前后语句组织成穿梭一样的循环往复的形式，以表达不同事物间的有机联系。回环这种修辞方式就像一个圆环，可使语句整齐匀称，能揭示事物的辩证关系，使语意精辟警策。仍以《黄帝内经》为例：寒极生热，热极生寒（《素问·阴阳应象大论》）；实而不满，满而不实也（《素问·五脏别论》）；故夺血者无汗，夺汗者无血（《灵枢·营卫生会》）。《黄帝内经》用回环形式来解说医学理论，读起来平仄谐和、抑扬顿挫，匀称对偶，称得上"意尽而余韵悠然"。

寒极生热，热极生寒。(《素问·阴阳应象大论》)

Extreme cold generates heat, whereas, extreme heat generates cold.

脉气流经，经气归于肺，肺朝百脉，输精于皮毛。(《素问·经脉别论》)

The channel qi circulates in the meridians and goes up to the lung; With all channels converging in the lung, the essence is transported to the skin and hair.

回环是构成《黄帝内经》语言形式美的一个重要因素。不难看出，上文的寒、热与热、寒的回环以及脉、经、肺、脉的往复都使得文本似断实连，一方面非常富于艺术效果和艺术情趣，另一方面又言简意赅地反映出相互依存、相互转化的辩证关系。

审其阴阳，以别柔刚，阳病治阴，阴病治阳，定其血气，各守其乡。(《素问·阴阳应象大论》)

Investigate yin or yang, and determine the softness and the hardness. Yang disease can be treated by treating yin, and yin disease can be treated by treating yang so that the blood qi can be calmed down and remains in its location.

故善用针者，从阴引阳，从阳引阴，以右治左，以左治右，以我知彼，以表知里。(《素问·阴阳应象大论》)

Those who excel in acupuncture are trying to draw yang from yin or yin from yang, to treat the disease on the left side by needling the right side and vice versa, to know the other by themselves or to understand the interior by the exterior.

对于典籍中的语言回环，大致上有两种英译方式，一是仿照源语形态，保留用词的匹配度，如上述的"寒极上热，热极生寒""从阴引阳，从阳引阴"等的译语。按照这种说法，我们也可以将"脉气流经，经气归于肺，肺朝百脉，输精于皮毛"译成 The channel qi circulates in the meridians, the meridian qi goes up to the lung and the lung is oriented to all channels, transporting the essence to the skin and hair。二是为简洁之故，使用 vice versa 来替代后句，倒也是一目了然，这种形式也常常出现在英译本中。

九、夸张

夸张（hyperbole），是为了达到某种表达效果的需要，对事物的形象、特征、作用、程度等方面着意夸大或缩小的修辞方式，以增强表达效果的修辞手法。夸张的作用在于它可以突出某一事物或某一形象的特征，更深刻而又更单纯地揭示他们的本质，使读者得到鲜明而强烈的印象。例如，《黄帝内经》将上古真人的能力之高做了强烈的夸张描写"余闻上古有真人者，提挈天地，把握阴阳，呼吸精气，独立守神，肌肉若一，故能寿敝天地，无有终时，此其道生。"读起来语气坚定，富于联想，给人印象深刻。班兆贤教授将《黄帝内经》中的夸张手法主要归类于程度夸张，即夸大其程度或缩小其程度。试看：

余闻上古有真人者，提挈天地，把握阴阳，呼吸精气，独立守神，肌肉若一，故能寿敝天地，无有终时，此其道生。（《素问·上古天真论》）

As I am told that the real man in ancient times could merge himself into the heaven and earth, follow the law of yin and yang and inhale the essential qi to guard his spirit and keep the muscles integrated, they would survive the heaven and earth.This is the way of preserving health properly.

"提挈天地，把握阴阳，寿敝天地，无有终时"是说上古真人可以提地举天，寿命敝天地，寿命之长，无有终时。这种夸张应该如何在译文中表达出来呢？事实上，译者在翻译过程中对信息所作的陈述，不仅要考虑语言本身，还要考虑知识因素及目标语读者的需求和接受程度。对于夸张语词和句式的翻译，取决于目标语读者对原文所提供信息的合理性的接受程度。译者只有从原文的客观语境进行思考、认知，从而能够在译文中反映出原文客观存在的艺术性，文本的互文性强，才会使读者进行思考和理解。笔者基于中医"天人合一"的思想精髓来翻译"提挈天地"即 the real man in ancient times could merge himself into the heaven and earth，如此，既能保留夸张的意象性，又紧扣中医哲学理念；同时，直译"寿敝天地"（比天地寿命长）survive the heaven and earth，因其在任何文化背景或国度中都有类似的表达方式或语境，思想目的是共通的，直接翻译出来也能被目标语读者接受，同时也可以在译语语境中发挥预期的形象化作用。

此刺之大约，针之极也，神明之类也，口说书卷，犹不能及也。(《灵枢·刺节真邪》)

These essentials and the summit of the acupuncture skill which is regarded as the divinity are more than the oral or written account.

"口说书卷，犹不能及"把针刺技术的登峰造极描述成"只能心领神会，口头文章皆不能阐述明白"，似有夸张之意的表述直接通过比较级 more than 来链接，便于目标语读者接受。这种翻译方式突出了"功能性"，而不仅仅是"形式对等"（equivalence），可以说是原文在译本语境中形式上的重新定位。

《黄帝内经》修辞现象既是文字运用的一大特色，又是翻译的难点所在。如何使其潜在的修辞意义通过"语言符号"转化为现实意义，通过有效翻译形式与意义建构展示其独特形态、性质和走向是中医英译工作的重中之重。正如古代翻译家鸠摩罗什说："改梵为秦，失其藻蔚，虽得大意，殊隔文体，有似嚼饭于人，非徒失味，乃令呕哕。"对其英译深入研究，一方面可以补充健全国内外对中医古籍语汇的研究工作，探求《黄帝内经》如何根据题旨情境，运用各种修辞手段来具象地讲述医理、医道；另一方面也可以帮助我们深入理解其内涵和情感，摸索出具有普遍意义的翻译策略和规律，推广到更广泛的研读对象。如何在英译中保留或体现源语的艺术"色彩"或"文采"，不仅需要译者具有"吟安一个字，捻断数茎须"的苦心琢磨，更需要译者熟悉历史和文化语境，具备深厚的中西文化底蕴和扎实的语言基础。可以说，基于《黄帝内经》修辞的翻译研究对于正确领会及采取适合匹配的词汇、句法、语用和篇章翻译策略有着重要的指导意义，译介成功则十分有利于中医文化的国际传播。

第十一章　中医典籍翻译的文化属性

文化历史渊源不同，语源不同，语言类型不同，导致不同语言之间的文字和语法存在着巨大的差异和异质性，汉语和英语也不例外，有些现象在翻译中可以说是难以逾越的鸿沟。这从前几章我们分析的中医术语词的特点和句式结构就可以看出来，最显而易见的例子是，英语这种形态语言注重语法和形态变化，包含复杂的形态变化规律，大量使用表示逻辑－语法关系的连接词语，语法范畴呈显性；而汉语这种表意语言是从象形文字演变而来的，没有明显的语法形态变化即语法呈隐性，主要依靠词汇含义、语序变化、上下文语境，甚至心理等言外因素来表达整体内容。汉语这种"重意轻言"或"重意会，轻形式"的基质给翻译带来了不少困难。对中医典籍翻译而言，着力于研究中医语词、句式、句法英译的基本原则、基本方法和技巧、结构形态及信息功能分布等是一项首要任务。换句话说，我们要认真对中医语言中的每一个术语、每一个句子、每一个段落和篇章加以解剖、加以分析，然后用英语加以描写、加以表现，力争在翻译中实现"最佳匹配"（optimized collocation）。然而，要想实现最佳对应、最佳匹配、最佳表现，仅有一字一词特征的认定和转换不足以完成这个翻译过程。我们知道翻译是一种跨语言、跨文化的转换，特别是中医理论体系建构的逻辑学特征是以经验技术为依托的直觉判断、意象概念或类比推理，其许多概念范畴是从古代文化哲学中直接移植过来的，因而我们需要对素材或文本的人文背景、人文渊源、文化涵义做一番概括而深入的考察，才好"对症下药"。

文化影响着人类的思维和活动，也影响着医学的形成与演变，渗透于医学之中的语言文字、哲学方法、价值观等不可能与医学剥离，中医药学的孕育、形成与发展与中华文化的历史血脉紧密相融。中医学的理论概念，不仅具有医学性质，更具有文化哲学含义，从概念、理论、治则治法、表述到技术传递都承载着浓郁的传统文化特征，带有强烈的中国传统文化的精神特质、价值理念和文化哲学底蕴。换言之，中医这一特殊的医学模式，源于中国特殊的文化母体，中国传统文化以富于人文的精神力量对中医思维体系、理论系统、临床实践有着全面规范的模塑作用。在《灵枢·岁露论》的"人与天地相参，与日月相应"的认知背景下，中医理论与临床阐释无一不体现出中医文化的特殊概念与范畴，比如，反映脏腑关系的十二官，金、木、水、火、土五行的借喻用法，针灸穴位的隐喻内涵，涉及治则治法的提壶揭盖、补母泻子、滋水涵木、开鬼门等；融合了儒释道三教文化的中医学以人文文化形式反映着科学文化内容，譬如《灵枢·九针十二原》的"以意和之，针道毕矣"就是根据《黄帝内经》提出的"上守神，粗守形"的思想原则，而这恰恰源自中国传统文化对神韵与空灵的审美追求；中医将"藏血之脏"即肝脏称为"血室"，将冲脉称为"血海"，其他如"血气""血络""血胞""血脏"等语词皆出于传统观念以"血"表示近亲或家庭关系的"血肉相连"。正所谓"道可道，非常道"，中医经典所体现的哲学思想与文化内涵正是中医体系得以构建的基础，如果不能正确译介，将无法使西方读者理解对于"疼痛"症状，中医给出的气滞、血瘀、气虚、寒凝等用词的含义，也不能理解中医的"气"不同于西医的 air，中医的脏腑不同于西医的器官，"脾"实际上不等同于 spleen, kidney 实际上也不承载"肾"所能涵盖的功能与作用，更无法使西方读者构建"人有三百六十五节，因天有三百六十五日、人有血脉，因地有江河"的"天地合气，命之曰人"（the combination of qi of heaven and earth）思想的直观思维，中医特色和精髓无法透彻准确地传达，甚至会引起误解，这将在一定程度上制约和影响了中医药国际传播与发展，更会增加西方对中医药的认知隔膜，甚至会造成将科学性地传播中医知识转移为充满神秘感和半宗教的国际传播，造成对主题的歪曲。

一、哲学意义的现实转换

正如古希腊哲学家恩培多克勒（Empedocles）所说："哲学所有特性在医学中都保持着自己的意义。""医学没有哲学的普遍真理是不行的。"中西方文化哲学有很大的差异。在中华民族的传统文化中，早在先秦两汉时期就已公认的权威哲学思想"天人合一""天人一体""气一元论""阴阳五行"等成为中医理论体系的核心思想和中医学方法论的基石。"天人合一""取类比象"思想成为该时代出现的构建中医药基本理论的《黄帝内经》的框架基础，之后魏晋玄学、宋明理学的历史作用，使得中医学的理论概念，不仅具有医学性质，更具哲学含义。相对于中国哲学的"无为"，西方则主张产生于古希腊时期的"天人相分"的"为"思想。可以说，文化哲学背景下产生的中医概念不仅为中医理论与实践奠定了坚实的哲学基础并架构了完整的民族文化价值体系，也为我们在中医英译中认识中医理论、中医典籍文本的意义生产场域及本质特征提供了翻译理论依据和翻译实践基点。

从某种意义上说，中医药知识所阐发的脏腑、经络、阴阳五行、形神论、气本论等古老文化概念及辨证论治的诊疗思想渗透了古人对宇宙自然、世间万物的客观认知和哲学思考。在中医典籍翻译中，如何让西方理解在《黄帝内经》一书中至少有七种以上的"神"的定义，如何让西方人理解"神在天为风，在地为木"，如何让西方人理解"肝主筋，肾主骨，脾主肌肉"，如何让目标语读者通过 yin and yang equilibrium 理解这种表达阴阳处于此消彼长以达到相对平衡的动态变化的"阴平阳秘"，如何体现出这种葆有中国特色哲学思想，进而原原本本地、带有"哲学倾向性"地对外推介中国哲学思想和辨证思维是亟待解决的问题。

从中医中作用极为重要的两个基本概念"气"（qi）和"精"（essence）的哲学渊源和翻译路径就可窥见一斑。

"气"本义"云气"，《列子·天瑞》曰："云雾也，风雨也……此积气之成乎天者也。"《左传·昭公元年》曰："天有六气…阴、阳、风、雨、晦、明也。"古代哲学家认为"气"是构成世界的最基本的物质成分，宇宙间的一切事物都由气的生化而产生，都是气的运动及变化的结果。如东汉王充《论衡》曰："天地气合，万物自生。"《庄子·逍遥游》曰："乘天地之正，而御六气之辨。"古代哲学和朴素自然科学认为，世界从太虚混沌中产生，清气上升，浊气下降；积阳为天，积阴为地。中医学继承发展了先秦哲学对于"气"的定义，并根据气的"所据不虚"的物质实在性和外在形态的可感性，广泛运用于临床诊断、治疗或养生康复等领域，在生理上大致将其分为原气、卫气、营气和宗气等，认为气是一切组织活动的营养所系，如精气、津气、水谷之气、呼吸之气等，又是一切组织器官的机能活力，如脏腑之气、经络之气等。《难经》曰："气者，人之根本也。"《素问·六微旨大论》曰："善言人者，求之于气交。""何谓气交……上下之位，气交之中，人之居也。"《素问·宝命全形论》曰："人以天地之气生，四时之法成。""天地合气，命之曰人。"可以说，中医学中"气"的概念，既有哲学含义，又有医学科学的含义。在大家一致认可用拼音 qi 来表示"气"之前，有多种译法，如 energy、vapor、gas，还有文树德的 finest matter influences 等，但似乎表达出来的含义和语境都有限。当前，国内外基本都采用了拼音形式 qi，且大都支持小写的形式。试看：

元气 original qi　宗气 pectoral qi　营气 nutrient qi　中气 middle qi
卫气 defense qi　真气 genuine qi　精气 essential qi　津气 fluid qi
正气 healthy qi　邪气 pathogenic qi　肺气　lung qi　脾气 spleen qi
肝气 liver qi　脏腑之气 qi of viscera and bowels (zang and fu)
经络之气 qi of meridian and collateral　水谷之气 qi of water and cereals

中医认为，气是人体最重要的一种物质，在人体内不断升降出入，内至五脏六腑，外达筋骨皮毛，对脏腑经络等组织器官的新陈代谢起着整体的调控作用。"百病皆生于气"，当气机失去平衡即气机失调，当气机阻滞不畅即气滞，当气上升过大而下行不及即气逆，当气上升不及而下行太过即气陷，当气不守而外逸即气脱等。比如：

气机失调 disorder of qi mechanism　气为血帅 qi being commander of blood
气滞 qi stagnation　气逆 qi counterflow　气陷 qi sinking　气脱 qi collapse
气虚 qi deficiency　气耗 qi consumption　气郁 qi depression　气分 qi aspect
气化 qi transformation　气上 qi ascendance　气闭 qi block　气痞 qi malnutrition
气交 qi convergence　气厥 qi syncope　气秘 qi constipation　气癥 qi fullness

我们再来看"精"的哲学渊源。以《管子》为代表的古代哲学将"气"范畴规定为精、精气，视精气为宇宙万物，包括人类的构成本源即"人乃天地精气相合而成"。如《管子·内业》的"精也者，气之精者也，气道乃生"，古代哲学概念中的"精"是一个抽象概念。中医学的"精"是一个有形的、具体实在的概念，将哲学意义的"精"运用于医学概念上，明确指代"人体之精"即人体内最基本的精微物质，是生命的本源，包括禀受于父母的先天之精和源于水谷的后天之精。正如《素问·金匮真言论》曰："夫精者，身之本也。""人体之精"的作用在于繁衍生命、濡养各脏腑器官、化血、化气、化神。不可否认，中医学"精"的概念形成，滥觞于中国古代哲学"气一元论"中的"精气说"，二者虽有不同，但相互渗透、相互影响。一方面基于古人对人类生殖繁衍过程的生殖之精的认识发展而来，如《灵枢·本神》曰："生之来谓之精。"另一方面，古代哲学精气学说中精气是宇宙万物本原的思想，渗透到中医学中，通过类比推理的方法论，勾勒了"精"是人的形体和精神的化生之源。试看以下英译形式：

精气 essential qi　　精血 essence and blood　　精脱 essence collapse

先天之精 innate essence　　后天之精 acquired essence

脏腑之精 essence of viscera and bowels (zang and fu)

生殖之精 reproductive essence

水谷精微 refined essence of of water and cereals

精者身之本 essence being root of the body

中医语言概念范畴是中医对人体的抽象概括，不仅是人体客观存在的反映，同时也带有明显的民族哲学主体标记，诸如藏象、经络、三焦、命门、元气等，这是西方医学无论如何得不出来也不会使用的。中医将中国哲学与医学融为一体，它的基本理论如元气学说、阴阳学说、五行学说等，其实就是中国哲学的基本理论；中医哲学体现了中国哲学的唯物观和辩证法，譬如中医所阐述的脏腑、精、气、神、血、津液的生理、病理变化及经络理论，无不体现出"天地合气，命之曰人""天人合一"等人与自然密切关联的整体观念及人体内部协调统一的"形与神俱"的认知思想，这也是中国哲学唯物观的体现；中医治则治法中的"标本缓急""正治反治"等逻辑思想无不体现出老子的朴素辩证法所提倡的"一切事物均有正反两面，并由对立而转化"的哲学观，中医将之转化为"辨证论治"的治疗原则并成为中医临床的精华所在；同样，天下万物皆为"道"所主宰、"以道为体"的中国哲学思想成为中医之"道"，规定并指导着中医之技法。在中医典籍翻译中，如何通过译语体现出这种"哲学倾向性"或"哲学表现性"是需要我们认真审视、思考和选择的。比如，《素问·阴阳应象大论》就论述了"阴阳"的基本概念及这种矛盾统一规律思想在医学上的应用，将阴阳五行学说与天、地、人之间的联系进行了分类和归纳，以其开篇语为例：

阴阳者，天地之道也，万物之纲纪，变化之父母，生杀之本始，神明之府也，治病必求于本。故积阳为天，积阴为地。阴静阳躁。阳生阴长，阳杀阴藏。阳化气，阴成形。寒极生热，热极生寒。寒气生浊，热气生清。(《素问·阴阳应象大论》)

Yin and yang is the dao of the heavens and the earth, the fundamental principle of the world, the dominator of changes, the source of birth and death and the mansion of bright spirit, thereby the primary cause of diseases in treatment. Therefore, the accumulation of yang qi works up to the heaven, and yin qi to the earth. Yin is static with yang dynamic. Yang grows with yin developing, while yang astringes with yin dormant. Yang transforms qi as yin takes shape.Extreme cold engenders heat and extreme heat generates cold. Cold qi is turbid while heat qi is clear.

本句采用互文的修辞手法来说明"阳化气，阴成形"的对应关系，论述了"阴阳、内外、天地、寒热、静燥、清浊"是相互依存、相互转化的关系，并据此提出"治病求本"的逻辑思想和辨证论治的根本原则。翻译时我们需要仔细考量、斟酌其中充满中国哲学意味的"道""阴阳""神明""气"等术语的英译形式，目前很多中西方学者和读者已经接受了这一类词语的拼音表达形式，这会为译者留下更多的空间和余地对 qi、yin and yang 及 dao 等术语来做进一步的英文阐释，以便使西方读者理解得更透彻、更清晰。值得一提的是，所谓"阴阳""神明"天地"等含义皆出于古代哲学著作，比如"神明"一词在古代诸多哲学著作中都有所提及，《易·系辞下》："阴阳合德，而刚柔有体，以体天地之变，以通神明之德。"《孝经·感应》："天地明察，神明彰矣。"显而易见，鉴于语义的模糊性、笼统性和多义性，译者首先要考量清楚"神""神明"等词在目标语中的对应关系，如果等同于《素问·灵兰秘典论》中的"心者，君主之官，神明出焉"，则应译为 mental activity 或 mental spirit，以表人的"神志或精神"；如果意为汉代刘向《说苑·修文》中的"神者，天地之本，而为万物之始"，这似乎同张载《正蒙》中的"一物两体，气也，故神"的含义异曲同工，应阐释为 spirit qi 或 bright qi 更好，这样才能揭示出"神"实际是指一种根源性的气。如果再进一步探究，这里的气同《素问·五运行大论》"论言天地之动静，神明为之纪"中的"神明"一样，指天地间日月星辰等自然界现象和规律的变化。当然，"神明"的意义如果假设为一种"玄奥、神秘的神灵"，则译为 spirit divinities 似乎更贴切。

　　中西哲学体系对"语言"这一基本传播媒介的看法有所不同，西方思维的重要特征之一便是重视语言与语言分析，视其为理性依据，而中医药话语表达仍贯彻了中华文化特有的形象思维范式即"取象比类""立象以尽意"的语言修辞特性。如前所述，如果我们不把中国封建官场等级制度映射到人体各大器官的各司其职来理解中医概念的隐喻性，就很难让西方人理解《灵枢·五癃津液别》所说"五脏六腑，心为之主，耳为之听，目为之候，肺为之相，肝为之将，脾为之卫，肾为之主外"的纳入"君主之官"的主宰精神思维的心之功能；再如《灵枢·营卫生会》有"余闻上焦如雾，中焦如沤，下焦如渎，此之谓也"，"雾""沤""渎"隐喻性地揭示了上焦的升华蒸腾、中焦的消化吸收、下焦的排泄沟渎作用，如果我们不能从语言与哲学认知视角很好地解构与诠释，则很难令西方准确理解本体和喻体之间的关系；再看中医的"金破不鸣"，如果携带 gold、ring 等形式可能会令读者一头雾水，不知所以然，只有深刻领会了中医五脏分别归类于五行如肺属金、肝属木、肾属水、心属火、脾属土的结构属性，才能明白"金破不鸣"是一种基于隐喻的表达形式，表示肺气损伤而致声音嘶哑，可基于阐释路径译为 A cracked bell can never sound well referring to hoarseness due to impaired function of the lung。

　　正所谓"本立而道生"，按照西方哲学家哈贝马斯"重构立足于言语为基础"的现代性维度的观点，在"传与受"互动中，如何使得中医药潜在的隐喻意义通过"语言符号"转化为现实意义，通过有效翻译意义建构展示其独特形态、性质和走向，从而实现可为世界共同理解的古老中华文化符号学的转换具有相当的紧迫性和重要性。

　　例如，以哲学思想来观照带有中医典型的辩证法思想的治则具有明显哲理化的特征，庞杂的哲学化的治则体系使得每个医者都能找到关于理论与临床的解释和依据，如预防为主 prevention first、治病求本 focusing on the root of disease in treatment、知常达变 knowledge and change 、扶正祛邪 supporting the healthy to eliminate the pathogenic、同病异治 treating the same disease with different methods、异病同治 treating the different diseases with the same method、因人而异 varying with each individual、以平为期 for the balance of the constitution 等，中医治则就是一个中医理论与中国哲学相结合的哲理化的庞大体系。我们再以下列关乎中医治则的语词的英译形式为例：

寒则热之 treating cold with heat　　虚者补之 treating deficiency with tonification

留者攻之 treating retention with purgation

结者散之 treating pathogenic accumulation with dissipation

急者缓之 treating spasm with relaxation

从者反治 contrary treatment for pseudo-symptom

通因通用 treating incontinence with dredging method

热因热用 treating heat with heat

扶正祛邪 supporting the healthy to eliminate the pathogenic

中医的治病求本、扶正祛邪、调整阴阳等很多治则治法都强调了"和"的原则，这实际上根源于中国"以和为贵""天非和不立，物非和不生"的哲学观。比如倡导通过调和、和解的手段来获取一个和谐安定的整体环境的中医诊疗"八法"中的精髓之一"和法"（harmonizing method）不仅代表了自先秦时期儒、道、阴阳先哲们对和谐执着追求的思维路径，也映射了中国哲学和文化的主色调。"和法"真谛可以归结为"平"，"平和中正"是中医治病的最高境界，《诗·小雅·伐木》曰："终和而平。"而《广韵》曰："平，正也。"其反映了中医认知内涵的不热不寒、不盛不衰、不塞不流的"尚中求和"理念，《素问·平人气象论》曰："平人者，不病也。"由此，在中国传统哲学观的浸润与中医治则的指导下，中医衍生出汗 sweating、吐 vomiting、下 purgation、和 harmonizing、温 warming、清 clearing、消 resolving、补 tonification 等治法及因时、因人而异的多种治疗原则。譬如：

清热解表 clearing heat to release exterior

疏肝理脾 soothing liver and regulating spleen

和解少阳 harmonizing lesser yang

滋阴潜阳 nourishing yin and subduing yang

补益心脾 tonifying and replenishing heart and spleen

就方式、方法和效果而言，烙有深厚积淀的"儒释道"核心价值理念、原创思维方式的中医药知识凝聚着中华民族深邃的哲学智慧，以"天人合一"为主导的凸显"整体观"和"综合观"的中医逻辑思维与根源于亚里士多德逻辑思想的"分析式""解剖式"西方认知观和方法论可说是云泥之别，泾渭分明。由此，向西方展示了不同医学与人文景象的元气说、阴阳说、五行说、经络说及气血、津液、六淫等携带"天地合气，命之曰人"的中医认知思想，在西方典型的分析思维范畴中得到很好的解读与诠释，是中医药对外传播取得实践性价值与意义的"本根"。

二、文化意义的播扬

传统的伦理观、价值观和审美观为认识中医药学规定了方向和范围，进行了人文式建构，使得中医药学具有传统文化特征。如前所述，就中医药学的主要理论形式而言，很难找到受外来文化因素影响的痕迹，中医药的全部特殊性都只不过是中国传统文化的医药学表现。正如王宏印教授所说："中医典籍翻译最终会形成关于中医文化，乃至中国文化的总体认识和评估，而不仅仅是工具性的活动。"在长久的发展过程中，中医融合了儒家、道家、法家、易家、名家、佛家等多重传统文化精髓，中医基础理论具有文化意义的概念、命题和诸多判断。可以说，在中医典籍中，许多话语经历了历史文化的沉淀，反映了社会状况、宗教信仰、价值观念、思维形态，蕴含着丰富的中国传统文化图式。因而，中医翻译不仅是学术问题，更需要有文化深度、文化内涵，译者不能忽视其间所蕴含的丰富多彩的中国文化和哲学思想，我们也可以将这种葆有文化色彩的中医典籍翻译称之为具有"文化倾向性"翻译活动。在翻译中需要充分反映中医思想的源头，帮助西方人了解"原生态"的中医概念，培养西方接受甚至融入中国传统医学和文化的态势。

以中医中的政治文化类语词为例。中国古代学术中占主导地位的是政治学术，这是中国特有的文化传统，医学也不例外，例如，中医表达的"心不受邪"failure of heart receiving pathogen 的原因在于"心"这个"君主之官"即使在肉体、生理上，地位也是至高无上的。正如荀子所言"心者，形之君而神明之主也"，因此，就必须有个"心包络"（pericardium）代君受邪。而"肝者，将军之官，谋略出焉"，所以"肝主怒"的说法似乎很有画面感。以此类推，西方读者如果能体会并把握好这种文化内涵，则理解中医理论中的许多因果关系和符号"象"意就相对容易一些。

此外，中医中还包含很多反映"象"文化的表达。"象"是我国古代文化核心范畴，《易·系辞》曰："易者，象也；象者，像也。"宋哲学家张载认为："凡可状，皆有也；凡有，皆象。"这都是在强调"以象为表征"的显著特征。中医以其独特的形象思维方式即"取象比类"，把抽象的医理寓于具体的物象之中。中医核心理论之一的臓象学说，之所以没有称之为脏器学说，就是因为中医特别注重"具象"与"抽象"的统一，在"具象"中表现"抽象"，所以在此用了"象"字来意指"形象""物象"。"形而上者谓之道，形而下者谓之器"，"道"为抽象，"器"为"具象"，臓象学说正是以"具象"的有形之象描述和表现脏器，以"抽象"的无形之象表现天地阴阳变化之道。因而，目前对"脏腑"的拼音翻译法即zangfu 已为众多中西学者所接受，这给译者留下足够的空间来解释中医脏腑所包含的五脏、六腑、奇恒之腑及经络的基本机制及其和西医 viscera and bowels 的不同。翻译中的意义传达所必需的形式建构，可以说就是文本"物象"即文字或译者的"心象"的投影，通过译入语建构出具有表象性、形式感和秩序性的外在结构，这种外在结构成为受众审视译本形式与内容真伪、美丑的客观坐标系。

事实表明，中医语言常采用"取象比类"的修辞手法来表达一些抽象的概念范畴，使之具体化、形象化，便于理解和掌握。再以"三焦"为例，这是一个非常抽象的概念，而中医通常以"上焦如雾""中焦如沤""下焦如渎"来"物象"地概括了"三焦"的功能，使得"上焦对营养物质若雾露之溉大地，中焦腐熟、消化、吸收、转输水谷精微形如酿酒一样，下焦主排泄犹如沟渎必须疏通流畅"的功能一目了然。其他如病名的"骨蒸潮热"、治法的"增水行舟"、处方的"君臣佐使"、脉象的"虾游脉""转豆脉"等都是非常典型的象思维标记下的语言描述。中国传统的思维模式就是采用这种建立在直观具象性和经验性的象思维和象文化来帮助人们认识和理解事物。我们再以几种脉象来看：

虾游脉 shrimp-darting pulse　转豆脉 bean-rolling pulse

偃刀脉 upturned knife pulse　鱼翔脉 fish-swimming pulse

釜沸脉 bubble-rising pulse

这种以"虾""豆""刀""釜"等表"具象"、"物象"的"比类"手法在中医语言中比比皆是，如：

气为血之帅 qi is the commander of the blood　仓廪之本 root of granary
龙雷之火 dragon and thunder fire　松皮癣 pine bark lichen
雀目 sparrow's vision

由于这种象内涵的独特性，使翻译变得更加复杂和困难。譬如，中医病名"高风雀目"可以从字面上直译为 high-wind sparrow's vision，但英语中的 high wind 指高速的风，虽说"象"符号形式在译语中被保留了下来，但是仍有不少译者在这么翻译时总觉得亏欠读者，所以通过注释也好，文中解释也好，多多少少地要辅助上一些明确语义的译语。如"高风雀目"指的是视网膜色素变性 pigmentary degeneration of retina，主要是由痰湿上泛，瘀血停滞或肝肾亏损，精血不足所致的"云雾移睛""蝇翅黑花"，相当于西医学之玻璃体混浊 vitreous opacity。"月蚀疮"则译为 eczema of external ear 等。事实确实如此，中医表达中的某些"象"文化特征不易在翻译中重新构建出来，即使构建出来似乎也不伦不类，比如"手舞足蹈"的译文 hands and feet dancing 就很不合适，英语是将优雅的舞蹈动作描述为 dance，而将手足的夸张性动作描述为 flail、extravagant gestures 或 jump for joy 等。这种翻译示例有很多，例如病人不是译成 ill man 而是 patient，新手不是译成 new hand 而是 green hand，白酒不是译成 white wine 而是 liquor，"直达"不是译成 straightly arriving 而是 non-stop。同样，一些医疗用语也有着固定的表达而不是与汉语在形式上完全对应，如"口服药"译成了 oral administration medicinal，"酗酒"译成 alcohol abuse，"全天护理"译成 full-time care，"重护"译成 intensive care，"重症"则译成 severe case，"全身疼痛"译成 ache all over，"自然流产"译成 spontaneous abortion，"目光无彩"译成 dull eyes 等。这些翻译形式很好地关注了两种语言在搭配上的区别，而且读起来流畅地道。因此，我们在翻译时也要考虑到目标语的使用习惯，尽可能地将中文表达与译入语的认知思维习惯架构起来。

不过，笔者仍然认为，这并不是说在译语中就可以彻底抛却中医语言象思维的符号性，相反，译者需要做大量的努力以尽可能地保留其"具象"。我们不妨引用 1996 年曹顺庆教授《重建中国文论话语》文章中的一段话："21 世纪是中国文化发展战略的第一步，是要主动迎接并推动世界文化的转型，主动与西方文化展开对话，在对话中互释互补，达到跨文化的创造与建构。对话，首先要解决文化话语问题。遗憾的是，中国现当代文化基本上是借用西方的一整套话语，长期处于文化表达、沟通和解读的'失语'状态。因此，重建中国文化话语具有相当的紧迫性和重要性，因为中国文化要想自立于世界民族之林，就必须重新建构自己的理论话语，否则，就只能充当西方文化的模仿者、追随者甚至附庸。"

由此，曹顺庆提出了一些具体的做法，包括"话语核心概念范畴的清理""对话语表述方式和言说特征的清理""中西话语表述方式的互照、互释和互译"等。最后他指出："在杂语共生态中，在广取博收中，逐步建立起既立足于本民族深厚文化根基，又适合于当代文学实践的中国文论新话语。"这段话本是针对中国文化和文论话语体系建构的言说，但从实践上看，其完全适合于作为中国传统文化一部分的中医学的对外翻译及传播。我们确实需要对中医语言、中医典籍文本进行文化哲学的历史解析，然后将其置于目标语中，来建构源语和目标语的最佳匹配形式与意义延展。具体来看，一方面要基于目标语的语言和文化来处理源语篇的基本内涵，一方面又要充分保留源语语言和文化内涵基础上的"二维动态对等"，从而有效进行"形"与"意"、"理"与"情"的语言转换，既"义无所越"，又"形神皆备"，充分表达和尊重中华民族意象符号，这对于中医语言符号的转换和翻译具有良好的理论与实践意义。如以下示例：

回光返照 the last light of the setting sun　天哮 heaven wheezing
全虫 whole scorption　口角不闭 gaping of the mouth corners
大便不爽 ungratifying defecation

其中，我们尽可能地在译语中保留源语的"象"特征和意蕴，如"天哮"中的 heaven，"全虫"即指"全蝎"的 whole scorption，"口角"的 mouth corners，"大便不爽"的 ungratifying。

中医的世界性推广满足了人们对更传统、更自然、更精神性地事物的需求，那么中医翻译就要遵循这个宗旨，运用基于源语语词形式、文化内涵和认知框架的"动态对等"翻译策略，建构既能符合目标语的行文规律，又能渗透出言简意赅的中医源术语的特点及传统文化内涵精髓，这乃是中医典籍翻译的最高境界。

除此之外，以生命和健康为本的道家文化对中医养生康复学的影响是不容小觑的，中医里有不少养生类文化术语需要我们在翻译时严谨处理。老庄的养生思想充满了辩证法，如老子主张"见素抱朴，恬淡为上"、庄子主张"惟神是守，平衡协调"，这种心境平和宁静，外不受物欲之诱惑，内不存情虑之激扰，物我两忘的境界指出了依自然规律、守神养心的养生原则，中医就将这种"天人一体、平衡和谐、整体统一、身心并养"贯穿于养生学中。如下句：

黄帝曰：夫自古通天者，生之本，本于阴阳。天地之间，六合之内，其气九州、九窍、五脏、十二节，皆通乎天气。其生五，其气三，数犯此者，则邪气伤人，此寿命之本也。《素问·生气通天论》

From ancient times it has been thought that the root of life is yin and yang that is bound up with heaven qi . All within the heaven and the earth, within the six directions are interrelated with heaven qi such as that of the nine geographical divisions, nine orifices, the five viscera and the twelve joints in the human body.It engenders the five elements and three stages respectively. The law is often violated resulting in the invasion of pathogenic qi as it is the root of the prolongation of life.

这种养生思想在《黄帝内经》中有多处反映。如《素问·上古天真论》有："上古之人，其知道者，法于阴阳，和于术数，食饮有节，起居有常，不妄作劳，故能形与神俱，而尽终其天年，度百岁乃去。"这句话就明确指出要顺从自然阴阳规律而生活，"无为""无不为""无过""无不及"。

上古之人，其知道者，法于阴阳，和于术数，食饮有节，起居有常，不妄作劳，故能形与神俱，而尽终其天年，度百岁乃去。《素问·上古天真论》

The sages in ancient times followed the rules of yin and yang in harmony with the ways of health preservation under the perspective of the dao. They hold the moderate eating and drinking, regular working and resting without excessive labor so that they could maintain the harmony of body and spirit, living out their natural span of life.

也有不少关于养生康复方面的基础词语，如：

恬惔虚无 peace and tranquility in mind

法于阴阳 following the rule of yin and yang

形与神俱 harmony of body and spirit

七损八益 seven impairments and eight benefits

五运 five circuits 　五常 five constants

食疗文化也一直是中医养生体系内的一个重要分支，表现出中医典型的传统文化属性，中医几乎对所有食物的中药属性（四性、五味、归经）都有全面的认识。例如，其把食物划分为寒、凉、温、热等四性，酸、苦、甘、辛、咸等五味，并根据人体脏腑经络的生理、病理特点归纳出食物对人体某经产生的作用。《素问·脏气法时论》有："毒药攻邪，五谷为养，五果为助，五畜为益，五菜为充，气味合而服之，以补精益气"；南朝陶弘景的《本草经集注》也把许多食物列入"诸病通用药"之列，这种食疗理论将中医、中药与食物圆满的结合起来，用作"清热法""解表法""温中法""补益法"等。如大枣粥用于"补益脾气"、归芪粥适用于"中气下陷证"、鲤鱼赤小豆汤用于治疗"浮肿泄泻"、枸杞炒腰花可以"补肾滋阴"、银耳百合羹用于"肺燥"的干咳干痛等，例子举不胜数。

总体而言，鉴于中西方哲学体系对待话语形式与语言的立场和态度有所不同，向全球推介蕴含丰富传统文化图式与内涵的中医药专属语词和语句，阐释我国几千年来使用的传统术语，钻研一套能够折射出"中华意象"的译介语言，此乃荦荦大者。中国哲学和传统文化的特殊内涵，使得中医药学的认识主体建立了特殊的认知结构，决定了哪些对象和内容需要认识，怎样认识，以对经典命题作思辨主义的理解和体悟，把阴阳、五行、精、气、神、性味、归经、脏腑、经络、六淫、气化等玄远幽深的概念和范畴翻译得更加言之成理。换言之，任何形式的中医药对外传播都需要以反映它们原本传统概念的方式来表达，体现出中医的辨证观和整体观，没有概念损失或意义歪曲，即使一些不同风格要成为西方主流，也不能完全脱离中医药的历史根源。

正如人类学家格尔茨所说，"文化"这个意义模式正是通过传播体系才得以存在和传递。中医药对外传播不仅要植根于中国传统文化与综合思维模式的传播语境，而且要基于现代契机、现代认知和现代语言将中医药固有的原生基因与现代诠释相结合，传播出中医药特有的"情""思""理""道"，建构能与国际对话、同西方符号学表达接轨、既具同一性与普适性又拥有本土性与民族性的中医药情感空间，其与显性语义空间共同构成中医药话语体系的核心意义。中医是受古代唯物论和辩证法思想的影响而连接秦汉以往诸子百家逻辑思维的宏观的医学体系，中国历代医者和先哲们撰著的中医典籍作为具有"中国的"和"中医的"双重特征的载体之一，成为我们传播弘扬优秀传统文化的基础。故中医典籍语言具有强烈的"语言张力"，不仅传递了信息形式，还以中医特有的思维形态或隐或现地展示了传统文化的哲学思想和内涵。因而，中医典籍应在翻译中保留原有概念的"原汁原味"，采取一种有别于西医的、强调中医药特色如"整体性"和"平衡性"等"中医化"的翻译传播原则，以彰显中医药文化的华夏特色，使目标语读者真正进入中医的世界来，从而感受篇章之下所涵盖的中医药文化精髓，进而理解"中医化"思维形态和语言形式的应有之意。中医经典翻译从风格、内涵、行文都需保持原文的精神面貌，尽量保持中医特色，译出中医特色来，尽可能地保持中医的语言特色，把原文基本涵义、概念与情感认知传播给西方读者，使之真正进入中医世界来，理解"中医化"思维形态和语言形式的应有之意，进而感受篇章之下所涵盖的中医文化精髓，呈现出中医的独特价值，从而保证国际传播中处方的正确应用、中医文化的贴切理解。中医典籍翻译绝对不可以忽视其所蕴涵的丰富而深刻的传统文化和哲学思想。

主要参考文献

[1] 范仲英 . 实用翻译教程 [M]. 北京：外语教学与研究出版社，1994.

[2] 常存库等 . 中医学的文化哲学研究 [M]. 长春：吉林人民出版社，2009.

[3] 钱超臣 . 内经语言研究 [M]. 北京：人民卫生出版社，1990

[4] 胡壮麟 . 语篇的衔接与连贯 [M]. 上海：上海外语教育出版社，1994

[5] 张晓枚，陈锋，陈宁，等 . 文树德英译本《黄帝内经》文化负载词英译探究 [J]. 环球中医药，2018(07)

[6] 谢竹藩 . 中医药常用名词术语英译 [M]. 北京：中国中医药出版社，2004.

[7] 世界中医药学会联合会 . 中医基本名词术语中英对照国际标准 [M]. 北京：人民卫生出版社，2008.

[8] 唐韧 . 中医跨文化传播：中医术语翻译的修辞和语言挑战 [M]. 北京：中国中医药出版社，2004.

[9] 许钧 . 翻译学概论 [M]. 南京：译林出版社，2009

[10] 吴连胜，吴奇 .《黄帝内经》汉英对照 [M]. 北京：中国科学技术出版社，1997.

[11] 闫方园 . 衔接视域下《黄帝内经·素问》英译对比研究 [D]. 北京中医药大学，2019

[12] 方廷钰 . 中医英语 300 句 [M]. 北京：中国医药科技出版社，2016.

[13] 罗磊 . 现代中医药学汉英翻译技巧 [M]. 北京：中医古籍出版社，2004.

[14] 杨明山 . 中医术语的汉语词法分析 [J]. 上海中医药大学学报，2009（11）.

[15] 连淑能 . 英汉对比研究 [M]. 北京：高等教育出版社，2010

[16] 李照国（译）. 大中华文库《黄帝内经》汉英对照 [M]. 上海：世界图书出版公司，2008

[17] 李孝英 . 认知外译视域下《黄帝内经》情感隐喻与先秦哲学思维交融研究

[J]. 中华文化论坛，2017(07)

[18] 刘壮，江智利.《宋高僧传·译经篇》所涉译学问题初探 [J]. 四川外语学院学报，2006（06）.

[19] 李照国.《黄帝内经》的修辞特点及其英译研究 [J]. 中国翻译，2011（05）.

[20] 朱建平. 中医药学名词术语规范化研究 [M]. 北京：中医古籍出版社，2016.

[21] 彭昌柳. 基于概念隐喻理论的中医术语翻译策略研究 [J]. 湖南中医药大学学报，2015（10）.

[22] 陈可冀. 浅谈中医翻译 [J]. 上海中医药杂志，2002（03）.

[23] 孙通海（译注）. 庄子 [M]. 北京：中华书局，2010.

[24] 连淑能. 英汉对比研究 [M]. 北京：高等教育出版社，2010.

[25] 刘宓庆. 翻译的美学观 [J]. 外国语，1996（10）.

[26] 班兆贤.《黄帝内经》修辞研究 [M]. 北京：中医古籍出版社，2009.

[27] 刘宓庆. 翻译的美学观 [J]. 外国语，1996（10）.

[28] 刘宓庆. 翻译美学导论 [M]. 北京：中国对外翻译出版公司，2005.

[29] 方梦之. 应用翻译研究：原理策略与技巧 [M]. 上海：上海外语教育出版社，2013.

[30] 兰凤利.《黄帝内经·素问》翻译实例分析 [J]. 中国翻译，2004(04).

[31] 兰凤利.《黄帝内经素问》英译事业的描写性研究 [J]. 中国中西医结合杂志，2005(02).

[32] 兰凤利.《黄帝内经素问》翻译实例分析 [J]. 中国翻译，2004(04).

[33] 邱玏. 中医古籍英译史实研究综述 [J]. 中西医结合学报，2011(04).

[34] 季羡林. 谈翻译 [M]. 北京：当代中国出版社，2015.

[35] 陈可冀. 中医有国籍，文明无疆界 [J]. 中国中西医结合杂志，2017(06).

[36] 郑玲. 中医英语译写教程 [M]. 北京：中医古籍出版社，2013.

[37] 刘季春. 实用翻译教程 [M]. 广州：中山大学出版社，1996.

[38] 蒲乐洋. 浅谈中国形象的东方化问题 [J]. 文艺生活，2013(04).

[39] 黄晓钟. 传播学关键术语释读 [C]. 成都：成都四川大学出版社，2005.

[40] 高晓薇，赵玉闪. 中医翻译研究 [M]. 石家庄：河北大学出版社，2014.

[41] 范越，张海洋，刘明. 中医英译与英文论文写作 [M]. 北京：中国中医药

出版社，2017.

[42] 陈宏薇 . 汉英翻译基础 [M]. 上海：上海外语教育出版社，2011.

[43] 李照国 . 论中医名词术语英译国际标准化的概念、原则与方法 [J]. 中国翻译，2008(04).

[44] 李照国 . 中医英语翻译技巧 [M]. 北京：人民卫生出版社，1997.

[45] 李照国 . 中医常用语句英译探析（一）[J]. 中西医结合学报，2008(01).

[46] 李照国，汪腊萍 . 论翻译过程信息的耗散与重构 [J]. 中国科技翻译，2007(02).

[47] 李照国 . 中医基本名词术语英译国际化标准 [M]. 上海：上海科学技术出版社，2008.

[48] 朱剑飞 .《黄帝内经》英译研究的语料库视角 [J]. 中国中医基础医学杂志，2015(09).

[49] 朱剑飞 . 中医翻译研究：现状与反思————2000 至 2009 年 10 年文献计量分析 [J]. 中国中医基础医学杂志，2010(10)

[50] 杜福荣，张斌，王治梅 .《内经》常见句式变化修辞格英译 [J]. 中西医结合学报，2010(10)

[51] 常存库等 . 中医学的文化哲学研究 [C]. 长春：吉林人民出版社，1998

[52] 彭昌柳 . 基于概念隐喻理论的中医术语翻译策略研究 [J]. 湖南中医药大学学报，2015（10）

[53] 郭树芹 . 唐代涉医文学与医药文化 [M]. 北京：人民出版社，2012

[54] 王震，王睿 . 中医知识概念形成的思维特征与临床价值分析－基于意义建构理论 [J]. 医学与哲学，2018(01)

[55] 王银泉 . 构建中医药文化海外传播话语体系 [J]. 中国社会科学报，2018（01）

[56] 王银泉，周义斌，周冬梅 . 中医英译研究回顾与思考（1981-2010）[J]. 西安外国语大学学报，2014（04）

[57] 张俊 . 翻译学的传播理论探究 [J]. 解放军外国语学院学报，2001（01）

[58] 陈大亮 . 话语体系的对外传播：交融与互鉴——访天津外国语大学田海龙教授 [J]. 对外传播，2015（10）

[59] 程颜 . 基于国际传播的中医经典翻译内涵、现状与原则探讨 [J]. 环球中医

药，2018（12）

[60] 程颜 . 国际化视阈下中医典籍翻译与传播研究 [J]. 世界中西医结合杂志，2018（10）

[61] 程颜，韩淳 . 现代性视阈下中医药对外传播策略转换 [J]. 医学与哲学，2018（10）

[62] 程颜 . 论中西场域观视角下中医翻译的意义建构 [J]. 医学与哲学，2017（04）

[63] 程颜 . 传播学视阈下中医翻译的意义构建 [J]. 中国中医药现代远程教育，2016（07）

[64] 程颜，李在斯，韩淳 . 中医四字格术语英译探析 [J]. 中医药信息，2014（10）

[65] 程颜，王培松 .《黄帝内经》修辞英译之"情理交融"[J]. 中国中医基础医学杂志，2020（03）

[66] 王丹 . 中医典籍中英语等值翻译技巧研究 [J]. 中国医药导报，2017（04）

[67] 李振 . 翻译的形而上学：中医典籍译介之哲学问题思考 [J]. 中国中西医结合杂志，2017(09)

[68] 冯桂冰 . 中医英语 [M]. 北京：高等教育出版社，2007

[69] 贾玉新 . 跨文化交际学 [M]. 上海：上海外语教育出版社，2007

[70] 陶伟，周恩 . 中医方剂术语英译现状、原则与策略—以《中医基本名词术语中英对照国际标准》为例 [J]. 中医药管理杂志，2018（04）

[71] 申光 . 中医药学文本英译规律探讨 [J]. 河南中医学院学报，2003(06)

[72] 张晶晶，戴琪 . 中医名词术语翻译"五性"原则 [J]. 北京中医药大学学报，2006(11)

[73][美] 克利福德·格尔茨 . 文化的解释 [M]. 韩莉译 . 北京：北京译林出版社，1999

[74][美] 威尔伯·施拉姆 . 传播学概论 [M]. 北京：新华出版社，1984

[75] Shelly Ochs. 中医的跨文化传播 [C]. 世中联翻译专业委员会第五届年会，2014.

[76]IlzaVeith. The Yellow Emperor's Classic of Internal Medicine. University of California Press. Berkeley and Los Angeles, California, 2002

[77]Tahir-Güraglar, S.What texts don't tell: The uses of para-texts in translation research. CrossculturalTransgressions: Research Models in Translation Studies II: Historical and Ideological Issues, 2002

[78]Maoshing Ni. The Yellow Emperior'sCanon of Internal Medicine[M]. Shanbhala: Boston and London, 1995.

[79]WHO international standard terminologies on traditional medicine in the Western Pacific Region. World Health Organization Western Pacific Region, 2007

[80]J Wang, B Chen, Y Wang. Reconstructing regulatory networks from the dynamic plasticity of gene expression by mutual information[J]. Nucleic acids research, 2013(04)

[81]Xiao Ping, Gong Qian, You Zhao-ling. Zhongguo Zhong-XiyiJieheZazhi. Concise translation of TCM terminologies and its application][J], 2009(10)

[82]Lefevere. Translation: Rewriting and Manipulation of Literary Fame[M]. London: Routledge, 1999(07)

[83]Meng-Yuan CHEN. Analyzing Current Problems and Strategies of TCM Terminology Translation[M]. DEStech, 2017(07)

[84]Lefevere. Translation: Rewriting and Manipulation of Literary Fame[M]. London: Routledge, 1999

[85]Lakeoff George, Mark Johnson.Metaphors We Live By. University of Chicago Press, 1980

[86]Wiseman, N. & Boss, K. Glossary of Chinese medical Terms and Acupuncture Points. Brookline: Paradigm Publications, 1997

[87]Wiseman, N. Translation of Chinese medical concepts into a western language. ChinaMed, 2003(04)

[88]Wiseman, N. Translation of Chinese medical terms:not just a matter of words. Clinical Acupuncture and Oriental Medicine, 2008(02)

[89]Unstruld, P. U. Medicine in China: A History of Ideas. Berkeley: University of California Press, 1989

[90]Unstruld, P. U. Approaches to Traditional Chinese Medicine Literature. Berkeley: University of California Press, 1996

[91]Halliday, M. A. K. Language as a Social Semiotic: The Social Interpretation of Language and Meaning. London: Edward Arnold, 1978

[92]Baker, M. Routledge Encyclopedia of Translation Studies. London: Routledge, 1998

[93]Venuti, L. Rethinking Translation. London: Routledge, 1992

[94]Wiseman, N. Rationale for the Terminology of the Fundamentals of Chines Medicine: The Case for Literal Translation. Brookline: Paradigm Publications, 2005

[95]Unstruld, P. U. Chinese Medicine. Brookline: Paradigm Publications, 2005